まえがき

人には自分の考えで死にかたや死ぬタイミングを選ぶ権利があるか。周囲の人にはそれを見過ごしたり、あるいは死ぬのを積極的に手助けしたりすることが許されるか。本書ではこれらの問いへの解答を試みる。

これらの問いは、近年、終末期医療の臨床でとりわけ大きな関心を集めている。抗生物質、輸液療法、経管栄養、心肺蘇生、呼吸器、抗がん剤、透析、臓器移植など、病人の生命維持や延命に役立つ技術の向上と普及により、多くの国で人の平均寿命は以前より格段に伸びた。もちろん、このこと自体は、一般に慶事として受け止められているといってよいはずだ。しかしまた、同じ技術の向上によって、一見してきわめて低い生活の質しか得られないと思われるような状態でも長く人を生かすことが可能となった。この点は必ずしも望ましいこととばかりは捉えられていない。たとえ死期を早めることになるとしても、場合によって、本人の要求があれば生命維持に必要な医療措置を差し控えたり中止したりしてもよい、とする意見が頻繁に聞かれるようになってきている。

また、専門の医師によって毒性の強い薬品の投与を受けるなどすれば、ただ生命維持に必要な措置を止めてもらうよりも安楽で、かつ速やかに死ぬことも技術的に可能である。たとえば、バルビツール酸系の鎮静剤と筋弛緩薬とを順に静脈注射されると、人はまず昏睡状態に導かれたあと、そのまま呼吸不全をおこす。二〇分ほどで、苦しむことなく確実に死ぬことができる。国外では、主として今世紀に入った頃から、こうした方法で死ぬことを法的に認める国や地域も現れ始めた。

人の死期を早めるこれらの臨床的処置について許容されるべきだとする意見が出てくることの背景には、科学技術の進展、人口の高齢化、経済の停滞といった今日の先進国に特徴的な社会状況がある。国内外で生命維持医療の中止や致死的な薬剤の投与にかかわる事例は最近になって数多く報告されているが、中には刑事介入や裁判につながったものもすくなくない。容認するにしてもしないにしても、ルールづくりが各国、地域で政策上の差し迫った課題として認識されつつある。

他方、生命維持医療の見送りや致死薬の投与にかんしては、非常に強い反対意見も多く存在する。結果、この問題をめぐる人々の道徳的な見解は、鋭く対立してきた。対立を生じる論点は、多岐に亘る。本書ではそうした対立点をできるだけ多くあきらかにし、解決することを目標とした。自分と大きく異なる意見を持っている他人のまえですこしでも説得力のある主張をしようとすれば、これらの対立点を避けることなく、意識的に取り上げて言及していくことが必須と考えるべきだろう。

具体的な手がかりとしたのは、他の人々が実際にこれまで公にしてきた多数の見解である。本書の主題（いわゆる安楽死、尊厳死、自殺幇助の是非）にかんしては、過去すでに相当量の議論の応酬の蓄積がある。論争の中でこれまでに提出されてきた主張のうち、重要と目されるものはほぼ洩れなく取り上げ、ひとつひとつ妥当性に検討を加えた。また、取り上げた主張は、立場のちがいに注目し、容認派と反対派に分けて整理した。本書の目次を追うだけでも、立場の対立と論争全体の大まかな構図、論争を構成してきた主要な問題群が把握できるはずである。

これまでに提出されてきた重要な主張は、どちらの立場から出てきたものも、骨の太い主張ばかりである。重箱の隅をつつく類の趣旨のものは、すくなくとも本書で取り上げた主張の中には、ひとつもない。両方の立場の主張を本書の論述の中へ最初に導入するときは、このことがよく分かるよう、各主張の眼目に当たる部分だけ、可能なかぎり直観的にも捉えやすいしかたで提示した。またそのあとで、同じ直観的な主張が、自由主義や功利主義あるいはカント倫理学といった道徳理論の諸前提と緊密に結びつき、洗練された議論へと展開されていったケースをいくつか紹介するようにした。実際に詳しい検討を加えたのは、多くの場合、これらの理論によって裏打ちされ、すくなくともだれでもすぐに思い当たるような批判にたいしては反論できるていどにまで洗練された主張や議論として提示されているケースに限定してある。

本書は、目次のあとにやや長い序論を置いた。考察の意義と背景、目的と手順をあきらかにするためである。主題にかんする実質的な検討を行う本論は、六つの章から成る。第1章から第3章では、まず、容認派の立場の主張を取り上げた。そのあと、第4章から第6章で、反対派の立場の主張を考察の俎上にのせた。

容認派の議論は、大きく三つのタイプに分けることができる。第一は、死にたいという人の自己決定を尊重することの良さに訴えるタイプの議論である。死に際という人生の重大局面で自分のことを自分で決めることができることには、特別に大きな価値があるとされるのである。第二は、人を死にたいと思わせるほどの痛みや苦しみから個人を解放することの良さに訴えるタイプの議論である。これは、患者の利益に訴える議論であるといいかえてもよいだろう。第三の議論は、経済的な配慮に訴える。国の医療費の高騰を抑え、不足しがちな医療資源を公正に分配するためには、一部の病人を死なせたり、殺したりすることが場合によって正当化できると主張される。

次に、反対派の議論は、大きく二タイプに分類できる。第一の反対論は、いわゆる安楽死や尊厳死の合法化が、高齢者や機能障害者、低所得者などの社会的弱者に与えるとされるリスクの存在を指摘する。社会的弱者の命の値を不当に低く評価する差別的な偏見が深く根づいた社会では、かれらにたいして周囲から延命を諦めて早く死ぬよう圧力がかかるかもしれない。この懸念に基づく反対論である。

第二の反対論は、個人の自己決定や関係者の利益だけに訴えて命の短縮や破壊を正当化しようとする考えかたを正面から否定するタイプの反対論である。この反対論の根拠にあるのは、人の命がそれ自体の内側に価値を有している、というアイデアである。このようなしかたで命に宿るとされる価値は、命の神聖さ、あるいは人の尊厳などと呼ばれてきた。人の命は、それ自体に価値があるため、たとえ本人がそこに価値を見いだせなくても、またその命が生きている本人に利益をもたらさなくても、依然として破壊してはならない、と主張される。

本書は短くはないが、構成と結論は比較的単純かつ明快である。本書では、患者の死期を早めうる医療者のふるまいの道徳的な是非にかんし、容認派から提出されてきた議論を反駁し、反対派の主張を擁護することを目指す。さきに取り上げる三つの容認論については、どれについても重大な瑕疵《かし》があると考えうることを指摘する。あとで検討する二タイプの反対論にかんしては、詳しく見ていくとその内側には玉石混淆、雑多な主張が含まれており、中にはあきらかに不備のあるものも見つかる一方で、しかし、さまざまな批判から擁護できるきわめて洗練された主張もまた存在することを示す。そこで、人の存在は、それ自体に価値があり、この価値は、本人の自己決定や利益にも優先すると考えることが可能である。また、患者の死期を早めうる医療者のふるまいについて法律等で容認するルールを設けることにかんしても、社会的弱者に悪影響が及ぶとする懸念を無視できない。かりに本書で展開する考察の結果がすべて正しいとすると、患者の死期を早めうる医療者のふるまいは、ごく一部の例外的場合を除き、倫理的に正当化することが難しいと結論できるだろう。

本研究における問題への取り組みかたにかんしては、重要な論点を網羅的に取り上げ、旗幟を鮮明にしたという以上の点に加えて、筆者の専門（倫理学）にかかわるもうひとつの特徴的な点がある。本研究では、もっぱら概念分析と推論および価値にかんする判断を頼りとし、調査や統計などの手法を要する事実の解明には取り組まなかった。もちろん、これは事実の解明を軽視するということではない。一般に、倫理的な是非が問題になっている場合、どんな問題であっても、関連する事実の理解が不十分、不正確だと、信頼のおける考察やもっともな結論には手が届かない。実際、本書の主題にかかわって人々の道徳的見解が対立してきた原因は、多くの場合、事実にかんする正確な理解が人々のあいだで十分共有されていないことにあると考えてよいはずだ。

たとえば、いわゆる終末期にあるとされる患者が経験しうる痛みや苦しみはどのくらい大きいのか。これは非常に重要な事実問題のひとつである。患者の命を縮める行為も許されると考えている人の中には、重い病気にともなう痛みや苦しみのていどを誤って事実以上に大きく想像している人があるかもしれない。あるいは、反対に、そうした行為を決して許されないと考えている人は、苦痛のていどを誤って事実より過小に評価しているということもありうる。この場合、両者が苦痛のていどにかんする正確な事実を知りさえすれば、それだけで道徳的な意見の対立は解消する可能性がある。ところが、さまざまな病気や機能障害の容体と、苦痛の緩和に役立つ医療技術の内容といった事実については、この問題に関心を持っている人々のだれもが十分に理解しているといえる状況では決してない。

人々の道徳的な見解を根本的に左右しうる重要な事実としては、他にもたとえば、患者の死期を早めうる処置や技術のヴァリエーションと詳しい内容、終末期にある患者とその家族の経験や意識、問題を解決するために各国、地域がすでに実施してきた政策や規制のありようとその効果など、数多く挙げることができる。また、これら重要事実の中には、あきらかにするために調査研究を要するものもすくなくない。これらの事実がよく解明され、広く周知されるなら、本書の主題をめぐる人々の道徳的意見の対立のすくなくない部分が解消へ向かう可能性は高い。

しかし、本研究では事実の解明には取り組まなかった。まず、今述べた重要な諸事実にかんしては、国内でも過去数年間に、たしかな調査研究の手法に基づく優れた文献がいくつも出版されてきた。[1] これら先行研究の中ですでにあきらかにされている事実は、本書中で数多く引用、参照した。（とくに終末期の苦痛にかんする事実は第2章の［6－1］項に引用した。）加えて、倫理的是非の問題を解決するには、事実の調査解明に加えて、概念分析と推論および価値にかんする判断がやはりどうしても欠かせないということがある。

具体的な例をひとつ挙げておこう。さきに列挙した容認派の議論の中で、おそらくもっともポピュラーなのは、自己決定の価値に訴える議論だろう。本書では第1章でこのタイプの議論の妥当性を検討する。一方では、このタイプの議論には直観的な魅力がある。死にかたや死ぬタイミングは重大であると同時にごく個人的な事柄であり、だれでも他人の指図を受けず、自分で決めることができるべきだ、のように主張される。こうした考えを聞けば、納得できるように感じる人も多いにちがいない。

他方、自己決定の良さだけを根拠におく考えかたには一見してあきらかな課題もある。実際、死にかたや死ぬタイミングにかんして無制限の自己決定権が個人に認められている社会は、日本を含め、どこにも存在しない。国内の自殺にかんする統計等を見ると経済的な動機によるものが多数あるが、たとえば負債や事業不振のために死にたいという個人が速やかかつ安楽に死ぬ目的で他人の幇助を受けることは認められていない。また、認められるべきだという意見も皆無といってよいだろう。

つまり、死にかたは個人の自由だという主張は、ただそう主張されるだけでは、どこまで自由なのかの範囲にかんしてあいまいなところがある。もちろん、完全に自由だという意味に受けとるとすれば、常識的なものの見方（たとえば、「借金が苦で死にたいという人の自殺は、幇助の対象ではなくむしろ防止の対象である」）と齟齬《そご》をきたす。多くの人の支持を得られる意見ではなくなってしまうにちがいない。

また、個人の死にかたが、他人に影響を及ぼさないという意味で個人的な事柄であるなどということは、ほとんどありえない。生きるか死ぬかにかんする個人の選択は、家族など親しい人の生活に影響し、多人数の分を束ねれば国の経済を左右する。それでも死にかたを選ぶのはあくまで当人ひとりの権利だと考えてよいだろうか。さらにまた、いわゆる安楽死や尊厳死の合法化に反対する人々は、合法化が、社会的弱者に悪影響を及ぼすと思われることや、人の命そのものが持つ価値に抵触すると考えうることを懸念してきた。たしかに、死にたいと強く願う人の自己決定を尊重できることは良いことかもしれない。しかしその良さは、たとえば、死にたくないのに死ななければならない社会的弱者が出てくるのを避けることにある良さと、天秤にかけられなければならない可能性がある。自己決定の価値を強調する人々はこの点をどう考えているのか。前者の良さのほうが大きいと考えているということだろうか。しかしそれは妥当な判断だろうか。

　丁寧な概念分析や推論に取り組む必要があると思われるのは、これらの疑問に答えようとするときである。これらの疑問は、いずれも調査や統計によって解決できる類の事実問題ではない。たとえ関連するすべての事実が解明されたあとになっても、これらの論点は残ってくる可能性がある。疑問を生じる原因は、あいまいな概念、一見して矛盾する考え、十分な根拠が示されていないように見える推論や価値判断などの点にあるからだ。

　また、これらの疑問は、人々の道徳的な見解が対立したままいつまでも解消しないことの原因でもある。対立が解消しないのは、たとえば容認派なら容認派の主張について、反対派の人々が今述べてきたような疑問を抱き、またそのために十分な説得力を感じられずにいるからだと考えることができる。本書が目指すのは、こうした疑問をひとつひとつ取り上げることで、人々の意見の対立する点をできるだけ多くあきらかにするとともに、解決していくことにある。

最後に、本書の題目（『死ぬ権利はあるか』）について、ひとこと述べておこう。人によっては、死ぬことについてなぜ権利が必要だったり問題になったりするのかと、素朴な疑問を抱くかもしれない。本当に死にたいと思う人には、いつでも独りで首を吊ったり、線路に飛び込んだりすることができるように思われるからである。あるいは、同じ疑問は次のように別のしかたで表現することもできる。人の死にかたの是非にかんしては、自分のこととして死にかたを選ぶ個人（たとえば患者）と、その選択を止めなかったり手伝ったりする第三者（たとえば医師や家族）と、両方のふるまいについて倫理性を問うことができる。ただし、本書の中では、後者のふるまいに焦点を当てて論述している箇所のほうがあきらかに多い。このことが、死ぬ人の側の権利の有るなしを問う格好になっている本書のタイトルとそぐわないのではないか。このように思われるかもしれない。

これらの疑問について、次の点を指摘しておこう。実際、だれにとっても独りで自分の好きなように死ぬのは容易なことではない。安楽かつ確実に死のうと思えば尚更である。たしかに、技術的なことだけいえば、首を吊ったり線路に飛び込んだりすることがいつでもほとんどの人にとって可能だ。しかし、こうした方法は、勢いや胆力を要する。親しい人々にショックを与えることはまず避けられないし、そもそも成功するともかぎらない。だれかに止められてしまう可能性もある。そのため、死にたいと強く願っている人のうちの大半の人にとっては、そのような方法でしか死ぬことができないということは、非常に不自由で不都合なことだといわなくてはならない。

首吊りや飛び込みといった方法以外の方法で死ぬことが許されているべきかどうかが、重要な議題として挙がってくるのは、このために他ならない。換言すれば、個人には自分の考えで死にかたや死ぬタイミングを自由に決めることができる、という言明があるていど以上実質的に有意義であるためには、周囲の人々の側にそれを見過ごしたり手伝ったりすることが許されていなければならない。個人の死ぬ権利の有無を問おうとするとき、必然、第三者のふるまいの是非も同時に議題に挙がってこなければならないのはこのためである。したがって、たとえ論述の見かけには反するようでも、本書の考察における根本的な問いが、あくまで死ぬ側の個人のふるまいと選択の是非にある、と考えることは可能である。本書の考察が正しいとすると、個人には、好きなときに自由に死んではならない道徳的な理由があると結論できることになる。

本書の各章の多くの部分は、雑誌等に載せる目的で過去に執筆した原稿を材料としている。以下、本書の各章と過去に発表した論文との関係をあきらかにしておく。ただし、既発表論文の詳しい書誌情報は巻末の文献一覧に記した。

序論は、日本医療企画から二〇一六年に出版された『医療白書 2016－2017年版』の特集「2016年 医療制度・政策をめぐる10の論点」のために執筆した論文「終末期医療の倫理に関する事例と概念的区別――安楽死か、尊厳死か、自殺幇助か」に加筆したものである。

第1章の大部分は、南山大学社会倫理研究所の紀要『社会と倫理』に二〇一七年に掲載された論文「自殺念慮、判断力評価、父権主義」とほぼ同じ文章である。

第2章の前半（第5節から第7節）は、立岩真也氏との共著書である『生死の語り行い1——尊厳死法案・抵抗・生命倫理学』（生活書院、二〇一二年）に収録の論文「功利主義による安楽死正当化論」の文章の一部（第2－1、2－6、2－7節）に大幅に加筆したものである。また、同じ論文の原稿の一部は、本書の第5章を執筆するさいにも使用した。第5章は、論文の第1節（「生命の神聖さ」）の原稿をもとにやはり大幅に書き改めて完成させたものである。

第2章の第8節は、日本生命倫理学会の学会誌（『生命倫理』）に掲載された論文「利益のボーダーライン——大脳機能の不可逆的な喪失と代理決定」に若干の修正を加え、前後に加筆したものである。この論文は二〇〇六年に同学会の若手論文奨励賞を受賞した。本書に収録したものの中ではもっとも早い時期に執筆した論文である。第2章の最後の第9節では、『THE LUNG Perspective』（メディカルレビュー社）のコラム「医療と哲学」のために書いたエッセイ「治療方針の決定における家族の役割とは」（二〇一三年）からごく一部ではあるが文章をそのまま引いたところがある。

第3章は、北隆館から出ている『地域ケアリング』誌上で二〇一五年一〇月から翌年の五月まで連載した「高騰する国の医療費は安楽死・尊厳死の合法化を正当化するか」の原稿がもとになっている。ただし、ここでも若干の加筆と修正を施した。

第4章は、二本の既出論文の原稿をもとにして執筆した。第14節と第15節は、電子ジャーナル

『Synodos』から依頼を受けて、二〇一五年に書いた論文「尊厳死の合法化は社会的弱者にとって脅威か」に加筆したものである。第16節は、公明党の機関紙『月刊公明』で組まれた特集「2025持続可能な超高齢社会」のために二〇一六年に執筆したエッセイ「医療技術の進展と生命の価値――機能障害者の生活満足度調査から見えること」にいくらか加筆、修正したものである（ただし筆者は公明党とのかかわりはもともとない）。依頼に応えて用意した最初の原稿は、与えられていた文字数の枠内に収まらず、掲載時には約半分の長さに削らなければならなかった。本書に再録するにあたり、修正を加えたうえ、削った文章の一部を戻した。

第6章は、日本倫理学会の学会誌『倫理学年報』に掲載された論文「自殺幇助は人格の尊厳を冒すか――ディヴィッド・ヴェレマン自殺批判の検討」をほぼそのまま再録したものである。ただし、本書の文脈と馴染むよう、前後に文章を追加した。もとの論文は二〇一五年の日本倫理学会和辻賞（論文部門）を受賞している。

このようにして見ると、バラバラに発表してきた論文を寄せ集めて本書にまとめた印象を与えるかもしれないが、そうではない。数年前から、本書の構成が念頭にあり、原稿もそれに合わせて書き溜めていたところ、雑誌等から終末期医療の倫理問題にかんする文章の依頼をいただく機会が連なり、そのつど手元にあった原稿を一部切り出してお渡ししてきた。したがって、順番をいえば、いくつか例外の部分はあるものの、本書のためにまとめて用意していた大きい原稿がもともとあって、この間にそれをバラして小出しに発表してきた、というほうが事実にそくしている。ただし、切り出すたび、他人の目に触れることを強く意識するからその部分だけ慎重に推敲を加えた。議論を修正した箇所は無数にあり、もういちど繋ごうとしても完全に元どおりというわけにいかなかったことは、いうまでもない。もちろん、このおかげで本研究はむしろ質を高くすることができたと考えている。各出版社の関係する方々には、既発表の原稿の本書への再録を承諾してくださったことに加え、発表と考察の機会を与えていただいた点でも感謝している。

尚、本書は、文部科学省・日本学術振興会 科学研究費補助金 研究成果公開促進費（学術図書、課題番号18HP5015）の助成を受けて出版するものである。

註

〔1〕書籍や雑誌として出版された比較的手に入れやすいものだけ挙げてもたとえば、会田、二〇一一年；甲斐、二〇一三年；『理想』、二〇一四年；甲斐編訳、二〇一五年；盛永、二〇一六年；盛永監修、二〇一六年；田代、二〇一六年；田中・児玉、二〇一七年等。

目次

序論　事例と用語および本書の課題

この序論の目的は、本書の考察の意義と背景、および目的と手順をあきらかにして示すことである。より具体的には以下の五つのことを行う。

第一に、終末期医療の臨床で現実に今問題となっている状況がどのようなものか。これを具体的に理解できるようにする。このために、次の［b］項では、主として過去実際におきた事例から特徴的なものを選んで列挙する。

第二に、事例について倫理的に評価するさい注目されることの多いポイントをまとめる。［b］項で列挙する複数の事例を続けて見ると、いずれも倫理的な是非が問題になっているとはいえ、内容は各々で相当異なるということがよく分かるだろう。一般にも、患者の死につながる医療者の多様なふるまいが、どれも同じだけ倫理的に許容しがたいあるいは正当化できると考えられていることはまずない。そこで、［c］項と［d］項では、倫理的な評価に差が出ると思われている理由はどこにあるのか、列挙し

［a］安楽死か、尊厳死か、自殺幇助か

た事例にそくして解説する。

第三に、安楽死、尊厳死、自殺幇助など、この主題にかんする社会的な議論の場で常用される諸概念のあいだの区別について、解説を加える。患者の死につながる医療者の多様なふるまいは、倫理的に重要と目されるちがいに注目しながら、いくつかの大きな類型に分けて理解するのが一般的である。安楽死、尊厳死、自殺幇助といった表現は、類型の異なるふるまいを呼び分ける目的で使用されてきた。(たとえば「安楽死は認められないが、尊厳死は認めてよい」のように主張されることがある。)倫理的評価のちがいと概念的区別とは互いに切り離せない関係にある。

さてしかし、実のところ、ふるまいを区別するしかたや、そのために用いられる概念は、区別をたてる人が属する地域や年代や立場などによって異なりうる。このことが終末期医療の倫理とルールをめぐる議論を必要以上に複雑にしている。実際、安楽死と尊厳死と自殺幇助とはそれぞれどうちがうのか。これらを区別する基準については今も人々のあいだで広く共通する理解が確立しているとはいいがたい状況だ。[d]項までに現状の理解を正確なものとするための準備を整え、[e]項で各概念の用いられかたを改めて説明する。以上のことはすべて、本書の考察の意義を把握するのに必要であるだけでなく、同時に、この主題をめぐって現在進行中の社会的、学術的な議論に参加するうえでも理解を欠かすことのできないごく基礎的な点である。[f]項では、さらに、用語法にかんする本書の方針を述べる。

第四に、終末期医療の倫理にかんする国内外の政策的な試みを概観する。本書の重要な狙いのひとつは、現実の政策的課題の解決へ向けた議論の基礎となる考えかたを準備し、提示することにある。このため、［g］項では、各国、地域で実際に施行されている法律、公にされている法律の案、学協会の作成によるガイドラインの類について簡潔に内容を紹介する。現実の政策が解決に向けて取り組んでいる課題がどこにあるかを示すことで、本研究が具体的なレベルで解決に寄与するべき問いの内容をあきらかにする。

以上を踏まえ、最後に、［h］項では、本書の本論（第Ⅰ部と第Ⅱ部）における考察の目的および手順の概要を述べる。また、最終的に考察から得られる結論についても予め摘要を示す。

さきに進むまえに、概念の使いかたで混乱がおきた最近の例をひとつ挙げておこう。二〇一五年の秋、後述する予告自死の事例（事例④）が国内でも広く報道された。アメリカ合衆国（米国）人女性のブリタニー・メイナードさんが医師から処方された薬を手にインターネット上で自死を予告、後日実際に薬を服用して死亡した。朝日新聞による初め（一〇月三一日）の報道は、女性が「尊厳死宣言」したと書いたが、[1]五日後の同紙記事では同じ女性が「予告通り安楽死」したとされている。[2]毎日新聞でも、女性が宣言したのはやはり「尊厳死」だった。しかし同じ記事によると「医師が薬物を処方、死を選択した患者自らが使用する」ことはスイスでも行われており、スイスのそれは「自殺ほう助」であるという。[3]同一のはずのふるまいについて呼称が変わったり一貫しなかったりする。かりに多くの人が主張するとおり、安楽死と尊厳死と自殺幇助の三つの概念がそれぞれ別の意味で使用されるべきなのだとすると、この状況は議論の大きな妨げといえるだろう。たとえば、尊厳死法案の是非を議論するといったとき、このような理解ではいかにも心許ない。こうした状況を改善することが本序論の最大の目的である。しかしそのためにもまずは問題になっている臨床の状況を具体的な事例にそくして知るところから開始しよう。

［b］事例

以下、事例を六つ列挙する。オランダにおけるこの分野の法律を分析したジョン・グリフィス（John Griffiths）らの表現を借りれば、これらはすべて他人の「生命を縮めうる医療的なふるまい」を含む事例である。[4]そのうちでもとくに倫理的是非が国内外で問題となっている特徴的なふるまいを含むものばかり集めた。

まえもって重要な留意点をひとつ述べておこう。死のうという患者と、それを手伝う医療者あるいは介護者と、どちらもその選択やふるまいについて倫理的是非を問うことができる。しかし事例間で比較するさいはそのつど注目する対象をどちらか一方に揃える必要がある。一般には、医療者や介護者の側のふるまいに注目することが多い。理由はいくつか考えうるが、たとえば、患者が実際に死ぬとすると、事後に道徳的責任を問えるのは医療者や介護者だけということがあるだろう。法やガイドラインが規制の対象としているのもたいてい後者である。そこで、本書もこれにしたがう。

また、安楽死や尊厳死といったことばについても、医療者の側のふるまいを指すことばとして理解するのがやはり適当である。ときおり、「メイナードさんは［…］尊厳死を実行すると公表」など、主体が患者であるかのような用例も見られる。[5]また、縊《い》死《し》や転落死といったことばと同様、死を導くふるまいではなく、何らかのふるまいの結果としてもたらされる死の様態を指すことばとして理解されている場合もある。しかしこうした語法は併用すると混乱のもとなので採用しない。
　これから見る事例のうち、最初の三つは国内でおきた事件であり、四つめは世界的に話題となった海外の事例である。これらは新聞記事を抜粋するかたちで紹介しよう。残りのふたつは同様の事例が国内外で数多くおきていると考えられる一方、事件として報道されることはないタイプの事例である。そこで後者については倫理的評価のポイントが見えやすい事例を案出した。続けて六ついちどに列挙するが、事例によって医療者（または介護者）のふるまいのどこにちがいがあるか、注目しながら読み進めてほしい。尚、最初の四つについては引用した記事の情報を前提にあとで解説を加えるが、事件の詳細は必ずしも記事のとおりではない可能性がある。のちに法廷等で事実関係が争われた事例も含まれることを付記しておく。

事例①　富山県射水《いみず》市民病院（延命措置中止、非任意）

病院「医師が延命中止」　富山・呼吸器外し、死亡は七人　「倫理上問題」
（朝日新聞、二〇〇六年三月二六日、一頁）

富山県射水市の射水市民病院で、男性外科医（五〇）が人工呼吸器を外した複数の患者が死亡していた問題で、麻野井英次院長が二五日午後、記者会見し、外科医の行為が「延命治療の中止措置」だったとの見解を示したうえで、「倫理的、道義的に問題があった」と謝罪した。死亡したのはこの外科医が〇〇年から〇五年にかけてかかわった末期の入院患者七人で、外科医は「いずれも家族の同意を得ていた」と説明しているという。

［…］亡くなったのは同県内に住む五〇〜九〇代の患者七人（男性四人、女性三人）。いずれも意識がなく、回復の見込みがない状態だったという。そのうち五人はがんだった。［…］病院側の調査に対し、外科部長は人工呼吸器を外すことについて「いずれも家族の同意を得ていた」と説明し、うち一人については家族から本人の意思も確認したと述べているという。病院側は、いずれも本人の同意書はないが、カルテには「家族の希望」などとする記述があるとしている。

また、外科部長は、少なくとも一人については「自分で人工呼吸器を外した」と明らかにしているという。

事例② 相模原市自宅介護（延命措置中止、任意）

母「承諾の下だった」　難病の長男殺害、初公判／神奈川

（朝日新聞、二〇〇四年一一月三日、神奈川、三一頁）

難病の筋萎縮性側索硬化症（ＡＬＳ）で療養中の長男Ｘさん（当時四〇）を殺害したとして、殺人罪に問われた相模原市宮下本町一丁目、Ａ被告（六〇）の初公判が二日、横浜地裁であった。［…］

〔…〕Xさんが変調に襲われたのは〇〇年一〇月。二か月後には立ち上がれなくなり、〇一年三月にALSと診断された。同年八月から、A被告が自宅で介護していた。

ALSは全身の筋肉が徐々に動かなくなり、最後は呼吸筋が機能しなくなって死亡する。Xさんは〔…〕呼吸器を装着したが、すぐに後悔するようになった。〔…〕今年四月にはXさんの瞼が動かなくなり、瞼の動きで操作するパソコンも使えなくなった。眼球でひらがなの文字盤を追って、Xさんは「死にたい。もっと我慢しなければならないのか」と訴えた。

同年七月、死に関する意思確認が行われた。Xさんは延命措置を拒んだ。翌月からは文字盤を通じた意思疎通の道も絶たれた。八月二六日、A被告は〔…〕人工呼吸器のスイッチを押して酸素供給を止め、Xさんを窒息死させたとされる。

事例③　神奈川県川崎協同病院（致死薬投与、非任意）

患者に弛緩剤「安楽死」　九八年、意思確認せず　県警、殺人容疑視野に／川崎

（読売新聞、二〇〇二年四月二〇日、東京、一頁）

川崎市川崎区桜本の川崎協同病院（堀内静夫院長）で一九九八年、内科の女性医師が気管支ぜんそくから意識不明になった患者の気管内チューブを取り外した後、筋弛緩剤を投与、患者が数分後に死亡して

いたことが一九日、病院の内部調査でわかった。病院から報告を受けた神奈川県警は、殺人容疑を視野に入れて捜査に乗り出した。

病院側の発表によると、患者は五〇歳代の男性。川崎公害病の認定患者で、一九九八年一一月初旬、友人の車で帰宅途中、気管支ぜんそくの重い発作を起こし、同病院に運ばれた。到着した時点で心肺停止状態だった。いったん蘇生したものの、意識不明の状態が続き、約二週間後、内科の担当医が回復の見込みがないと判断し、酸素を取り込むためのチューブを抜いた。患者は心停止せず苦しみだしたため、医師が鎮痛剤を投与したが収まらず、筋弛緩剤を注射し、患者は数分後に死亡したという。

堀内院長は会見で「医師はこれ以上の延命措置は忍びないと思って、死亡する二日前に『チューブを外しますか』と家族に尋ねた」と明らかにしたものの、家族が同意したかどうかは「医師の守秘義務があるので言えない」と述べた。

事例④　米国予告自死（致死薬処方、任意）

「尊厳死」宣言　薬飲み実行　米　脳腫瘍の二九歳女性

（読売新聞、二〇一五年一一月四日、東京、三八頁）

脳腫瘍で余命わずかと宣告され、「尊厳死」を宣言していた米国人女性（二九）が一日、尊厳死を認めるオレゴン州で、医師による処方薬を服用して死亡した。AP通信などが伝えた。女性は尊厳死を認めるよう米メディアなどに訴え、全米で「死ぬ権利」の是非を巡る議論が起きていた。[…]

女性はブリタニー・メイナードさん。米メディアによると、今年一月に脳腫瘍と診断され、四月に余命半年と宣告された。居住していたカリフォルニア州では尊厳死が認められないため、夫や両親とともにオレゴン州に転居した。メイナードさんは、米メディアに対し、治療による副作用に苦しむことなどを理由に尊厳死を選択する意向を明らかにし、一一月一日に薬を服用すると宣言していた。

AFP通信などによると、死の直前に家族や友人に対してソーシャルメディアに「私は今日、尊厳死を選びます。この世界は美しい場所です。旅は私にとって偉大な教師でした。さようなら、世界」などと書き込んだ。体調が悪化する中、一〇月末には家族とグランドキャニオンを訪れたという。

尊厳死の受けいれを訴える米国の団体は、メイナードさんは自宅寝室で死亡したと明らかにし、「彼女の願い通り、愛する人に抱えられながら、安らかに亡くなった」との声明を出した。

事例⑤　認知症と人工栄養補給（延命措置差し控え、非任意）

患者は八〇才の女性。アルツハイマー型認知症が進行してきている。一年ほどまえから運動機能が衰え始め、現在は毎日ほぼ自宅のベッドで生活している。食欲が落ち、口から食べられるものの量も減ってきた。周囲の呼びかけに反応は示すものの、自分から発語することはあまりない。

嚥下性肺炎（食べものや唾液が気管へ落ちておこる肺炎）のため数日まえに息子と来院し、そのまま入院した。咳嗽《がいそう》反射（気管に異物が落ちるとむせる反射）が低下しており、経口摂取を続ければもういちど肺炎をおこすリスクは高い。体力が衰えていることから、再発は生命の危険をともなう。

担当医は、胃瘻《いろう》の造設を提案した。腹に小さな穴をあけ、胃まで管をとおす。管から胃へ直接に流動食や水分などを投与する人工的な栄養補給の方法である。経口でものを食べる必要がなくなるため、嚥下性肺炎のリスクは避けられる。また、食欲の低下にあわせて経口摂取を控えていく場合と比べると、長期間の延命が期待できる。

しかし、胃瘻について説明しても患者は理解しているとは思われず、ただ自宅へ帰りたいというばかりである。そこで家族の意見を求めたところ、同意が得られなかったため、胃瘻の造設は差し控えられた[6]。

事例⑥　持続的で深い鎮静（鎮静剤多量投与、任意）

患者は六五才の女性。末期がん。それまで治療を尽くしてきたが、担当医によると余命はよくもって二週間ほどと思われていた。

患者は強い疼痛に加え、呼吸困難と吐き気を訴えている。緩和ケア専門のチームも診療に参加しているが、耐えがたいほどの苦痛を抑えることはできていない。

そこで鎮静をかけることが検討された。日本緩和医療学会のガイドラインによれば、鎮静とは「患者の苦痛緩和を目的として患者の意識を低下させる」処置のことをいう。ミダゾラム等の鎮静剤を多量に投与する。とくに意識の低下がコミュニケーションをとれなくなるほどである場合、深い鎮静と呼ばれる。また、すこししてから意識レベルを戻すことが予定されている場合を間欠的な鎮静、予定されていない場合を持続的な鎮静という。この患者の苦痛を取り除くためには、深く持続的な鎮静が必要と考えられる。

処置の内容については「意識を保った状態で苦しい症状を和らげるのは難しいが、眠ることで痛みを感じなくさせることはできる」と説明し、患者から同意を得た。鎮静剤の投与を開始してから三日後、患者は意識が低下したままの状態で死亡した。[7]

〔c〕倫理的に重要とされるちがいに基づく概念的区別

こうしてみてくると、ひとくちに患者の死期を早めうるふるまいといっても、さまざまな点でちがいのあることがよく分かるだろう。中には倫理的な評価を考えるうえで一見して重要と思われるちがいもすくなくないはずだ。そこで、右に列挙したような医療者や介護者のふるまいは、ちがいに注目しながらいくつかの類型に分けて理解するのが一般的である。終末期医療の倫理とルールをめぐる議論に参加しようと思えば、よく用いられる区別や類型について把握しておくことは不可欠だといってよい。

ただし、実は区別の立てかたは、地域や年代、また区別する人の立場によってもちがいうる。米国予告自死の事例について冒頭で紹介したような混乱がおこるのはこのためである。ここではまず、さまざまな事例をひとまとめにして理解できるいわばもっとも包括的な区別の立てかたから紹介することにしよう。この区別にしたがえば、患者の死期を早めうる医療者や介護者のふるまいは全部で九つの型に分類できる。九つの類型をひととおり説明したあと、他の概念や区別の立てかたについても解説を加える。他の概念や区別は、最初に説明する類型を踏まえてそれと照合しながら整理していくと分かりやすいはずである。

一九九五年の東海大学安楽死事件判決で横浜地方裁判所は、積極的安楽死と消極的安楽死と間接的安楽死の三つを区別する分類法を採用した[8]。積極的安楽死とは、バルビツール酸や塩化カリウムや筋弛緩剤といった毒薬をつかって患者の死を導く行為のことである。右に挙げた事例でいえば、医師が患者に筋弛緩剤を投与した川崎の事例（③）がこれに当たる。また、米国の予告自死の事例（④）でも、患者が服用した致死薬は医師によって処方されたものだった。致死薬を処方したこの医師のふるまいも今の分類でいけば積極的安楽死に含めてよいだろう。

消極的安楽死とは、生命維持や延命に必要な措置をとらないことである。ここには右の射水と相模原、また認知症の事例（①と②と⑤）があげられる。射水と相模原では呼吸器の使用が中止され、認知症の事例では胃瘻の造設が差し控えられた。尚、川崎の事例（③）では、致死薬を投与するまえに医療者は「酸素を取り込むためのチューブ」を外している。かりにこの時点で患者が死亡していれば、これは消極的安楽死の事例だったということになる。しかし現実にそれだけでは心停止にいたらず、筋弛緩剤が注射された。

最後の間接的安楽死とは、鎮痛剤や鎮静剤の多量投与のことである。具体例として右の鎮静の事例⑥を挙げることができる。患者の死期を早めうる医療者のふるまいは、このようにしてまず三つの類型に分けることができる。

次に、以上の三つの類型のそれぞれについて、患者の同意があるものを任意、患者に判断力や意識が欠けているなどして意向があきらかでないものを非任意、患者の意向にあきらかに反しているものを不任意（または強制）と呼んでさらに区別することが多い[9]。こうすると三×三で都合九つの類型ができあがる（表1）。

患者の死を導くふるまいはどんなケースでも九つの型のどこかへ分類することができる。たとえば、さきの射水市民病院の事例①では、外科医が意識不明の患者から人工呼吸器を外した。これは、下に記すとおり、非任意の消極的安楽死にあたる。他の②から⑥の事例についても以下のとおりである。

事例①　射水市民病院　非任意の消極的安楽死
事例②　相模原市自宅介護　任意の消極的安楽死

表1　安楽死の分類

	積極的	消極的	間接的
任意	④米国予告自死	②相模原	⑥鎮静
非任意	③川崎	①射水 ⑤認知症と胃瘻	
不任意	ナチス・ガス室 （崖から突き落とす）	（溺れている人を見捨てる）	（緊急避難）

事例③　川崎協同病院　非任意の積極的安楽死
事例④　米国予告自死　任意の積極的安楽死
事例⑤　認知症と人工栄養補給　非任意の消極的安楽死
事例⑥　持続的で深い鎮静　任意の間接的安楽死

倫理的にいえば、九つの類型はどれも同じように評価されるべきだとはふつう考えられていない。まず、積極的安楽死と消極的安楽死とを比べると、前者より後者のほうが倫理的にいって許容しやすいと考えられていることが多い。理由となる考えかたは実はいくつかあるが、もっともポピュラーなのは作為と不作為の区別に訴える考えかたである。くりかえせば積極的安楽死は致死薬を用いる場合である。これは、そのままでは死亡しない人の命を絶つためにあえて何かをすることであり、したがって作為(＝積極的行為)だと理解される。消極的安楽死は、生命維持や延命のための措置をとらないことだった。これは、そのままでは死亡する人の命を救うためにできることがありながらあえてそれをしないことであり、不作為(＝何もしないこと)とみなしうる。

一般に、作為的なふるまいと不作為的なふるまいが、どちらも同じだけ悪い結果を導く場合、倫理的により深刻な問題をともなうのは前者だとされる。これは何も臨床(ベッドサイド)の事例だけに通用する見方ではない。たとえば、崖から人を突き落とすことと、溺れている人を助けないことでは、どちらも相手が水死するという悪い結果を導くなら、倫理的に考えてより深刻な問題をともなうのは前者だと思われるだろう。とくに作為的ふるまいと不作為的ふるまいがどちらも他人の死を結果する場合、両者のちがいは殺すこととたんに死なせるにすぎないことのちがいとして理解されることも多い。この理解にしたがえば、積極的安楽死は患者を殺すことだが、消極的安楽死はたんに患者を死なせることにすぎない。

実をいうと、作為と不作為の区別は、積極的安楽死と消極的安楽死のあいだだけでなく、消極的安楽死として大きくひと括りにされている一連のふるまいの内側にも同様の倫理的に重要なちがいが隠れていることを示唆する。もういちどくりかえせば、消極的安楽死とは延命措置をとらないことだった。しかし詳しく見るとこれはすくなくともふたつの場合に分けることができる。ひとつは、最初から措置を差し控えることである。もうひとつは、すでに開始していた措置を中止することである。右に挙げた認知症の事例(⑤)は、このうちの前者、つまり差し控えの事例である。また、射水と相模原の事例(①と②)は後者のほうの中止にあたる。前者は、最初から何もしないことなのでまぎれもなく不作為だと思われるだろう。ところが後者では、たとえばスイッチを切ったり管を抜いたりなど、具体的な動作までよく見ると作為的な側面があることを否定しきれない。事実、このちがいを重視して、延命措置は差し控えてもよいが、いちど開始したら中止してはならないと考えられていることがある。[10]

次に、間接的安楽死は、積極的安楽死と消極的安楽死のどちらと比べても、倫理的にはより許容しやすいとみなすのが一般的な見方である。この見方を支える最大の根拠は、間接の場合と、積極や消極の場合とでは、医療者の意図にちがいがあると考えられていることである。

すなわち、有力な見解にしたがえば、鎮静をかけているときの医療者は患者の死期が早まることを意図しているとはいえないとされる。日本緩和医療学会のガイドラインによれば、鎮静とはあくまで「患者の苦痛緩和を目的」とした処置である。[11] いいかえれば、稀に「鎮静が予後を短縮する効果を伴う場合がある」としても、[12] そうした効果をもたらすことは医療者にとって目的ではないと考えることができるかもしれない。たとえば、持続的で深い鎮静をかけた結果、患者の予後がもともと予想していた余命と比べてとくに短くならなかったとしよう。あるいはむしろ予想していた以上に長く生きた場合を想像してもよい。このような場合でも、苦痛がしっかり緩和されてさえいれば、医療者の意図に反したことがおきているとは思われにくい。だとすると、鎮静の事例における医療者にとって、患者の死期が早まることは、可能性として予見されていることではあっても、意図されていることとはみなしがたい（表2）。

たとえ結果的に相手の死を導くふるまいでも、相手の死を意図したものでないならば、直観的にいって倫理上強く責められるべきだとは感じられにくい。ここでも臨床を離れた例で考えておくのが分かりやすいはずだ。たとえば、眼前の追突事故に巻き込まれるのを避けるためハンドルを大きく左へ切ったところ、運転していた自動車でわきの歩行者を轢《ひ》き殺してしまったとしよう。かりに運転手がハンドルを切った時点ですでに歩行者の死を予見していたとしても、この場合、運転手が歩行者の死を意図していたとは考えにくい。法律用語でいえばこれは緊急避難のケースとして扱われ、運転手の責任は問われない可能性がある。

尚、事例の①から⑥の中に不任意のケースは含まれていない。くりかえせば、不任意（強制）の場合とは、患者は死にたくないと思っていることがあきらかであるにもかかわらず患者を死なせることである。すくなくとも近年の臨床でそうした事例がおきたという報告は存在しない。不任意の事例で安楽死という表現がつかわれる事例をあえて探せば、ナチス・ドイツの安楽死T４計画におけるガス室送りを挙げることができる。これは不任意の積極的安楽死である。

[d] その他の倫理的に重要とされるちがい

概念的な区別や分類を考えるうえではあまり注目されないものの、現実のさまざまな事例について倫理的評価を下そうとすれば一見してあきらかに検討しなければならないと思われる点は他にもある。次へ進むまえに、以上の三つ（作為か不作為か、死が意図されているかどうか、患者の意向にそくしていることがあきらかかどうかの三点）以外でとくに重要と思われていることの多いちがいについてかんたんに触れておこう。

第四の点として是非とも挙げておく必要があるのは、患者の容体である。とくに痛みや苦しみの有るなしやていど、生かそうと努めた場合にどれだけ長く生きられるか。これらの点でちがいがあれば、患者の死を導くふるまいがどれも倫理的にいって同じように評価されるべきだとは思われにくいだろ

表２　倫理的に重要とされるちがいにかんする一般的理解

致死薬の投与と処方（積極）	延命装置の中止と差し控え（消極）	鎮痛剤の多量投与（間接）
作為	不作為	
死を意図		死を予見
倫理的により深刻	⇔	それほど深刻ではない

う。たとえば、相模原の事例（②）の神経難病は、呼吸器をつかい続ければ年単位の生命維持が可能な場合もある。また、この患者は、精神的な苦しみはあったにちがいないが、肉体的な痛みを経験していたわけではない。こうした場合、患者を死なせることは他の場合より許容しがたく思われるかもしれない。

また今述べたことにかかわる点として、第五に、患者の生命維持や延命に必要な措置の種類や内容がある。射水と相模原の事例（①と②）で患者が生命維持のために必要としていたのはどちらも呼吸器だったが、認知症の事例（⑤）で検討されていたのは胃瘻だった。他にも輸液、抗生剤、透析、臓器移植や腫瘍摘出術などの外科手術、化学療法等、患者の容体に応じてさまざまな措置が生命維持に役立ちうる。たとえば呼吸器をつかえば延命できるがつかわないことと、胃瘻を造設すれば延命できるがそうしないことと、抗生剤を打てば延命できるが打たないこととでは、それぞれ倫理的な重みは異なるように感じられるかもしれない。精確にいってどこがちがうのか。よく指摘されてきたのは、かんたんでありふれた治療と大がかりな治療とのあいだのちがいである。治療がありふれたものであるほど、それをせずに患者を死なせることはより許容しがたく感じられる傾向があるとされる[13]。

加えて、第六に、患者を死なせたのが医療の専門家であるかどうかも看過することのできない点である。許容しにくくなるのは専門家ではない場合である。まず、専門家でないと患者の容体を正確に評価することができない。したがって、もしかするとまだ回復したり、苦痛を取り除けたりする可能性が十分あるにもかかわらず、そのことに気づかないまま生命維持に必要な医療を中止するといったことがおこりうる。すくなくともこの手のリスクは専門家がかかわる場合より大きくなるだろう。また、その場合、たとえ患者がまえもって医療の中止に同意していたとしても、その同意は自分の置かれた状況やとりうる選択肢をよく理解したうえでの同意であるとはみなせない。つまり、生命維持医療の中止を本当の意味で患者の意向にそくした決定だとみなすことも難しくなる。この点でも相模原の事例（②）のようなケースは他より慎重に検討する必要がある。

［e］その他の概念的区別——尊厳死、医師による自殺幇助等

［c］項で示したのは、さまざまな事例をまとめて理解するのにもっとも有効と思われる分類である。しかしここにはたとえば尊厳死や自殺幇助など、終末期医療の倫理をめぐる議論の中で頻繁に用いられるいくつかの概念が出てこない。そこでこれら他の概念や区別についても前掲の九類型（表1）と突き合わせながら説明しておこう。

尊厳死ということばは、国内では多くの場合、延命措置の中止または差し控えを指すことばとして用いられている。［c］項の分類でいえば、これは消極的安楽死に該当する。たとえば、日本学術会議のガイドライン「終末期医療のあり方について」（二〇〇八年）によれば、尊厳死は「過剰な医療を避け尊厳を持って自然な死を迎えさせること」だと定義されている。[14] また、日本尊厳死協会は、尊厳死を「延命措置の不開始または中止」のことだとしている。[15] 尚、平穏死や自然死といったことばも、これと同じ意味でつかわれることがある。[16]

消極的安楽死ということばの代わりに尊厳死ということばを用いる人々は、致死薬の処方や投与についてはたんに安楽死とよび、積極的安楽死という表現はつかわないことも多い。たとえばさきの尊厳死協会は「毒物で人為的に死期を早める」行為をシンプルに安楽死とよんでいる。[17]

また、間接的安楽死という表現も使用されないことが稀ではない。たとえば日本緩和医療学会の『苦痛緩和のための鎮静に関するガイドライン』のなかでは、鎮静と混同されがちなふるまいとして積極的安楽死に言及しているが、間接的安楽死ということばは出てこない。[18] 鎮静を間接的安楽死と呼ぶのは不適切だとする意見もある。[19] また、代わりに緩和死や緩和医療死といった表現がつかわれることもある。[20]

さらに、致死薬がつかわれる場合についても、さらに細かく分類し、そのうちの一部を安楽死とは別の表現で呼ぶことがある。致死薬が用いられる場合をよく見れば、医療者の役割には次のふたとおりの可能性がある。

・注射器を使うなどして致死薬の投与まで請け負う
・ただ致死薬を処方するだけで、あとは患者が受けとった薬を自分で服用する

［b］項に列挙した事例でいえば、川崎協同病院の事例（③）は前者であり、米国の予告自死の事例（④）が後者に当たる。海外にはこれらが両方とも合法化されている地域もあるが、米国内のいくつかの州ではとくに後者だけが合法化されている。背景には、死を決定づける最後の手順まで医師が請け負う

前者は同意殺人（homicide on request）だが、後者はあくまで自殺幇助（assistance in suicide）とみなしうるという考えがある。[21] そこで米国等では、致死薬の投与を積極的安楽死（active euthanasia）または単純に安楽死、処方された致死薬を服用することは、医師に幇助された自殺（physician assisted suicide）と呼んでさらに細かく区別することが多い。[22] 尚、この後者の表現ではふるまいの主体は患者である。注目する対象を患者ではなく医療者のほうで一貫させようとすれば、とくに致死薬を処方する医療者の側のふるまいを指す表現も欲しい。医師による自殺幇助、が適当だろう。[23]

ただし、医師による自殺幇助や医師に幇助された自殺といった表現は、当の行為を容認している米国内の複数州（オレゴン、ワシントン、バーモント、カリフォルニア等）の法律には出てこない。オレゴン州等の法律の名称は「尊厳死法（Death with Dignity Act）」である。また、オレゴン州で亡くなった予告自死の米国人女性も、自分の選択を尊厳死ということばで表現していた。[24] このケースが国内で尊厳死の事例として報道されたのはこのためだろう。

まとめておこう。患者の死期を早めうる医療者のふるまいについて、積極的安楽死と消極的安楽死と間接的安楽死の三つに区別する分類のしかたを最初に紹介した。しかし、このうち間接的安楽死という表現は使用されないことがすくなくない。消極的安楽死については尊厳死という表現を代わりにつかうことが多い。また積極的安楽死についても部分的に自殺幇助や尊厳死のことばで置き換えられることがある。かりにこの［d］項で紹介したこれらの表現のしかたにすべてしたがうとすると、残るのは積極的安楽死の一部（詳しくいえば任意の一部と非任意の全部）だけとなる。現実にはこうして残った部分だけをシンプルに安楽死と呼ぶこともよくなされている。混乱を避けるには、各表現の対応関係を理解しておくのがよいだろう（表3）。

　ことばの用いかたや区別の立てかたは、人や地域によってちがう。表現しようとされている事柄の複雑さもさることながら、原因の一端は、安楽死ということばの持つ否定的な響きにある。安楽死と聞くとナチスの惨殺を連想する人は今でもすくなくない。たとえば生命維持や延命に必要な措置の差し控えや中止について倫理的また法的に許容されるべきだと考える人々は、それが安楽死や消極的安楽死などと呼ばれることを好まないかもしれない。尊厳死ということばがとくに国内でよく用いられるようになってきたのはこのためだとする指摘もある[25]。同じ理由から海外でも安楽死に該当することばは、とくに容認派の立場の人々から忌避される傾向がある[26]。つまり、概念的な区別の立てかたは、区別する人の道徳的あるいは政治的な立場を反映している可能性がある。その場合、表現のしかたを統一するのは容易でないだろう。安楽死や尊厳死といった概念のあいだの区別を十分に理解したといえるためには、こうした事情まで含めて把握しておく必要があるように思われる。

表３　概念間の対応関係

<table>
<tr><th></th><th colspan="2">積極的</th><th>消極的</th><th>間接的</th></tr>
<tr><td>任意</td><td rowspan="2">安楽死</td><td>医師による自殺幇助</td><td rowspan="2">尊厳死</td><td rowspan="2">緩和医療死</td></tr>
<tr><td>非任意</td><td></td></tr>
<tr><td>不任意</td><td colspan="2"></td><td></td><td></td></tr>
</table>

［f］用語法にかんする本書の方針

以上を踏まえ、ことばの用いかたにかんする本書の方針を示しておこう。本書では、否定的な響きがあるとされる表現や、あいまいな表現は、可能なかぎり使用するのを避けた。

たとえば、安楽死のことばはナチス・ドイツの蛮行を想起させるため、きわめて悪い印象があるとされる。また、医師による自殺幇助という表現も、自殺が一般に罪深い行為だと考えられがちであるため、全体に否定的な響きがともなうとして敬遠されがちである。そこでこれらのことばは本書では使用するのを避けた。否定的な響きがあるとされる表現は、ふるまいが道徳的に許容できるかどうかを検討する過程で用いるのはあまり適当なことではない。かりに検討してみた結果、ふるまいを許容できることが分かったら、ことばの与える印象と検討の結論とが食いちがうことになる。これは混乱を引きおこす原因になるだろう。また反対に、検討の結果、最終的にふるまいが許容できないと結論することになるとしても、その結論はもっぱら議論によってだけ裏づけされるべきものであるはずだ。ことばの与える否定的な印象によって補強することが試みられるべきではないと思われる。

さらに、安楽死や尊厳死といったことばは、あいまいである。安楽死のことばは、使用する人によって指し示す範囲が大きく異なる。患者の生命を縮めうる医療的なふるまいのすべてを指すことばとして使用されることもあれば、致死薬の投与だけを指すためにつかわれていることもある。尊厳死、も同様だ。延命に必要な措置を施さないことの意味でつかわれたり、致死薬を処方することの意味で用いられていたりする。このように多義的な用いられかたをしてきた表現を持ち出すと、やはり混乱を招きやすい。

また、多義的であるということだけが問題なのでもない。問題になるあいまいさは他にもある。現在、倫理的、法的な是非が問われているふるまいの内容は、詳しく見るとさまざまだが、ひとつ共通する点がある。すなわち、どのふるまいも、患者の生命を維持したり長引かせたりしようとすればできるがそうしないという選択をともなうふるまいである、という点だ。実際、そもそも倫理的、法的に是非が問われているのは、それがまさにこのようなふるまいであるからに他ならない。ところが、社会的な議論の場で頻繁に使用されている表現の多くは、この事実を見えにくくしている。

自然死や平穏死といったことばの場合、今いった効果があることは端的にあきらかだ。これらはどちらも、生命維持や延命に必要な措置の差し控えや中止の意味でつかわれることのあることばである。しかし、どちらのことばも（自然死のほうはとくに）、患者の死の直接の原因が人為的なものではないことを強く示唆する。もちろん、生命維持医療を差し控えたり中止したりするだけで患者が死ぬということは、放っておけば死につながる病気やケガなどがもともとそこにあるということを意味する。中には、治療しても死期を遅らせることがほぼできないと分かっている病状や容体の人もあるにちがいない。しかし、問題は、放っておけば死につながるが、治療すれば死期を遅らせたり治したりすることもできる病気やケガがある場合、治療せずにそれを放っておくという選択をすることが倫理的、法的に正当化できるかどうかの点にある。もしもこの点を正面から議論したいのであれば、当の選択をともなうふるまいの部分の輪郭がむしろ浮き彫りになる表現を用いるほうがよいだろう。治療しないという選択がすくなくとも死の原因の一部を構成していると考えうる場合と、手の施しようのない老衰のような場合との境界をあいまいに見せる表現は避けるべきだ。実際のところ、尊厳死という表現にも同様の効果、あいまいさがあると思われる。

以上の理由から、安楽死、尊厳死、自殺幇助、平穏死、自然死などのことばは、できるかぎり用いないように努めた。これらのことばの代わりに、本書では、生命維持医療の差し控え、生命維持医療の中止、致死薬の処方、致死薬の投与、持続的で深い鎮静など、ふるまいの実態をそのまま記述するタイプの表現を使用した。

また、ときおり、生命維持医療の見送り、あるいは生命維持医療の不使用などの表現を用いた。これは、生命維持医療の差し控えと中止とを区別せず、両者同時に言及する必要がある場合である。同様に、致死薬の処方と投与を合わせて致死薬の使用と呼んだ箇所もある。

また、患者の生命を維持しないことにつながりうる選択をともなうふるまいの全体をひとまとめにして呼ぶ必要があることも多い。この場合は、単純に、患者の死期を早めうる医療者のふるまいなどと表現した。[27] ただし、この表現は日本語の文脈での使い勝手があまりよくない。そこで純粋に文章作成上の都合から、命を縮めうるふるまいや、生命短縮的処置などのより短い表現で代用した箇所もある。

本当のところをいえば、生命を維持しないことと、生命を短縮することとでは、ことばの響き（ニュアンス）はかなりちがう。しかしこれらは本書中すべて同じ意味で用いてある。響きにちがいはあるものの、ほとんどの場合、実質的には両者を区別することはできないと思われるからである。またこれと同じ理由で、生命を維持することと、延命することの二表現も区別せず用いた。生命維持医療と延命医療についても同様である。

ただし、引用、参照した他の文献のことばづかいに合わせる必要がある場合など、稀に安楽死、尊厳死、自殺幇助などのことばを用いたところがある。その場合は、引用、参照元の文献がそのことばで意図しているのと同じ意味で使用してあるものと理解されたい[28]。

[g] 国内外の政策と社会的議論

現在、終末期医療の倫理にかんしては、ルールづくりへ向けた動きが国内外で活発化している。本項では、実際に施行されている法律、公にされている法律の案、学協会の作成によるガイドライン等にそくして、各国、地域の主な政策を簡潔に紹介する。本書の重要な狙いのひとつは、現実の政策的課題へ向けた議論の礎となる考えかたを準備し、提示することにある。このためには、すでに取り組みの対象となっている課題のありかを確認しておくことが有益である[29]。
[c]項では、社会的な議論の中では、生命維持医療の差し控えと中止、致死薬の処方と投与、持続的で深い鎮静の三者を区別する考えかたが一般的であると述べた。各国、地域の政策的な取り組みはいずれも現状この区別を前提としているといってよいだろう。すなわち、区別にしたがって規制のありようを変えるか、または、規制の対象をその一部に限定するかしている。そこで以下でも、この区別にしたがって取り組みの内容を整理しよう。
まず、生命維持医療の差し控えと中止にかんしては、これまで比較的多くの国と地域がルールを設け

て容認してきた。たとえば米国では、すでに一九九〇年の時点で有名なクルーザン事件の判決があった[30]。これは、患者には一般に望まない治療を拒否する権利がある（そのような権利が合衆国憲法によって認められている）ことを示した連邦最高裁判所の判決である。その後、現在までに五〇の州すべてで、リヴィング・ウィルなどの事前指示に基づく生命維持医療の差し控えと中止を容認する趣旨の法律が整備された。

事前指示とは、将来受けることになる治療にかんして患者が自分の希望をあきらかにして示した文書のことである。患者は、病気の進行にともなって判断力や意識が低下する場合がある。そうなれば、自分の治療方針を自分で決めることができなくなるかもしれない。そのときのために備えて事前に用意しておかれるのである。とくに、受けたい治療や受けたくない治療の内容を具体的に指示したものを、リヴィング・ウィルという。事前指示には、リヴィング・ウィルの他に、もうひとつ、代理人指定書あるいは持続的代理権などと呼ばれるものがある。これは、具体的な治療の中身ではなく、治療方針について自分の代わりに判断してくれる代理人を指定したものである。

患者が事前指示を残している場合に、その指示にしたがって生命維持や延命に必要な医療を差し控えたり中止したりすることを容認する趣旨の法律が設けられている国や地域は、他にも比較的多く存在する。田中美穂の調べによれば、二〇一五年の時点で、カナダ（一部の州）、イギリス、デンマーク、フィンランド、オーストリア、オランダ、ベルギー、ハンガリー、スペイン、ドイツ、スイス、シンガポール、台湾、タイ、オーストラリア（一部の州）が米国の各州と同様の法律を有している[31]。

国内には、終末期医療の倫理にかんして、すでに数多くのガイドラインや法律案が存在する。これらが容認しているのも、やはり生命維持医療の差し控えと中止である。国内で終末期医療の倫理がとくに大きな社会的注目を集め始めたのは、今世紀に入ってすぐの頃である。二〇〇〇年代の前半から中盤にかけて、医師等の逮捕される事件が相次いだ。たとえば二〇〇四年に北海道、二〇〇六年には富山県の病院で、呼吸器を止め患者を死なせたとして医師が逮捕された(表4)。二〇〇九年には、神奈川県の病院で意識不明の患者に筋弛緩剤を投与して死亡させた医師について、最高裁判所が殺人罪を適用する判決を下している。

こうした事件を受け、二〇〇七年以降、厚生労働省、日本医師会、全日本病院協会などの組織や団体が、それぞれ独自にガイドラインを発表した。いずれも延命治療の差し控えと中止の一部を容認する内容だ(表5)。また、二〇一二年には、尊厳死の法制化を考える議員連盟が「終末期の医療における患者の意思の尊重に関する法律案」を公にした。患者が意向を文書であきらかにしていること、患者は

表4　終末期医療の倫理に関する国内の主な刑事事件

事例がおきた年	場所	問題となったふるまい	医師の刑事責任
1991年	神奈川県 東海大学医学部付属病院	塩化カリウム等の致死薬の投与等	殺人罪
1998年	神奈川県 川崎協同病院	筋弛緩剤の投与等	殺人罪
2004年	北海道　羽幌病院	人工呼吸器の取り外し	不起訴
2000～2005年	富山県 射水市民病院	人工呼吸器の取り外し	不起訴
2006年	和歌山県 県立医科大学付属病院	人工呼吸器の取り外し	不起訴

「回復の可能性がなく、かつ、死期が間近」と定義できる終末期の状態にあること、終末期かどうかについて二人以上の医師の判断が一致していること、等の条件が満たされている場合に、延命措置の差し控えと中止が認められるとする趣旨である。[32]

この法律案は、しかし、現在まで国会には提出されていない。その内容の妥当性が現在まで続く論争の焦点となっている。また他方では、学協会によるガイドラインが相次いで公表された二〇〇〇年代後半以降、終末期医療の倫理にかかわって、刑事介入のある事例は国内でおきていない。法律をつくらなくても、ガイドラインを敷いたことで、臨床の現場における混乱はひとまず収まっているとする見方もありうるだろう。そこで、この分野を法律による規制の対象とすること自体の是非も争点のひとつと考えうる。

次に、致死薬の処方と投与についていえば、国内では、政策上の重要な主題として持続的に議論されるということは現在にいたるまでほぼなかったといってよい。一九九八

表５　終末期医療の倫理に関する国内の主なガイドライン

2007 年	終末期医療の決定プロセスに関するガイドライン†	厚生労働省
2007 年	救急医療における終末期医療に関する提言（ガイドライン）	日本救急医学会
2008 年	終末期医療に関するガイドライン	日本医師会
2008 年	終末期医療のあり方について	日本学術会議
2009 年	終末期医療に関するガイドライン	全日本病院協会
2012 年	高齢者ケアの意思決定プロセスに関するガイドライン	日本老年医学会

＊表の作成に当たり、前田、2013 年を参照した。
† 2018 年に「人生の最終段階における医療・ケアの決定プロセスに関するガイドライン」と名称を変更

年には横浜地方裁判所、二〇〇五年には最高裁判所が、患者に致死薬（塩化カリウム、または筋弛緩剤）を投与した医師に殺人罪を適用した。先述の政府や学協会による多数のガイドラインも、すべて致死薬の処方と投与にかんしては許容できないとしているか、または対象外としている。すくなくとも現時点では、これをガイドラインや法律によって容認することは難しいとする理解が一般的だといえる。

ただし、国外に目を向けると、ちがう状況が見えてくる。いくつかの国と地域では、やはり主として今世紀の初頭から、致死薬の処方や投与が合法化され始めた。とくに過去数年間は合法化の流れが勢いよく拡大してきた。米国では、一九九七年のオレゴン州を皮切りに、これまでワシントン（二〇〇九年）、バーモント（二〇一三年）、カリフォルニア（二〇一五年）、コロラド（二〇一六年）の五州、およびコロンビア特別区（二〇一七年）で致死薬の処方が合法化された。オランダ（二〇〇一年）、ベルギー（二〇〇七年）、ルクセンブルク（二〇〇九年）のベネルクス三国では、致死薬の処方と投与の両方を許容する法律がつくられている。さらに、二〇一六年にはカナダで、二〇一七年にはオーストラリアの一部の州でも致死薬の使用が合法化された。尚、スイスでは、一九八〇年代から致死薬の処方が合法的に行われている。[33]

米オレゴン州の法律（尊厳死法）は、致死薬の処方を容認した世界で最初の法律である。この法律は、患者の病が終末期であることと、患者に判断力があり精神疾患やうつなどの症状がないことを、致死薬処方が受けられるための条件としている。また、患者は、自分の症状と予後、致死薬を服用することでもたらされる結果、緩和ケア等の他の選択肢について説明を受けたあと、口頭と書面の両方で致死薬の処方を要請しなければならない。とくに、本人の希望がたしかなものであることを確認するため、最初の意向表明から一五日以上待って、そのあともういちど本人が要請するまで、致死薬は処方されてはならないとされている。

ベネルクス三国では、致死薬の処方だけでなく、投与も合法化された。三国中で最初に成立したオランダの法律は、致死薬の処方や投与が認められるための要件として、患者が病状や予後について説明を受けたあと熟慮のうえで自発的に要請していること、耐えがたく永続的な苦痛があること、解決方法が他にないと考えられること、担当の医師が他の医師とも相談していること、処方や投与を行うのは医師であること等を挙げている[34]。尚、オランダでは、個人はリヴィング・ウィルをつかって将来の致死薬投与を要請することも可能である。すなわち、一六才以上の個人によって事前に用意された書面での要請が残されていれば、投与の時点で本人に判断力がなくても、病人に致死薬が投与されてよいとしている[35]。

そこで、国際的なことをいえば現在は、生命維持医療の見送りの問題よりもむしろ、致死薬の処方や投与を容認するべきかどうかの問題のほうが、さらに熱を帯びた議論の的になっているといえるかもしれない。また、国外にこうした合法化の広がりがあることを見ると、近いうちに国内でも、致死薬の処方や投与まで容認するルールをつくることの是非が、今より真剣に議論されるようになる可能性も否定しきれない。オレゴン州で致死薬の処方を受けた米国人女性のケース（事例④）は、日本でも広く報道された。また、やはり最近のことだが、二〇一五年から二〇一六年にかけて、致死薬の処方を受けるためにスイスへ渡航し、実際に亡くなった日本人が一名いることも分かっている[36]。こうした動向のあることが今後、国内の世論や政策論議にも影響するかもしれない。本書ではこうした状況を念頭に、国外での議論も参照しつつ、生命維持医療の見送りだけでなく、致死薬使用の是非についても同時に考察する。[37]

最後に、持続的で深い鎮静は、現在すでに国内外の臨床で多く行われている。持続的で深い鎮静は、患者の苦痛を取り除くためになされる緩和ケアの一部として理解されていることが多いため、緩和ケアの世界的な普及にともない、広く実践されるようになった。

また、持続的で深い鎮静の是非をめぐっては、やはりそれが緩和ケアの一部として理解されてきたということのために、国内外を問わず、公的に活発な議論がなされるということは従来あまりなかったといってよいだろう。前述のとおり、持続的で深い鎮静にかんしては、あくまで患者の苦痛を取り除くことを意図したふるまいであって、患者の死期が早まるかもしれないことはたんに予見されているにすぎない、とする理解が一般的である。倫理的に問題視されることは比較的すくないのである。

事実、いくつか存在しているルールや判例等で、持続的で深い鎮静に言及しているものは、どれもこれを容認する内容である。具体的には、米国の連邦最高裁判所が一九九七年に下したふたつの判決（ワシントン判決、ヴァッコー判決）[38]や、ヨーロッパ緩和ケア学会（EAPC）が二〇〇九年に発表したガイドライン作成のための提言[39]などがある。国内のルールとしては、日本緩和医療学会の『苦痛緩和のための鎮静に関するガイドライン』がある。このガイドラインにしたがえば、意図があくまで苦痛の緩和にあること、その意図に見合った薬剤の種類や量が使用されていること、患者の同意があるかもしくは実施が患者の希望にそっているとみなしうること、家族の同意があること、苦痛が耐えがたく治療抵抗性を示していること、いずれにしても二から三週間以内に死亡すると予想できること、医療チーム内で実施についての合意があること、等の要件を満たしている場合、持続的で深い鎮静を実施することが容認できるとされている。[40] また、持続的で深い鎮静を実施した医療者が逮捕されたり、裁判に発展したりする事例はすくなくとも国内ではこれまで生じていない。

しかし、以上のことは、持続的で深い鎮静にかんして倫理的に問題視される余地がないということでは決してない。本書の本論中で述べるとおり、持続的で深い鎮静を実施することについても、重要な批判が存在する（[14－4]項、[21－2]項）。実際、持続的で深い鎮静の実施に寛容な今日の臨床状況は、この処置の是非にかんして十分な議論が尽くされた結果であるとはみなしにくい。むしろ、患者の死期を早めうる他の臨床的ふるまいと比較して、この行為だけ最初から問題視されることがすくなかった分、是非にかんする議論は他より遅れている、あるいは是非にかんする議論の余地が他より大きい、と考えることも可能だろう。

[h] 本書の考察の目的および手順

ここまで、本書の主題とのかかわりでその是非が問題となっているふるまいの具体的内容、ふるまいを倫理的に評価するときに注目されることの多いポイント、議論の中で頻繁に用いられる主な概念、国内外の政策的な取り組みについて、やや詳しく説明してきた。以上を踏まえ、本書の目的、論述の手順、考察の結論をここで予めあきらかにしておこう。

本書の主題は、他人の死期を早めうる主に臨床的なふるまいの是非である。そこで、容認派と反対派の双方からこれまでに提出されてきた主要な議論を整理し、検討する。最終的には、一連の臨床的ふるまいが道徳的に正当化できる（また、法的に許容されるべき）場合の有無、範囲、根拠まであきらかにすることを目指す。

本論は、第Ⅰ部と第Ⅱ部から成る。第Ⅰ部では、患者の死期を早めうる各種処置が比較的広い範囲で容認されるべきであるとする立場の議論（容認論）について妥当性を検討する。とくに、（ア）死にたいという患者の自己決定が常に優先して尊重されるべきであるとする自由主義者の主張、（イ）関係者の利益量を全体として最大化する場合に各種処置が正当化できるとする功利主義者の議論、（ウ）医療費の高騰の抑制と限りある医療資源の有効で公正な分配を実現するためには一部の延命措置の差し控えと中止が正当化できるとするタイプの主張、の三つを検討する。また、これら三つの容認論にかんしては、その要となる主張に重要な瑕疵があるため、どれも決定的な議論とはみなしにくいことを指摘する。

第Ⅱ部では、患者の死期を早めうる各種の処置が決して許されないか、あるいはほとんど常に許されないとする立場の議論（反対論）を吟味する。ここではまず、（エ）各種の処置を容認すると、高齢者、機能障害者、低所得者などの社会的弱者にたいして周囲から延命を諦めるよう圧力がかかりうる点を懸念する反対論について検討する。次に、（オ）自己決定権や関係者の利益だけに訴えて生命の短縮や破壊を正当化しようとする議論を正面から批判するタイプの反対論に注目する。すなわち、人の命や存在には、たとえ本人から見て主観的に価値がなく、かつ本人が不幸でも、破壊してはならないといえるだけの価値があるとする反対論である。具体的には、ＳＯＬの概念に訴える主張と、人格の尊厳の概念を前提とするカント主義者の議論を吟味する。（エ）と（オ）の反対論にかんしては、やはり根本的に誤っていると認めざるをえない内容の主張も多く含まれている一方で、中には、さまざまな批判を凌ぎうる強力な議論をいくつか見つけうることをあきらかにする。

以上の考察の結果から、最終的には、生命維持医療の見送りと、致死薬の使用、持続的で深い鎮静のすべてについて、道徳的に正当化できるのはきわめて限られた場合のみと考えうることを述べる。具体的には、患者の知覚と意識が不可逆的に喪失している場合と、患者が理性的に思考するのを困難にするほどの著しい苦痛に苛まれている場合である。また、これらふたつの場合にかんしても、法律を設けて許容することは、社会的弱者に悪影響を及ぼすと予想できるため推奨できないことを指摘する。

本書ではまた、各章の論述から導かれる結論が、さきの［g］項で確認してあった具体的な政策的課題とどのように関係するかについても、そのつど指摘する。とくに、第2章第9節では、判断力を喪失した患者のための治療方針決定の過程にかんする国内のガイドラインの妥当性に考察を加えた。また、国内の尊厳死法案の内容の妥当性、およびこの分野を法律による規制の対象とすること自体の是非にかんしては、第4章の全編をとおして（とくに［16－2］項で）検討の対象とする。致死薬の処方や投与を許容する米国各州とベネルクス三国の法律については、第6章の結語で取り上げる。また、同じ第6章の［21－2］項では、持続的で深い鎮静を容認する国内のガイドラインの妥当性に言及する。

序論を終えるに当たり、最後、本書における考察の進めかたが有する特徴のひとつに付言しておこう。本書では、生命維持医療の見送り、致死薬の使用、持続的で深い鎮静の三者について、その倫理的是非を原則同時並行的に考察する。同じ終末期医療の倫理にかんする他の先行研究では、これら三者については最初から区別し、それぞれの是非を別個に考察していることが多い。あるいは、考察の対象を三つのうちのどれかひとつの是非だけに絞った研究もすくなくない。本書ではしかしそうした方針を採用しなかった。

ここには理由がふたつある。まず、多くの先行研究が、これら三つのふるまいを別々に論じてきたのは、三者のあいだに道徳上重要なちがいがあるとする理解が一般的であるために他ならない。このことはここまで再三述べてきた。この理解は、一方では、直観的かつポピュラーな理解であるにちがいない。しかし同時に、実のところその妥当性にかんしては強い異論が存在する。たとえば、生命維持医療の見送りは不作為だが致死薬の使用は作為であるとか、結果が同じように悪くてもふるまいが不作為の場合は作為の場合ほど不正とみなせないなどの見方について、強力な批判が存在する。持続的で深い鎮静とのかかわりでも、患者の死を意図した行為とみなせないとか、たんに死を予見しているだけの行為であるなら倫理的に許容できるなどの見方について、やはり異見がある。異見がある以上、最初から三つのふるまいのあいだの区別が道徳的に重要であるとする前提にたって考察を開始することは不適当と思われたのである。尚、これらの異見や批判については、本書中、［6－3］項で紹介し、検討を加える機会がある。

三つのふるまいを最初から区別する方針をとらなかったことには、もうひとつ理由がある。本書で検討する三つの容認論とふたつの反対論が、やはりこれらの区別を必ずしも重視していないという点である。たとえば、容認論のひとつ目（前述のア）は、死にたいという患者の自己決定が尊重されることの良さを強調するタイプの議論である。このタイプの議論では、患者が希望しているのなら、生命維持医療の見送りだけでなく、致死薬の使用でも正当化できると主張されることが稀ではない。このように主張する論者にとって肝要な点はあくまでそのふるまいが患者の自己決定と一致していることにある。それが作為的かどうかの点はまったく重要とみなされていないか、あるいはすくなくとも、患者の自己決定を覆すことが正当化できるほど重要であるとは思われていない。また、（ア）以外の残りの容認論と反対論についても、基本的にはこれと同様のことが指摘できる。換言すれば、生命維持医療の見送りと、致死薬の使用と、持続的で深い鎮静の三者では、その是非にかんする重要な論点の大きな部分が共通している。本書における考察は、三者のうちのどの種類のふるまいについて倫理的是非を検討するときでも、決して看過されるべきと思われない重要な論点を提供するはずである。[41]

註

〔1〕朝日新聞、二〇一四年一〇月三一日。

〔2〕朝日新聞、二〇一四年一一月四日。

〔3〕毎日新聞、二〇一四年一一月四日。同事例の報道における用語の混乱については、長尾、二〇一五年、一五三―四頁や田中・児玉、二〇一七年、一二三―四頁でも言及されている。

〔4〕Griffiths, Weyers and Adams, 2008, p.52. 原語は、medical behavior that potentially shortens life。

〔5〕毎日新聞、二〇一四年一一月四日。
〔6〕横浜労災病院消化器内科の永瀬肇医師および日本医科大学多摩永山病院呼吸器内科の上原隆志医師から提供された事例を一部改変した。
〔7〕鎮静の定義と分類、また実施にさきだつ説明のありようについては、日本緩和医療学会、二〇一〇年、一六&三二-四頁を参照した。
〔8〕判決文は町野他編、一九九七年、一八-三六頁。同じ区別を用いている文献は他に、宮川、一九七九年、二〇頁；甲斐、二〇〇三年、二-六頁等。
〔9〕たとえば宮川、一九七九年、二〇頁。これと同じ意味で安楽死を自発的、非自発的、反自発的に区別する表現のしかたもよく見られる。しかし、安楽死を患者ではなく医療者のふるまいとして理解するなら、たとえば患者の同意がある場合は自発的とするより任意と呼ぶほうが適切かもしれない。
〔10〕たとえば日本神経学会（二〇一二年）の「ＡＬＳ治療ガイドライン」は、「人工呼吸器を装着する意味については［…］一旦装着した人工呼吸器を外すことは不可能なことも併せて説明する必要がある」としている（Ⅳ-2-5）。
〔11〕日本緩和医療学会編、二〇一〇年、一六頁。
〔12〕同右、二四頁。鎮静が生命を短縮する可能性については、Maeda et al, 2016; 森田・前田、二〇一六年等。
〔13〕英語ではordinary treatmentsとextraordinary treatments等の表現が用いられる。Cf. Veatch, 2012, pp.93-4.
〔14〕日本学術会議、二〇〇八年、2節。
〔15〕日本尊厳死協会、二〇一三年、一三頁。
〔16〕Cf.『地域ケアリング』（二〇一五年六月）の特集「平穏死その意義と実現条件」。
〔17〕日本尊厳死協会、二〇一三年、一四頁。

〔18〕日本緩和医療学会、二〇一〇年。積極的安楽死についての記述は一七＆二五頁。
〔19〕清水、一九九七年、一七一＆一八八頁。
〔20〕同右：盛永監修、二〇一六年、ii頁。
〔21〕Veatch, 2012, pp.90-1.
〔22〕Cf. New York State Task Force on Life and the Law, 1994, p.63.
〔23〕用例として甲斐、二〇〇三年、六頁等。
〔24〕Maynard, 2014.
〔25〕大谷、二〇〇八年。
〔26〕Griffiths, Weyers and Adams, 2008, p.463.
〔27〕行為、でなく、ふるまい、としたのは、作為（＝積極的行為）とみなされることの多い致死薬使用のケースだけでなく、不作為（＝何もしないこと）とみなされることの多い生命維持医療見送りのケースまで含むことのできる表現にしたかったからである。また、早める、でなく、早めうる、としたのは、さらに持続的で深い鎮静までここに含めたかったからだ。持続的で深い鎮静は、通常、患者の死期を早めることが確実であるというよりただその可能性があるにすぎないと理解されているためである。
〔28〕本書の題目に用いた、「死ぬ権利」のことばについてもひとこと触れておこう。死ぬ権利（the right to die）ということばにも、時代によって主な用法に変遷がある。香川知晶によると、一九七〇年代、米国で最初に広く使用され始めた当時、このことばが指していたのは、人工呼吸器などの生命維持に必要な措置を取り外してもらう権利だった。しかし、一九九〇年代以降では、致死的な毒物を投与または処方してもらう権利の意味で使用されることが増えたという（香川、二〇〇六年、三四〇頁）。これは、米国では九〇年代までに望まない生命維持医療を拒否する患者の法的権利が確立し、その後、社会的な議論の争点が致死薬の処方や投与を受ける権

利の有無へと移っていったためである。

本書では、このことばをどちらかの意味に限定して使用する意図はない。しかし、従来どちらかの意味に限定して使用されることが多かったという事実に鑑みるなら、このことばは本書の題目にはあまりふさわしくない、とも考えうる。両方の権利について同時並行的に検討を加えるという本書のアプローチがより明瞭になるような何か別のことばを使用すべきだったかもしれない。しかし、すでに本文の説明からあきらかであるとおり、そのようなことばは存在しない。たとえばタイトルを『患者の死期を早めうる医療者のふるまいは正当化できるか』とすることはできる。しかし、これは一般になじみのある表現ではない。これでは、多くの人は、本書が社会的によく議論されているあの問題を取り扱っている本である、ということにさえ気づかないだろう。いずれにしても、本書の本文では、やはりあいまいさを避けるため、死ぬ権利ということばはほとんど使用しなかった。

ことばの用法にかかわることだからついでにいえば、本書では、他の多くの倫理学の研究書と同様、倫理と道徳も区別せず同じ意味で用いた。

〔29〕近年のこの分野における各国、地域の政策は、目まぐるしく、と形容しても言いすぎとは思われないほど速く、大きく変化している。本書の原稿をひととおりまとめ終えた二〇一七年夏以降の数か月だけを振り返っても、合法な致死薬投与の適用範囲拡大を示唆したオランダ政府の提案（七月）や、オーストラリアの致死薬処方の合法化（一一月）など、複数の大きな動きがあった。本書が校正を経て刊行される時までにはもっと変化があるだろう。以下に示すのは主として二〇一七年度末時点で筆者が把握しえた状況にすぎない。また、以下の記述の目的は、あくまで、政策レベルで現実に課題となっている問題の種類およびその重要さのていどを大まかに把握することにある。そこで記述の詳しさの度合は、この目的のために必要と思われる最低限に抑えた。国内外の詳しい状況をまとめた日本語の重要な文献として、甲斐編、二〇一三年：盛永監修、二〇一六年：田

中・児玉、二〇一七年等がある。

〔30〕Cruzan v. Director, Missouri Dept. of Health, 497 U.S. 261, 110S.Ct. 2481, 111L.Ed.2d 224 (1990).

〔31〕田中、二〇一五年。各国、地域の法律のうちとくに代表的なものの詳細についてはArima and Akabayashi, 2016を参照のこと。

〔32〕法案の全文は、立岩・有馬編、二〇一二年、四五−五一頁に収録。

〔33〕これらの国や地域の法的ルールについては、甲斐編、二〇一三年；盛永監修、二〇一六年；神馬、二〇一七年；Griffiths, Weyers and Adams, 2008等に詳しい。

〔34〕盛永監修、二〇一六年、一二〇頁（「a. 医師が、患者による要請が自発的で熟慮されたものであることを確信していること。b. 医師が、患者の苦痛が永続的なものであり、かつ耐え難いものであることを確認していること。c. 医師が、患者の病状および予後について患者に情報提供をしていること。d. 医師および患者が、患者の病状の合理的な解決策が他にないことを確信していること。e. 医師が、［…］少なくとも別の1人の独立した医師と相談していること。および、f. 医師が、相当の注意（due care）を尽くして生命終結を行うかまたは自殺幇助をしたこと」）。

〔35〕同右。事前指示による致死薬投与についてはArima and Akabayashi, 2016で詳しく紹介した。

〔36〕田中・児玉、二〇一七年、一七五頁。

〔37〕実際、国内の世論は、国内の裁判所判決やガイドラインの中で支持されている理解とはすでに乖離しつつある可能性がある。前述のとおり、国内の判例やガイドラインは、生命維持医療の見送りと致死薬の使用とを峻別し、後者は認められないとする考えかたを支持している。しかし、この区別については一般の人々のあいだでそれほど重視されていないことを示唆する調査がある。たとえば、全国の一六才以上を対象にＮＨＫが二〇一四年に実施した調査（二四七〇人が回答）がある。「医師が患者を苦しまない方法で死亡させること」であ

る「安楽死」と、「延命治療を実施することをやめ、［…］自然死を迎えさせること」である「尊厳死」のそれぞれについて、認められると思うかを聞いた。結果、安楽死では「認められる」または「どちらかといえば、認められる」と回答した人が、全体の七二%だった。尊厳死の八二%と比較しても、それほど大きな差がある数字とはみなせない（河野、村田、二〇一五年）。また、朝日新聞が二〇一〇年にした全国調査（二三二二人が回答）では、「安楽死を法律で認めることに賛成ですか。反対ですか」の問いに賛成と答えた人が七四%だった（朝日新聞、二〇一〇年一一月四日）。

〔38〕US Supreme Court, Washington v. Glucksberg, 117S. Ct. 2258 (1997); US Supreme Court, Vacco v. Quill, 117S. Ct. 2293 (1997).

〔39〕Cherny, Radbruch and the Board of EAPC, 2009.

〔40〕日本緩和医療学会編、二〇一〇年、二六頁。

〔41〕国の医療費の高騰に訴えるタイプの容認論（前述の（ウ））だけ、やや例外的である。このタイプの容認論は、基本的には、生命維持医療の差し控えを擁護する目的でのみ用いられるものであり、致死薬の使用や持続的で深い鎮静を擁護する目的ではつかわれない。これは、目的が医療費の高騰を抑えることにのみあるとすると、高額な生命維持医療を差し控えることさえできればそれで十分のはずだからである。たとえば致死薬をつかって患者をより早く死亡させることは、すくなくとも一見するかぎり、不必要と思われる。しかし、実際には、国の医療費を抑制するという目的のためには致死薬使用を合法化することも必要だと結論する議論の例がひとつある。［10－4］項ではこの議論も紹介する。尚、持続的で深い鎮静を正当化するための根拠として国の医療費の適正化に言及する議論は、筆者の知るかぎり存在しない。

第Ⅰ部　死ぬ権利の擁護論

第Ⅰ部では、患者の死期を早めうる一連の医療的なふるまいが、比較的広い範囲で道徳的に正当化できると結論するタイプの理論的主張(以下、容認論とする)をいくつか順に検討する。また、本書の後半に当たる第Ⅱ部では、それらのふるまいが全面的に正当化できないか、またはごく狭い範囲でしか正当化できないと結論するタイプの理論的主張(以下、反対論とする)を検討する。

容認論はいくつかの価値に訴える。主な価値は三つある。個人が自分の死にかたを決定できることの良さ、人を死にたいと思わせるほどの痛みや苦しみから個人を解放できることにある良さ、限りある医療資源をより有効かつ公正に活用することの良さ、の三つである。あるいは、より一般的に、個人の自己決定(自律)、人の利益(福利)、公正さといってもよい。容認論は、これらのうちのどの価値に訴えるかのちがいでいくつかのタイプに分類することができる。

どのタイプの容認論にしても、大本にある考えかたはごく分かりやすく、直観に訴えるアイデアばかりだといってよいだろう。今いった三つのこと(個人の自己決定を尊重すること、人の利益を守ること、医療費を抑えること)に価値があることは、一見してだれの目にもあきらかである。また、重い病気の人の死期を早めることがときとしてこれらの価値を実現するのに役立ちうるだろうことも、容易に想像のつくことである。

これら三つの点に言及する考えかたは、たとえば新聞の投稿欄にも見つけることができる。二〇一六年、オランダで、致死薬の投与を受けて死んでよいとされる人の中に認知症の患者が含まれることを改めて確認するガイドラインが公表された。このことを伝えた朝日新聞の記事にたいする読者のコメントである。

オランダ政府が、重い認知症の人でも安楽死を選べるように法律のガイドラインを変えたことを知った。我が国でも、まず安楽死法を制定し、それを認知症の人にでも適用できるような仕組みづくりを真剣に考えてほしい。

私は〔…〕もし認知症になり、不治の病にかかった場合、ひどい苦痛を感じたり、周囲に迷惑をかけたりしてまで生きたくない。延命治療を拒絶する意思を親族に伝えてもいるし、医師にはためらわず、安楽死させてほしい。

〔…〕法律の不備を理由に安楽死の願いがかなえられず、意味なく生きていくことを私は望まない。離れて住む親族に迷惑をかけたり、医療費を無駄に費やしたりすることは拒絶したい。この問題を喫緊の課題として国は取り上げてほしい〔1〕。

ここには右と同じ三つの考えかたをすべて見てとることができる。このコメントを書いた人が安楽死を認めてほしいと考えた理由に挙げているのは、自分の意思と、ひどい苦痛、親族への迷惑と、医療費の無駄である。これらの項目のひとつひとつが考慮に値する重要事であることはあきらかで、否定しがたい。容認論とは、患者の死期を早めうる各種のふるまいがこれらの価値を実現することのために正当化できるという主張だと考えうる。

さて、三つの価値は必ずしも単独で議論のなかに現れるとはかぎらない。引用した新聞の投稿のように、ひとつの容認論がたとえば自己決定と福利と公正さのすべてに訴えることは論理的にいっておかしくないし、また実際にもよくなされることだと考えてよいだろう。そこで、容認論は、どの価値に訴えるかだけでなく、いくつの価値に言及するかによっても、内容がちがってくる。さらにまた、ふたつ以上の価値に言及する容認論にかんしていえば、価値同士でお互いに衝突する場合にどちらの価値を優先させるかの点でも、議論の組み立てが変わってくる。さまざまなタイプの容認論のうちに十分な説得力を持つものが見つかるかどうか。また、それは反対論の説得力を上まわるか。患者の死期を早めうる一連のふるまいの道徳的な是非は、これらの点で決まる。

第I部では、とりわけ洗練された容認論として以下の四つを検討する。

A. 個人の自己決定が常に優先されるべきとする議論（自己決定至上型）
B. 自己決定と利益をバランスさせるべきとする議論（バランス型）
C. 究極的に利益のみに訴える議論（功利主義を前提とする容認論）
D. 公正さに訴える議論

の四つである。第1章でAとB（ただし主にA）を、第2章でCを、第3章でDをそれぞれ検討する。

またこれらの他にも、可能性としては、公正さの価値を他のふたつ（自己決定や利益）と組み合わせるタイプの容認論が考えうる。しかし、公正さと他の価値とを同時に持ち出す容認論の組み立てかたについては一般に難点を指摘することができる。第1章第2節でこのことを述べる。

さらに、右の引用文は、安楽死が認められるべき理由として、患者の家族にかかる負担が軽減できることを挙げていた。この考えかたについては第2章第9節で検討する。

註

〔1〕朝日新聞、二〇一六年五月一〇日。オランダのガイドラインについて伝えていたのは朝日新聞日曜版グローブの「認知症と安楽死」と題された記事である（朝日新聞グローブ、二〇一六年五月一日）。この投稿文に筆者が最初に注目したのは、当のグローブの記事のほうに筆者（有馬）の短いコメントが引用されていたためである。

第1章　自己決定

第1節　自己決定に訴える容認論

〔1-1〕自己決定至上型とバランス型

安楽死、尊厳死、自殺幇助等と呼ばれる一連のふるまいを擁護する立論にはさまざまなタイプがあるが、もっともポピュラーなのは、自己決定の価値に訴える議論だろう。二〇一七年三月号の『文藝春秋』は、「安楽死は是か非か」の題で、劇作家や俳優等の著名人六〇名を対象とするアンケート調査の結果を掲載した。「回復の見込みのない病気の患者が薬物などを服用し、死を選択すること」と定義された安楽死に賛成と答えた人は、過半数の三三名だったという。編集部のまとめによると、最多の理由は「人には、自分の死を選ぶ権利がある」という考えだった。「生まれることは選べなくても、死ぬときは、自分らしくと思います」と書いた作家の回答などが引用されている。[1]

国内でリヴィング・ウィルの普及等に努めている日本尊厳死協会は、延命措置の差し控えや中止が合法化されるべきだと主張している。協会の冊子には「私たちは、終末期医療における「自己決定権の確立」を目指している団体です」とある。[2]

さてしかし、患者の死期を早めうる各種の医療的なふるまいについて、個人が自己決定できることの良さに訴えて正当化できると考えることは正しいだろうか。一方で、このタイプの議論には、直観的な魅力がある。死にかたや死ぬタイミングは、個人の人生の締めくくりに当たる大切な局面だ。医療者や家族は、できるだけ長く生きてほしい、のようにいうかもしれないが、しかし、そこは他人の考えで勝手に決められたくないと感じる人もすくなくないにちがいない。

他方、自己決定の良さだけを根拠におく考えかたには一見してあきらかな課題もある。実際、死にかたや死ぬタイミングにかんして無制限の自己決定権が個人に認められている社会は、日本を含め、どこにも存在しない。厚生労働省と警察庁の発表による「平成28年度中における自殺の状況」によれば、国内の自殺の動機で「健康問題」に次いでもっとも多いのは「経済・生活問題」だが、たとえば負債や事業不振のために死にたいという個人が速やかかつ安楽に死ぬ目的で他人の帮助を受けることは認められていない。また、認められるべきだという意見も皆無といってよいだろう。

もちろん、借金苦から逃れたいという人の自殺を帮助することと、病人を対象とするいわゆる安楽死や尊厳死とでは、大きな差があると思われるかもしれない。たとえば、患者の死期を早めうる医療的な処置の場合、対象となる病人は一般に不治で末期の状態でなければならないと考えられていることが多い。この考えにしたがうなら、対象者はすべて自殺の帮助を受けなくても近いうち死亡する人に限られている。そこで、生命短縮的な処置が認められるべきなのはこの条件を満たすからであって、経済的動機による自殺幇助まで認められるべきといえないのは対象者にこの条件が当てはまらないからだ、と主張されるかもしれない。

この主張は、もしかすると正しい。しかし、そう主張する人は、その時点ですでに患者の死期を早めうる医療者のふるまいが認められるべき理由として、自己決定以外の価値を持ち出していることにも注意しなければならない。たんに死にかたは本人の決定に委ねられるべき事柄だから、という理由だけでは、生命短縮的な処置の対象者を不治や末期の病人に限定することはできない。また、経済的動機から死にたいという人の決定を尊重しなくてよいと考える理由も出てこない。そう限定したり考えたりすることができるためには、個人の自己決定を尊重することの価値だけでなく、場合によってそれに優先しうる何か他の価値にも同時に訴えながら立論していく必要がある。

実際、患者の死期を早めうる医療者のふるまいの合法化に賛成する多くの研究者は、自己決定を尊重することの良さと、患者の利益を守ることの良さとをバランスさせるべきだと考えてきた。[3] たとえば、マーガレット・バッティン（Margaret Battin）は述べている。

完全に健康な人から、深刻な病気の人をあいだにおいて、脳欠損や脳死の人にいたる分布があるとすると、自律原則は、その真ん中の領域でもっとも強く機能する。本人の状態が認知能力をすっかり失うくらいに衰えているのでなければ、人の痛みや苦しみが深刻であるほど、生きることが利益かそうでないかにかんする本人の見解にたいして私たちはより大きな敬意を払わなくてはならない。しかし、この尺度の両端では、パターナリスティックな配慮が関与してくる。すなわち、人が健康で痛みも感じていないなら、私たちはその人を生かすために介入するだろう（たとえば自殺しようとするのを止めることで）[4]。

文中の「パターナリスティックな配慮」とは、パターナリズム（paternalism）の実践に当たるような配慮のことである。パターナリズムは本書の考察にとって全編をとおし重要な概念であるから、ここでかんたんに定義を示しておこう。

パターナリズムとは、相手の利益のために、相手の決定を否定したり、覆したりすることを意味する。日本語では父権主義と訳されることもある。医療者の態度を形容してつかわれることの多いことばではあるが、他の文脈で使用することも可能だ。たとえば私が、たばこを吸い始めた娘を見て、彼女の利益にならないからと娘のたばこを取り上げたとしよう。このとき私は娘にたいしてパターナリズムを実践したことになる。あるいは、娘の婚約を、その男とでは娘が幸せになれないにちがいないと考えて破談にするなら、これもパターナリズムの実践に当たる。定義上、パターナリズムの実践は、必ず相手自身（娘）の利益のためを思ってなされているのでなければならない。受動喫煙によって私の健康が害されるのを嫌って娘のたばこを取り上げたり、婚約相手と私との相性の悪さを理由に結婚に反対したりすることは、パターナリズムに該当しない。右の引用文の場合、死にたいという患者を止める理由は、あくまで死んでも本人のためにならないという点にある。したがってこれはパターナリズムの定義に合致する。

以下では、考察のため、最初に自己決定の良さに訴える容認論を二つのタイプに区別しよう。ひとつは、今述べたように、場合によって利益などの他の価値が自己決定に優先することを認めるタイプの論である。これをバランス型の容認論と呼ぼう。もうひとつは、あくまで患者の自己決定が常に優先するべきだと考えるタイプの論であり、ここでは自己決定至上型と呼ぼう。

この章の論述の目的は、このうち後者の妥当性を右でかんたんに述べたよりさらに掘り下げて吟味することにある。次項以下ではまず、自己決定至上型とみなしうる容認論のうち、とくに洗練された理論的主張の例をふたつ紹介する（［1－2］項、［1－3］項）。その後、これらの主張について、先述の課題など従来からある批判と突き合わせても擁護できるかを検討する。最終的には、擁護が難しいと思われることを述べて結論とする（第3節、第4節）。

かりに本章の議論が正しいとすると、自己決定の良さに訴えて生命短縮的処置を正当化しようとする人は、バッティンのようにバランス型の立論をしなければならない。バランス型を採用するとは、つまり、死にかたや死ぬタイミングが完全に個人の自由だとは認めない、ということである。いつどのように死ぬべきか、死んでもよいかということは、部分的に、医療者や政策立案決定者等の第三者による判断に委ねられなくてはならない。実のところ、患者の死期を早めうる医療者のふるまいを合法化することにかかわるより大きな課題は、この判断の難しさにあると思われるが、この点の検討は本書の後半

（第Ⅱ部第4章）にゆずる。また、患者の死期を早めうるふるまいの是非を検討するさい、自己決定と利益以外に考慮するべき価値がまだ他にある可能性についての考察は、第Ⅱ部第5章以降の課題とする。

【1－2】宗教的寛容の原則を前提とする議論

自己決定至上型とみなしうる容認論のうち、とりわけ洗練された主張の例を二つ紹介する。本項ではまず、宗教的寛容の原則に訴えるロナルド・ドゥオーキン（Ronald Dworkin）の立論を見る。次項で見るのは、ダン・ブロック（Dan Brock）が、インフォームド・コンセントの原則を前提に組み立てた議論である。

ロナルド・ドゥオーキンは、現代の自由主義（リベラリズム）を代表する政治哲学者のひとりである。患者の死期を早めうる医療者のふるまいが正当化できると主張するドゥオーキンの議論の前提にあるのは、宗教的寛容の原則だ[5]。すなわち、ドゥオーキンの考えでは、第一に、「人々が自らの宗教上の信念にしたがって生きる権利を保証することは、政府のもっとも基本的な義務のひとつである」。そのため「政府が本質的に宗教的な問題にかんする論争において、一方のサイドを支持する」ことは許されない（RD 二六〇－一）。他方、ドゥオーキンによればまた、いつどのように死ぬのが良いかにかんする人々の意見は、どれも各人が有する本質的に宗教的な確信の表れとみなすことができる。

そこでたとえば、政府が、そのような手段で死ぬことは望ましくないといった理由から自殺幇助等を法律で禁止するとすれば、これは「生命の神聖さにかんする特定の解釈に与している」ことを意味する。また、そのため「本質的に宗教的な一方の立場を他方に強要することによって［人々の］自由を制限している」とみなされざるをえない（RD 二六五―六）。これは、宗教的寛容の原則に反する。自殺幇助など各種の生命短縮的なふるまいを禁止することが許されないのはこのためだと結論される。

さて、以上の議論でもっとも特徴的な主張は、いつどのように死ぬのが良いかという問題にかんして人が持っている意見をどれも本質的に宗教的なものとみなすことができるという主張である。直観的にいえば、ドゥオーキンのここでのことばのつかいかたには格別の違和感を覚えない向きも多いかもしれない。生き死にをめぐる人の信念を宗教的と呼ぶことは、日本語の宗教ということばが持つ一般的な語感とも大きく乖離しはしないといってよいだろう。ただし、ドゥオーキンのこの主張にはやや複雑な理論的背景がある。また、かりにこの主張に説得力が感じられないとすると、以上の議論はまったく成立しなくなるので、すこし説明を補っておこう。

ドゥオーキンのいう宗教的信念とは、一般に、「人間の命には、その命の主体である人にとっての価値を超越した価値がある」ことを認める内容の信念である（RD 二五二）。すなわち、自分の命は自分にとって主観的に価値があるというだけでなく、それを超えた客観的価値を持つと考える人は、宗教的な見解の持ち主である。ドゥオーキンはこの価値のことを「神聖な（sacred）価値」あるいは「内在的（intrinsic）価値」とも呼び換えている。ドゥオーキンによれば、この見解は伝統的な諸宗教に共通する教えの中心をなしている（同）。

他方、ドゥオーキンの理解では、同様の考えは無信仰、無宗教の人にも広く共有されている。とりわけ、いつどのように死ぬかにかんする人々の意見の多くが、今述べた意味で本質的に宗教的な信念とみなせることはあきらかであるという。理由の一部をドゥオーキンは次のように説明している。

ほとんどの人は、知覚と意識を不可逆的に失った状態の人がどう扱われるべきかについて、無関心ではいられない。いわゆる植物状態になったらそれ以上生かしてほしくない、と考える人もいれば、反対に「どんな状態であろうとも、可能なかぎり生き続けることを望む人々」もいる（RD 三一三 強調は原文）。さてしかし、現実に植物状態となったあとの本人の主観にたっていえば、もはや知覚も意識も失われて戻らないのだから、それ以上生かされることとやすぐ死ぬことは、良いことでも悪いことでもありえないはずだ。つまりその命は主観的にはもはや無価値である。にもかかわらずほとんどの人が事実この問題に強い関心を有している。ということは、すなわち、それだけの人が人命に内在する客観的価値の存在を認めているということに他ならない（RD 三一四－五）。

ドゥオーキン理論では、人命を神聖なものとみなすことと、人命を破壊することは、必ずしも矛盾しない。一方には、もちろん、生命維持医療の中止や致死薬の投与で命を絶つことが命の神聖さにたいする冒瀆《ぼうとく》だと考える「保守的な見解」もある。しかし他方、たとえば「何週間もたくさんの装置につながれて瀕死《ひんし》の状態をさまよったり、何年も植物状態で生物学的に生きながらえたりするとしたら、自分の命の価値が下がる」と考える「リベラルな態度」の人もいる。後者にとっては、そうした状態に陥らないよう生命短縮的な処置を選択することのほうがむしろ「命の神聖さ［…］にたいしてより多く敬意を示す」ことである（RD 三四九）。

つまり、ドゥオーキンの理解にしたがえば、患者の死期を早める処置の是非をめぐる人々の意見の対立は、あくまで、どうすれば人命の神聖な価値をもっとも保護できるかにかんする意見のちがいによるものであり、人命が神聖であることを認めるか認めないかのちがいによるものではない。対立する双方の意見はどちらも本質的に宗教的なものであり、「その価値［＝生命の神聖さ］が意味するところについて他人の指図を受けいれることができるほどそれを些細なものとみなすことはだれにもできない」のである（RD 三五二）。この問題について国家が寛容な態度をとるべきだと考えられている理由はここにある。

ドゥオーキンは、自分の死にかたにかんする個人の決定が、人命に宿る神聖さを守ろうとする第三者の行為と衝突しうることを認めつつ、しかも常に前者が優先するべきだという。これは自己決定至上型の立論の代表的な例とみなすことができる。[6]

［1−3］インフォームド・コンセントの原則を前提とする議論

ハーバード大学のダン・ブロックは、患者の死期を早めうる医療者の各種ふるまいについて擁護する論を、インフォームド・コンセント（ＩＣ）の原則のうえに基礎づけている。[7] ＩＣの原則によれば、医療者は一般に、判断力のある患者にたいしては、医療を施すまえに当の医療の内容について十分な情報を与えたうえで患者から同意を得なくてはならない。ＩＣの原則は、現実の臨床にも浸透しており、広くその意義が認められた原則である。とくに国内では、医療法の第一条に明記され、法的にも根拠のある原則となっている。

ブロックの考えでは、一般に、生命維持のための医療にかんする決定の手続きは、ＩＣの原則に基づく医師患者間関係を前提とするものでなければならない（DB148）。さて、ＩＣの原則に基づく医師患者間関係の目的は、ふたつある。ひとつは、患者の福利を守ることであり、もうひとつは、患者の自己決定あるいは自律を尊重することである（DB24&149-150）。

このことから、まず、患者の生命維持のために必要な医療を差し控えたり、中止したりすることは場合によって正当化できるとする結論が導かれるという。すなわちブロックによれば、「判断力を有する患者」が、「生命維持装置をつかうという選択肢は、治療を差し控えるために死ぬという選択肢より、利益と負担の総和において劣る」と判断したなら、その選択は尊重されなければならない（DB152）。ブロックがこのように結論する背景には、個人の福利の大部分が主観的なものであるとするかれ一流の理解がある。ブロックはこの点を端的に次のように述べている。「何の治療もしないという選択肢も含め、どの治療の選択肢が患者の福利をもっとも大きくするかは、患者自身の好みや価値観を抜きにして客観的に決められることではない」（DB149, Cf. DB25-8）。

またブロックによれば、以上のとおり患者にはどんな治療でも拒否する権利があるといえるなら、まったく同じ理由から、患者には致死薬の投与を受けて死ぬ権利もあると結論することができる。どちらの場合も、患者が死にたいといっているのであるかぎり、当人は死ぬほうが自分にとって良いと判断しているはずだからである（DB170&205-8）。実際、かりにブロックのいうとおり、医療の目的が患者の福利と自己決定の促進にのみあり、かつ福利が主観的に理解されるべきだとすれば、患者の選択を否定する理由は何もないにちがいない。

もちろん一般には、治療を差し控えるという医療者のふるまいは不作為的で、患者をただ死ぬに任せることであるにすぎないが、致死薬を投与するという医療者のふるまいは積極的で作為的な行為でありつまりは患者を殺すことに該当するため、両者を同じだけ容認可能なふるまいとみなすことはできないと考えられていることが多い（本書序論［c］項）。しかし、ブロックは、こうしたいわば常識的で直観的な見方を正当化できないものとして否定している（DB162-5&208-13）。尚、ブロックの考えでは、ここでの結論はあくまで患者の側に致死薬の投与を受けて死ぬ権利があるということでしかなく、医師の側に致死薬を投与する義務があるということとはちがう。担当医が個人的信条に基づいて致死薬投与を拒否するなら、患者は他の協力的な医師を捜さなくてはならない（DB207）。

ブロックの主張は、自律的な個人の死にかかんする自己決定が常に尊重されるべきというものであり、したがってやはり自己決定至上型の主張とみなせる。ブロックの考えでは、まず、個人の福利は大部分主観的なものであり、自己決定と福利はほとんど衝突しない。そのため、ほとんどの場合、患者の福利を守るためにも本人の決定は尊重されなくてはならない（DB31）。もちろんこれは、自己決定と福利の衝突が皆無であるということではない。しかしまた、ブロックによれば、たとえ患者の選択が周囲から見てあきらかに本人の福利と反するように思われる場合でも、患者を判断力ありとみなせるかぎり、その選択を医師が一方的に覆すことは決して許されない。つまり、自己決定と福利が衝突する稀な場合、優先されるべきはあくまで自己決定の良さでなければならないという。

今述べた最後の点をブロックはくりかえし説いている（DB4, 37, 76&80-2）。ブロックの見解によれば、患者の選択があきらかに本人の利益を損なうように思われる場合、医師がやってよいことはふたつしかない。ひとつは説得である。説得を試みることはこの場合患者の福利を守るという目的からいっても適切であり、またその結果患者の考えが変わるならそれは自己決定権を侵害したことにならない。もうひとつは、患者の判断力を疑ってみることである。あきらかに不合理な選択に固執し、説得も有効でないとすると、患者は判断力が低下しているのかもしれない。また実際にテストして判断力不足を確認できれば、患者の選択を覆すことはやはり権利侵害に当たらない（DB82）。しかし「判断力を有する患者の選択は、たとえ不合理［＝本人の利益を損なう選択〔8〕］であっても、もし本人がそれを変えるよう説得されないなら、尊重されなければならない」という（DB80）。

第２節　死にかたにかんする個人の自己決定と第三者の利益や権利との衝突

［２−１］政策レベルの課題と臨床レベルの課題

ドゥオーキンやブロックによれば、終末期の治療の方針にかんする決定は、常に患者の自己決定にしたがってなされるべきである。患者の選択は、たとえ周囲からは生命の神聖さや本人の利益といった他の重要な価値と対立するように見える場合でも、優先されなければならない。しかし、この見方は正しいだろうか。本章の残りでは、この見方にたいして生じうる批判を三つ検討する。

第一の批判は、患者の選択が、本人の利益だけでなく、家族など他人の利益や権利とも対立しうるという事実に注目する。他人の利益や権利と比べても常に本人の選択が優先的に尊重されるべきだとは考えられないとする批判である。

第二の批判は、死にたいという患者の中には、うつ病の患者や年少者など、判断力を欠いていてものごとを適切に理解したり考えたりすることのできる精神状態にはない個人も含まれる、という事実に注目する。もちろん、判断力を欠いている患者の決定であっても常に尊重されなくてはならない、などのように主張する人はだれもいない。しかし、いったんこのことを認めると（つまり、この理由から必ずしも患者の自己決定を尊重するべきとはいえない場合もあることをいったん認めてしまうと）、患者の自己決定を他の重要な価値とバランスする必要がないという主張は成立しなくなるように見える。この点を指摘する批判である。

第三の批判によれば、自己決定至上型の容認論は、たとえば経済的動機による自殺を他人が幇助すること等、あきらかに許容されるべきでないように思われるふるまいまで正当化してしまう点に問題があるとされる。

かりにこれらの批判のうちどれかひとつでも正しければ、自己決定は他の価値とバランスさせる必要が出てくるだろう。尚、あとであきらかになるとおり、後二者はセットで理解されるべき内容の批判である。

以下、この第2節の残りでは、このうちの第一の批判の妥当性を考察することにしよう。

死にかたにかんする患者の自己決定にしたがうことは、ときとして他のだれかの利益や権利と衝突する。これは否定しようのないことである。たとえば、患者が延命を拒否すると、家族が悲しむかもしれない。反対に、患者が生きたいといえば、周囲の人には介護や費用にかかわる負担が生じうる。また、同じ医療資源を必要とする他の患者や、国民医療費を負担する納税者も、不利益の及びうる対象とみなすことができるだろう。こうした第三者の利益や権利を守ることの価値も考慮したうえで、尚も患者の自己決定が常に優先されるべきと主張することはできるだろうか。

この点、ドゥオーキンもブロックも十分に吟味できているとはいいがたい。まず、ドゥオーキンからいえば、この問題は言及するだけで検討していない。ドゥオーキンは、「国家が、他の人の日常的な利益を大きくしたり守ったりするという世俗的な目的のため、真に宗教的な確信に基づく［個人の］行為を制限したり罰したりする」可能性に言及している（RD 一六二）。しかし、それを許容できると考えるべきかどうかにかんしては、「難しいケース」で「裁判所の判断が必要になる」と述べる（RD 一六二）だけで、自らの考えをあきらかにはしていない。

また、とくに死にかたや死ぬタイミングの選択にかかわる個人の宗教的信念が、他人の利益と衝突する局面については言及さえしていない。理由はいくつか考えうる。まず、ドゥオーキンは、個人がどんな死にかたを選択しようと他人の迷惑や不利益になることはありえないと考えたのかもしれない。あるいは、死にかたという事柄の性質上、あくまで死ぬ本人の決定を尊重することのほうが、他人の迷惑や不利益を減らすことよりも常に優先されるべきことは自明だと考えたのかもしれない。さて、かりにドゥオーキンが前者のように考えていたとすれば、その想定はあきらかに誤りである。また、後者のように考えていた場合でも、その根拠は明示的に論証される必要があるというべきだろう。いずれにしてもドゥオーキンの議論展開はこの点では不十分という他ない。

ブロックは、この点について考察はしているものの、やはり根拠があきらかに不十分であることに加え、一目して一貫しない論述も見られる。ブロックは、一方で、終末期の医療方針が決定されるさい、患者の自律と第三者の福利とがバランスされることにはっきりと反対している。すなわち、「患者が他人の負担になるなど、患者の延命が他人の生活の質に影響するしかた」を考慮してはならない。また、「一部の人々の生命は、質が低いので、社会的、経済的に考えると維持するに値しないといった判断」も是認できない、という（DB153）。ただし、これらの主張については、患者自身の自己決定や福利を重視することと「まったく矛盾しない」と述べられている以外、根拠らしいことは何も述べられていない（DB153）。

また他方、同じ本の別の箇所では、「生きる権利より、他の競合する道徳的考慮事項が優先する」場合もあるとも述べられている。他の考慮事項の例として挙がっているのは「希少資源の分配」である。また具体的に、資源の不足のため、生きたいという患者を全員助けることができない状況の例も示している（DB111f）。この箇所の論述は、前段落で見たブロックの最初の主張とどう整合するのか、一見して不明だ。[9]

そこでドゥオーキンやブロックのテキストからすこし離れて独自に検討してみよう。死にかたにかんする患者の自己決定について、それが第三者の利益や権利とも衝突しうる事実を直視しつつ、あくまで常に優先されるべきと考えることはできるか。この考えに根拠を与えることは可能だろうか。

結論からいえば、まず、この問題は、第三者として想定されているのがだれかによって検討のしかたや答えを変えるのがおそらく適切である。患者の選択に常にしたがうべきだという主張は、そのうち一方では場合によってあきらかに正当化不可能だが、もう一方では正当化の余地があり、また一般的感覚によっても支持される。

具体的にいうと、第三者は、大きく次の二種類に区別できる。(ア)家族や介護者といった当該患者の周囲にいる人々と、(イ)地理的時間的に散らばっていながら同じ医療資源を必要とする他の多数の患者である。大切なことは、(ア)と(イ)では衝突の生じる場面がちがうということである。またそのため、それぞれの場合を同時に考察することは、不要であり、またおそらく不適切でもある。

まず、(ア)の場合、衝突は臨床の単位でおこる。問題となる患者はいちどにひとりずつであり、第三者(家族、介護者)もいわば臨床から目の届く範囲にいると考えうる。これにたいし(イ)の場合では、利益や権利を衝突させている第三者(多数の患者)は、地理的時間的に散らばって存在する。各臨床にある医療者の視点からいえば目のまえで自己決定している患者は、その中のひとりにすぎない[10]。

さてすくなくとも通常一般には、これら二種類の衝突について、同じ場面で同時に調停が試みられるべきだとは考えられていない。患者の決定が尊重されるべきと考えられている度合も異なる。(ア)の衝突とは、患者とその家族が治療方針について異なる考えを持っている場合のことである。たとえば、患者は治療を拒否しているが、家族は諦めないで欲しいといっている。あるいは、患者は他の遠隔地にある病院へ移りたいといっているが、家族が渋っている、といった場合である。こうした衝突は、すくなくとも第一義的には、患者と家族や担当医療者らで話し合い、臨床毎に調停されるべき課題だと理解されていることが多い。またこのレベルの問題にかぎっていえば、対立衝突が調停しきれない場合、最終的には患者の選択を優先するべきとする見方が、国内でも広く受けいれられつつあるといえるだろう。[11]

これにたいして（イ）の衝突は、本来的に、国や地域の政策（ルール）を決める過程の中で、政策立案決定者によって解決が目指されるべき課題だと理解されているはずである。具体的にいえば、皆保険で支払われる治療の内容や、待機患者が臓器移植を受ける順番などを決めることは、このレベルにおける課題の例である。このレベルでは、終末期にある各患者の希望がすべて尊重されるべきだという主張はおそらく正当化しがたい。とりわけ、延命希望の患者をすべて生かすだけの資源さえ存在しない状況では、この主張はそもそも実現不可能である。[12]

ノーマン・ダニエルズ（Norman Daniels）は、医療倫理上の課題をミクロとマクロの二種類に区別した。[13]ダニエルズに倣って（ア）の衝突をミクロ、（イ）をマクロの課題と呼ぶこともできる。

ドゥオーキンやブロックは、終末期の患者の決定が、第三者の利益や権利と衝突する可能性についてはごく軽く言及するだけだった。しかしこのことについては、今述べた区別に則りながら次のように考えることで、あるていどその妥当性を擁護しうる。すなわち、かれらはあくまで、（ア）の臨床レベルの衝突をメインに検討しているのだと理解することができる。このレベルでは、患者の自己決定を家族など第三者の利益に常に優先させるべきだという主張は、論証が必要なほど強い主張ではないと考えうるかもしれない。

また、マクロ・レベルの衝突については、重要な課題と認めつつ、しかし同時に考察されるべき課題ではないからと、ひとまず棚上げにする態度がまちがいだとはいえない。前述したブロックの一見して不整合なふたつの主張も、それぞれ異なるレベルの課題にたいする答えとみなせば矛盾しない。

本書では、両方のレベルの衝突は、次の第2章以降で改めて考察する場面がある。家族内の衝突は第9節で取り上げる。マクロ・レベルの衝突は第3章の全部における研究の主題である。そこでこれらの点については、今はひとまず措いて、さきへ進むことにしよう。次の［2－2］項でミクロとマクロの課題を区別することの妥当性についてかんたんに補足したあと、第3節からさきは自己決定至上型の容認論にたいする残りふたつの批判（判断力ある個人とそうでない個人を区別しなければならないことにかかわる批判と、たとえば経済的動機による自殺の幇助でも容認しなければならないとする批判）の検討に移る。自己決定至上型の立論の是非にかんしていえば、たとえ本節で見たひとつ目の批判がまったく有効でなくても、残りのふたつの批判だけで十分に誤りを示すことができる。

尚、とくにマクロ・レベルの衝突を取り上げる本書第3章における考察はきわめて限定的である、ということは予め断っておかなければならない。マクロ・レベルの衝突がどのように解決されるべきかの問題については、すでにさまざまな立場から数多くの重要な見解が提出されてきている。第3章で行うのは、そのうちとくに有力視されてきた見解をひとつ取り上げて批判することにすぎない。多様な立場について妥当性を網羅的に検証したり、この問題にかんする本書なりの最終的な結論を提示したりすることは試みない。いいかえれば、この問題については、本書では最後まで大部分を棚上げにしたまま考察を終えることになる。しかし、もういちどくりかえせば、このことは、本書で展開する残りの議論の妥当性を左右するものではない。本書がメインに取り組む主題は第一義的に臨床で生じる課題として捉えることができ、またこれとマクロ・レベルの課題とは別のレベルに属する問題だと理解して差し支えないからである。

[2-2] 無益な治療、医療保険

臨床レベルと政策レベルの課題は区別できるという考えかたについては、しかし、異論や疑問があるかもしれない。そこで自己決定至上型の容認論にたいする残りの批判に進むまえに、二点、補足的にコメントしておこう。

第一に、国の医療費を抑制することは、ときおり、各臨床の医療者にとっても取り組む必要のある課題だと理解されていることがある。こうした理解は、たとえば、いわゆる無益な治療の差し控えの是非を議論する場面などではっきりと表明されることがある。[14] しかし、かりにこの理解が正しいとすれば、臨床レベルと政策レベルの課題を明確に区別できるとした前節の主張は誤っていることになる。

無益な治療とは、一般に、医療者から見てあきらかに目のまえの患者の利益にはならないと思われる治療のことである。患者の容態がきわめて悪い場合など、医療者は、たとえば心肺蘇生術や、透析や、胃瘻といったさまざまな措置について、それを実施しても目のまえの患者にとっては利益にならないと思うことがある。

無益な治療については、医療者の側にそれを実施する義務があるかどうかが長く議論されてきた。中には、たとえ患者や家族の要求があっても、医療者はそれを提供しなくてよいと主張する人々もいる。また、これらの人々は、その根拠として、国の医療費の高騰や資源不足を挙げることがある。すなわち、臨床の医療者は、目のまえの患者だけでなく、同じ医療資源をより強く必要とする他の患者の利益についても同時に考慮するべきだ。無益と思われる治療を控えることは、より適切で公正な資源利用につながるにちがいない、と、このように主張されるのである。

この主張は、しかし妥当と思われない。理由は三つある。まず、資源不足が事実なら、分配は尚のこと公正でなければならない。いつどこで医療が実施され、差し控えられるべきかの判断は、慎重になされなくてはならない。しかし、すでに述べたとおり、どのような分配が公正かを判断するために必要な情報は、各臨床レベルで精確に把握できるものではない[15]。たとえば、ここで使用を控えた資源が、よそでもっと有効活用されるかどうかは、分からないことだ。

次に、国の医療費を無駄づかいしてはならないという要求と、目のまえの患者の利益や権利を守らなければならないという要求は、正面から対立しうる。そのため、各臨床にある医療者が両方のことを同時に要求される事態は、望ましいことといえない。各医療者は、あくまで目のまえの患者の利益と権利をよく守ることに専心するべきはずだからである。[16] そのうえで、他の患者の利益とのバランスは、政策レベルでの判断に任せるのが適当である。もちろん、各医療者は、政策レベルでも正しい判断がなされてほしいと望むかもしれない。そのように望む医療者がするべきことは、「市民として投票」することであるだろう。[17]

ただし、今述べたことは、担当医療者の裁量で無益と思われる治療を差し控えることが決して許されないということではない。しかし、かりにこれが許されるべき場合もあるとすれば、その理由は国の医療費の高騰とは別のところに見つけられなくてはならない。たとえば、患者の自己決定と、当の患者自身の利益とが衝突する状況では、場合によって患者の利益のほうが優先して守られなくてはならないこともあるとする立場（本書ではこれをバランス型の立場と呼んできた）が正しいとしよう。この場合、担当医療者が、あくまで目のまえの患者の利益に反すると思われるから、という理由で一部の治療を差し控えることは正当化できるかもしれない。

ふたつのレベルの課題を区別することについては、最後もう一点だけコメントしておこう。以上のように述べてくると、まるでふたつのレベル（臨床とマクロ）の判断が互いに無関係だと主張しているように思われるかもしれないが、これはそうではない。たとえば、マクロのレベルで患者間の資源分配のありようを決めることは、各臨床でひとりひとりの患者に使用できる資源の上限を決めることである。医療者が臨床のレベルで目のまえの患者に生命維持や延命に必要な措置を施すときは、あくまでこの上限の枠内でする必要がある。

現実の具体的な制度にそくしていえば、マクロのレベルの判断は、たとえば医療保険で支払われる延命措置の範囲を決定する。患者がかりに保険適用外の高額な措置を希望するとすれば、本人が自己負担できるというのでないかぎり、臨床のレベルでこの希望を尊重することは不可能だ。

しかし、両レベルの判断がこのように影響しあうことは、各レベルの判断について別個に検討することを必ずしも妨げないはずである。もしかすると、マクロ・レベルの解決は、臨床レベルにおける医療者の裁量の幅を極端に狭く限定する可能性がある。目のまえの患者にたいして技術的には施しうる治療がすべて保険適用外とされているといった場合がそうである。その場合、ミクロ・レベルで医療者がどのような判断をするべきかについて議論することの意味はほとんどなくなってしまう。しかし、そのような状況はたとえ局部的に生じることがありうるとしても、すべての患者について臨床的判断の余地がなくなるということはありえない。

したがって、マクロ・レベルの課題が未解決あるいは検討中の時点でも、臨床レベルの課題に取り組むことは常に有意義である。たとえば、臨床レベルの衝突を解決するためのルールとして、「患者の意向は家族の意向より常に優先する」ことを一般に取り決めるとしよう。たしかに、この時点でマクロ・レベルの衝突についての議論がまだ解決されていないとすると、各患者に使える資源の上限は、未定だったり、これから変更したりするかもしれない。しかしそのことは今の取り決めの適不適にはまったく影響しない。右で、臨床レベルの課題の解決に集中するために、政策レベルの課題についてはいったん棚上げにしても差し支えないと述べたのはこの意味である。

第3節　判断力評価とパターナリズム

そこで、自己決定至上型の容認論にたいする第一の批判については、ひとまず措いておこう。本章の残りでは、他のふたつの批判の妥当性を検討することに傾注したい。

[3-1] 判断力評価の手続きが自己決定至上主義を形骸化させる

第二の批判が注目するのは次の事実である。ドゥオーキンやブロックによれば、終末期の医療方針にかんする患者の自己決定は、たとえ周囲からは生命の神聖さや本人の利益といった他の重要な価値と対立するように見える場合でも、常に優先して尊重されなければならない。さてしかし、死にかたにかんする本人の自己決定を常に尊重するべきだという主張は、精確には、常に尊重されるべき自己決定の範囲を真に自律的とみなすことのできるものに限定する必要がある。

決定や選択が自律的であるとは、選択している人にその時点で判断力があり、また周囲からの強制や圧力を受けずに選択がなされていること、の謂である。実際、尊重されるべき選択の範囲をこれらの点にかんしてさえ限定しない見方はおよそ妥当ではありえない。たとえば未成年者、うつ病の人、認知症患者等、判断力の未成熟や低下を疑われる人が「死にたい」というとしよう。年齢や症状のていどによって尊重するわけにいかない場合があることはあきらかだろう。つまりその場合、患者の福利や命の神聖さといった他の価値を守ることのほうが当然優先されるべきだと考えうる。

そこで、自己決定の価値に訴えて生命短縮的なふるまいを擁護するタイプの議論は、真に自律的な決定とそうでない決定のあいだに線を引かなければならない。容認論にたいするふたつ目の批判は、この線引きにかかわる批判である。批判によれば、いちど線を引く必要があると認めれば、自己決定を常に優先するという主張はその時点で形骸化してしまう可能性がある。（尚、これと関連して、死にたいという患者の選択が真に自律的であるということはそもそもありえないとする指摘もある。この指摘については、第二の批判の検討を終えたあと、第三の批判の吟味に移る直前の［3－4］項でかんたんに触れる。）

批判の根拠にあるのは次の事実である。一般に、患者の選択は、他人からみて、本人の利益に反するように思われる度合が大きいほど、自然、その人がものごとを適切に理解し判断することのできる精神状態にあるかの点がより強く疑われてくる。たとえば、十分に回復する可能性のある患者が、生命維持に必要な治療を拒否するとしよう。この場合、周囲の人は、患者について、まだ十分に生きることができるにもかかわらず死にたいというなんて、適切にものごとを理解、判断できる精神状態にないのではないかと疑うかもしれない。たとえば、患者はもしかすると回復できるかもしれないという事実がよく理解できていないのかもしれない。また、理解しさえすれば死にたいといわなくなるかもしれない。何らかのこのような疑いを周囲がもつのは自然なことといってよい。

そこで、かりに今、患者の選択が本人の利益に反していることは、それ自体、患者の判断力と自律性を低く評価する理由になると考えることが正しいとしよう。この場合、患者の自律的選択が常に患者の利益を守ることの価値に優先して尊重されるべきだという主張は、形骸化する。医療者からみて患者自身の福利に反すると思われる患者の選択は、自律的ではないとみなされて尊重されない可能性が出てくるからだ。もちろん、尊重しなくてよい理由にかんして、表向きには、選択が自律的といえないからだと説明できる。しかし実質的には、選択を患者の利益に反しているからという理由でパターナリスティックに覆すことと変わらない。

これでは結局のところ、自己決定と利益というふたつの価値のあいだでバランスをとっているのと同じである。バランスをとるとは、つまり、患者の利益にたいする損害が大きすぎないかぎりで本人の意向を最大限に尊重するという立場である。前段落の考えかたはこの立場と実質的に区別できない。しかし、自律的な選択とそうでない選択とのあいだで線を引くことは必須だから、自己決定至上型を標榜する立論がこのように形骸化することは避けがたいことのように思われる。

第二の批判の結論は、おおよそ以上のとおりである。しかし形骸化する理由や可能性についての以上の説明には、実のところやや単純化しすぎたきらいがある。そこで以下、予想できる反論をひとつ取りあげて検討しながら、説明を補足したい。

> 次のAとBは実質的に区別できない。
> A. 患者の選択を、本人の利益に反するからという理由で、尊重しない［パターナリズム］。
> B. 患者の選択を、自分の利益に反する選択をする患者は判断力あり（自律的である）とみなせないからという理由で、尊重しない。

［3-2］スライド式の評価基準

ブロックによれば、患者の選択が本人の利益に反するように見えることは、患者の判断力を疑うきっかけにはなるかもしれないが、判断力がないと結論する理由にはならない[18]。かりにこのブロックの主張が正しいとすると、自己決定至上型の立場は、すくなくとも右に述べたほど単純なしかたでは形骸化しないと考えうる。

ブロックの考えでは、患者の判断力の有るなしを評価するさい、選択の内容が患者の福利に反するかどうかの点と、選択にいたる思考のプロセスにおいて当人の事実理解や論理的推論がしっかりしているかどうかの点とは明確に区別されなくてはならない。判断力評価の基準は、選択の内容ではなく、あくまで選択にいたるプロセスのたしかさにあるというのである（DB41）。より具体的にいえば、個人を判断力ありとみなすことができるための条件は、「関連する情報についてのコミュニケーションと理解ができていること」、「選択肢について論理的に考えたり検討したりできていること」、「自分の価値観と目的に照らして選択肢を評価できていること」の三点である[19]（DB38）。つまり、評価の基準をひとことでいえば、本人が状況をよく理解し考えたうえでその人らしい選択を下せているかどうかの点にある。

肝心なことは、このとき、医療者から見てあきらかに患者本人の福利に反するように見える選択をしている患者でも、その選択にいたった思考のプロセスは今述べた意味でしっかりしていることがありうるという点にある。患者の思考がしっかりしていることを確認できさえすれば、患者の選択している治療の内容が医療者の予想や価値観に反するとか、医療者から見て患者の利益にならないと思われるからというだけで、患者を判断力不足と評価することは許されない。

判断力評価の基準を選択にいたるプロセスに置く今の考えかたでいくとすれば、一見して、自己決定を常に優先するべきという主張は形骸化しないように思われるかもしれない。たとえば、回復を見込める患者が生命維持に必要な治療を拒否するとしよう。この場合、前述したとおり、回復の可能性にかんする患者の理解を周囲が疑うのは自然なことだ。しかし、実際に確認してみると本人はその点をしっかり理解していることが分かるかもしれない。この場合、プロセス基準にしたがえば、たとえ医療者の価値観からいえば治療拒否は患者の利益を損なうように思われたとしても、患者の判断力はあると評価されなくてはならない。したがって、自己決定を常に優先するべきという主張は形骸化しないはずだ。こう反論がくるかもしれない。

さて、この反論は妥当だろうか。二点、指摘しよう。第一に、今述べたプロセスに注目する基準をつかってもバランスを完全に回避することはやはりできないと考えるべきである。最初に確認すれば、判断力の有るなしを理解力や思考力や意思疎通力の高さで評価するべきだというブロックのような考えかたは、関連分野の主な研究者や政府報告書等がこぞって支持するきわめてスタンダードな考えかただといってよい。しかし、同じ研究者らの理解にしたがえば、判断力ありとみなされるために必要な理解力や思考力のていどは、常に同じとは考えられていない。むしろ、患者の選択にともなうリスクの大小に比例させてそのつど高く、あるいは低く、設定されなければならないとする見方が主流である。[20]

これは一般に「スライド式モデル（sliding scale model）」などと呼ばれる基準で、ブロックも同じ見方を採用している。（スライド式モデルは、プロセスに注目する基準の一種とみなすことができる。）スライド式の基準でいくと、たとえば、虫歯の治療を先延ばしするのと、深刻な糖尿病やがんの治療を拒むのとでは、当の選択が尊重されるべきだといえるために必要な理解力や思考力の高さは同じとみなせない。糖尿病やがんの治療を拒むことのほうがリスクはずっと大きいからである。したがって医療者は、患者がリスクの内容をその分よりしっかり理解していること、また、よりよく考えたうえでの選択であることを確認しなければならない。同様に、たとえば同じ治療を拒否する患者でも、治癒が十分に見込める場合とほとんど見込めない場合では、前者のほうがよりリスクの大きい選択をしているとみなせる。そのため、やはりより高い理解力や思考力が要求される（DB43）。

スライド式の基準を用いるかぎり、二価値間のバランスは避けえない。スライド式では、リスクが大きいほど意向は尊重されにくくなる。当然、このモデルが支持されるのは、患者の福利と自己決定が両方とも可能なかぎり守られなくてはならないと考えられているからである。たとえば、本人の理解不足が理由で選ばれたにすぎない治療でも、場合によっては深刻な健康リスクをともなう。判断力評価の基準をゆるく固定すると、このようなリスクにも患者を晒すことになりかねない。また反対に、厳しく固定すると、とりわけ健康リスクがあるわけでなくても患者の意向は蔑ろにされるかもしれない[21]。そこでブロックも、判断力評価のプロセスでは、自己決定と福利が「秤にかけられる」ことや両者を「バランスすること」が欠かせないと述べている[22]（DB32&76）。つまり、前述したよりやや複雑な論拠からではあるにしても、ブロックは本節と同じ結論にいたっているということである。

右の反論についてはもうひとつ指摘できることがある。ここまでに述べてきたことが正しいとすると、二価値間の比較衡量はまず必要不可欠である。ただ、そうはいっても、比較衡量が必要となるのはごく一部の場合にすぎないと理解できるかもしれない。実際、ブロックにもそうした理解を示唆する論述がある。しかし、第二に、この理解についてもさらに妥当性を疑うことができる。

ブロックの考えでは、まず、ふたつの価値がバランスされなければならないのはあくまで判断力評価の手続きの過程だけである。患者の判断力が十分にあれば、バランスは不要であり、その選択は、たとえ本人の利益に反するように思われても、常に尊重されなくてはならない。[23] 加えて、ブロックには、判断力評価の手続き自体がそもそもごく一部のケースでのみ必要となるにすぎないと捉えているように見える記述がある。

すなわち、ブロックの考えでは「場合によって患者に判断力があるかどうかはあきらか」だ。たとえば「昏睡状態の人や新生児」また「重度の知的障害者の一部」には「決定に参加できる可能性がほとんどあるいはまったく」ない。反対に、「平均的な知力を有する「ふつう（normal）」の成人の大半」は、自分で状況を理解し、決定することができる。そこで「判断力の判定のありようや役割について明確さが要求される」のは、これら両者の中間に位置するケースだけだという（DB37）。

たしかに昏睡の人や新生児なら、評価の手続きをとるまでもなく、最初から判断力なしとみなしてよいにちがいない。ブロックはそこで「ふつうの成人の大半」についても同様に、最初から判断力ありとみなすことができると考えたのかもしれない。しかし、かりに「ふつうの成人の大半」が判断力評価の対象から除外されるなら、「ふつう」や「大半」をどう解釈するにしても、バランスが必要なのはごく一部の場合にすぎないと考えられるだろう。

さてしかし、判断力評価の必要なケースを最初から局限化して捉える以上のような考えかたは、妥当といえるだろうか。結論からいえば、この考えかたも、正当化は不可能ではないにしても容易でないというべきだろう。一方で、「ふつうの成人の大半」が判断力評価の対象外だとする見方は、直観的あるいは常識的に映るかもしれない。一般にも、判断力が問題となるのは、未成年や高齢者、うつや認知障害を有する人、一時的にショックやパニックや高熱の状態にある人など、一部の境界的な事例だけと思われていることが多い。しかし、よく考えるなら、一部の人についてだけリスクが大きいほどしっかりとした理解力や思考力が求められると定めつつ、平均的な成人くらいあればどれほど危険な選択をしても構わないと主張する立場は、平均的な成人を区切目とすることにかんして常識に訴えるより丁寧な説明がともなわないかぎり、専断的の誹《そし》りを免れないというべきだろう。「ふつうの成人の大半」は指標としてあきらかにあいまいかつ恣意的にすぎる。

他方、かりに区切目をまったく設けないとすると、枠組は限なく形骸化する。たとえば治療を拒否する患者の選択が尊重されるべきかどうかは、患者の年齢等にかかわらず、常に当の選択にともなうリスクの大きさを考慮しつつ決めなくてはならない。くどいようだがこれは前述のバランス型そのものである。

AとBは実質的に区別できないことがある。
A. 患者の選択を、本人の利益を大きく損なうリスクがあるからという理由で、尊重しない［パターナリズム］。
B. 患者の選択を、当の選択にともなうリスクの大きさに見合うだけの高い理解力や思考力を有していない患者は判断力ありとみなせないからという理由で、尊重しない。

［3－3］性格が未熟な患者の事例

以上の論点については、例を挙げて具体的に理解しておくことが有益である。

事例⑦　性格が未熟な患者

三十代半ばの女性が乳がんのために骨髄移植を受けた。移植のすぐあとで患者は不安にかられ始め、自宅に帰って慣れた環境に身を置きたいと強く要求した。しかし患者には深刻な免疫障害があるため、そのような行動はきわめて危険である。そこで心療内科医に、彼女に判断力のないことをはっきりさせてほしいと依頼があった。

患者は、やや未熟で直情的なところがあり、これまでの人生をとおして楽しみを先送りするのを避けてきた。夫と子どもたちはたいてい彼女のせせこましい要求やごまかしを受けいれてきたのである。患者には、せん妄や精神疾患やうつの症状はまったく見られない。彼女は死にたいわけではないという。

彼女はただ、家に帰りたいと強く要求した。〔24〕

この事例の患者の選択がそのまま尊重されるべきだと考える人はほとんどいないにちがいない。現実の医療者ならひとまず説得を試みるかもしれない。しかしそれでも患者の態度が変わらないなら、たいていの人はこの場合むしろ「あなたを自宅に帰すわけにはいきません」のように述べることが適切だと思うだろう。〔25〕

では、帰宅させるわけにいかないとすると、理由はどこにあるか。この点については、ふたとおりの理解がありうる。ひとつは、この患者の理解力と思考力が、生きるか死ぬかに直接かかわる重大な選択を委ねるのに十分といえないから、とする理解である。現実の医療者らが事例のような患者についてそうした見方をとることもありうることは容易に想像できるはずだ。

もうひとつは、この場合パターナリズムが正当化できるから、とする理解である。せん妄やうつの病態もなく、成人した患者がいわばふだんどおりにふるまっているわけなので、これを本人の自律的な選択とみなしても差し支えないかもしれない。しかし、加療拒否にともなうリスクが大きいこと、本人が死んでもいいと本気で考えているとは思えないこと、帰宅して家族と過ごすことに本人が何かしらとりわけ積極的な意義を見いだしているとも考えられないこと等を勘案すると、この場合は患者の意向を覆してもよい、と思われるかもしれない。〔26〕

これらふたとおりの理解のしかたのうち、判断力を有する患者の意向が常に尊重されなくてはならないとする立場と矛盾しないのは、前者だけだ。しかし、前者の理解が、実質的には後者のパターナリズムと何ら変わらないこともあきらかである。どちらにしても、患者の選択は、選択にともなうリスクの大きさが理由で、尊重されるべきでないとみなされたことになる。つまり、自己決定至上型の立論はこのようなケースで形骸化する。

　事例⑦から分かることは、たんに自己決定至上型の立論が形骸化する場合もある、というだけには留まらない。事例からは、「ふつうの成人」という概念の外延があいまいであることも明白だろう。だれにでも、性格に未熟な部分や、つらい事実を直視しないでごまかすところ、非論理的な考えが多少はある。その意味では事例の患者も「ふつうの成人」の範囲の内だとみなしうるかもしれない。しかしそうだとすると、患者の自己決定が常に優先されるべきだというブロックの主張は隅々まで形骸化するとみなされなくてはならない。事例の患者について、判断力を疑うべくもないとか、意向がそのまま尊重されるべきだ、などとは考えにくいからである。

　もちろんブロックは、事例の患者を「ふつうの成人」とみなさないかもしれない。ただしその場合でも、なぜこの患者は「ふつうの成人」の範囲の外なのか、どのような患者が範囲の内なのか。これらの点が問題として残るというべきだろう。事例の患者には心療内科的な疾患がなく、また、人の性格が未熟かどうかはていどの問題と思われるためである。これらの疑問が解かれないかぎり「ふつうの成人」かどうかという区切りかたはいかにも恣意的、専断的に映るだろう。[27]

　誤解が生じないよう、さきの「隈なく形骸化する」について、最後にひとこと断っておこう。これが意味するのは精確には次のことである。すなわち、たとえ一般にはふつうの成人とみなされておかしくないような人でも、本人が死ぬかもしれないほどリスクの高い選択をしている場合、たんに成人であるというだけで自動的に判断力評価の対象から外されることはない。自己決定至上型は、この意味で限なく形骸化する可能性がある。

したがってここでの結論は、判断力不足を理由に患者の決定を尊重しないこと（ア）と、患者の決定を自律的とみなしたうえでパターナリスティックに覆すこと（イ）とが、常に実質的に区別できないという主張ではまったくない。この主張はあきらかにおかしい。たとえば、予防接種が嫌だという幼児を押さえつけて注射することは、（ア）であって（イ）ではない。また、逆もありうる。エホバの証人の成人信者に全身麻酔による手術を施したとしよう。輸血の必要はまずないと説明して事前に本人の同意を得ていたが、術中まったく予期していなかった出血がおこり、応急的に輸血することになった（多くの医療機関が無輸血治療の約束を拒否している現状、これは生じうる事態である）。患者がいかにも理路整然と話す頭脳明晰な人だったなら、これは（イ）であって（ア）とはみなしがたいだろう。

またしたがって、本節の結論は精確には、どれほど明晰な人でも判断力不足と評価される可能性がある、ということでもない。リスクのきわめて高い選択をしていても、すこし話せば理解力や思考力が十分に高いことは直ちにあきらかだ、といったケースがありうる。しかしそのような人であっても、判断力ありとみなされるのは、あくまで理解力や思考力の高さを直ちに見て取れたからだと考えることができる。その人が、バランスの手続きに載せる必要さえない何らかの特別なカテゴリーに属していたからだと考える必要はない。

以上、自己決定至上型は限なく形骸化する可能性があることを述べてきた。しかし、たとえ形骸化がおきなくても、実のところ至上型の立論についてはやはり正しいとみなせない理由が別にもうひとつある。あとの第4節で至上型にたいする批判をさらに続けよう(第4節では、右で区別した三つの批判のうちの第三に移る)。しかしそのまえに、すぐ次の[3－4]項では、ここまでに述べてきた第二の批判との関連で、死にたいという意向がある人の判断力にまつわる重要な論点をもうひとつ取り上げておく。

[3－4] 希死念慮、うつ、判断力

生命短縮的な処置を希望する患者の判断力をめぐっては、一見して常識的に映るかもしれないブロックの理解(「ふつうの成人の大半は判断力評価の対象外だ」)とは真逆の立場も存在する。すなわち、死にたいという患者の選択が真に自律的であるということはそもそもほとんどありえないという立場である。

この立場の前提にあるのは、一般に希死念慮(死にたいという願望)がうつの典型的な症状のひとつとして理解されているという事実である。実際、一般の自殺者を対象とした心理学的剖検の手法(遺族への聞き取りや、病院に残されている記録、ソーシャルワーカーによる報告書などの資料を利用する手法)による国際的な調査研究の結果によれば、実際に自殺している人の九〇から九五パーセントに診断のつくレベルのうつなどの精神障害があった。[28] しかし、うつは、人の視野を狭め、意欲を低下させ、ものごとにかんする明晰な理解や思考を妨げるといわれる。そのような状態にある人の選択を自律的とはみなしにくい。つまり、

死にたいという希望があるということと、判断力がないこととのあいだには、すくなくとも一般的には、強い結びつきがあるように思われるということである。

今参照した調査研究は、縊死や投身といったいわば一般的な方法で実際に自殺した人々を対象とする研究だった。さてかりに、同じことが、一般的な自殺者だけでなく、生命維持医療の中止や致死薬投与などの医学的な手続きをとおして亡くなることを希望する人、あるいは実際にそうした手続きをとおして亡くなった人についても広く当てはまるとすれば、どうだろうか。たとえば、もしかすると、医師による致死薬の投与を受けたいと言い出す患者の大半は、絶望等からうつの状態にあって、気持ちを深く落ち込ませているかもしれない。ものごとをよく理解したり、さまざまな可能性を比べながら判断したりすることはできなくなっているかもしれない。こうした患者については十分な判断力があるとはいいがたい。しかしだとすると、患者の死期を早めうる処置を、個人の自律的な自己決定が尊重されることの良さに訴えて擁護するタイプの立論は、自己決定至上型だけでなく、バランス型も含めすべて、説得力を大きく殺がれることになるといってよいだろう[29]。

そこで、生命短縮的な医療的処置によって死にたいという患者の選択が、適切な判断力に基づく選択であるなどということは、ほとんどありえないとする立場について、ここで考察を加えておこう。実はこの点についてもすでに重要な実証研究がある。マリヤ・ファンデルリー（Marije van der Lee）は、致死薬の処方や投与が合法化されているオランダと米国オレゴン州で実施された調査の結果から、現実に致死薬の処方や投与を希望する患者の大半がうつ状態ではないと結論している[30]。

オランダの調査は、一九九九年から二〇〇三年にかけて、オレゴン州の調査は二〇〇〇六年に実施された。オランダでの調査に参加したのは、余命三か月以下と診断されたがん患者一四〇人である。このうち致死薬の処方か投与を受けて死ぬことを希望していたのは三〇人だった。三〇人の中で都合のついた一二人と、致死薬の処方や投与を希望していない一一〇人からランダムに選ばれた一七人にたいし、インタビュー（面談）を行い、うつ状態にあるかどうか評価した。評価に用いたのは、一般にうつの診断に用いられることの多いＣＩＤＩと呼ばれる様式である。その結果、致死薬の処方や投与を希望していた患者で、深刻なうつ病と診断されたのは二人だった。他の患者（致死薬の処方や投与を希望していた患者の残り、および希望していなかった患者の全員）には、深刻なうつ病がみられなかった。尚、三〇人のうち二七人がそのあと実際に致死薬の処方か投与を受けて亡くなっている。

オレゴン州の調査でも同様の結果が得られた。ここでは、致死薬の処方を受けることに関心を示したかまたは処方をはっきりと要請した五八人について、さきの調査と同様の方法で評価したところ、うつと診断されたのは一五人だった。ファンデルリーは、これらふたつの調査の結果から、「安楽死や自殺幇助を真剣に、はっきりと、継続的に要求する末期患者の大半には、抑うつ障害が見られない」と結論している。[31]

オランダとオレゴン州の調査の結果を見るかぎり、死にたいという患者のほとんどがうつのために判断力を欠いているという見方は、まちがっていると考えなければならないだろう。すくなくとも、病院で専門の医師による致死薬の処方や投与を受けて死にたいという患者にかんしては、希死念慮があることと、うつがあることと、判断力を欠いていることとのあいだの結びつきは、そこまで強くないのかもしれない。

ただし、もちろんこれは、まったく結びつきがないということでは全然ない。この点は強調しておく必要があるだろう。調査研究の結果が精確にいってどのような意義を持つと考えるべきかについて、以下にいくつかコメントしておこう。

まず、これらの調査では、深刻なうつと診断された患者もふたつの調査を平均して約二割あった。これは決して小さい数ではない。加えて、そもそもファンデルリーが参照した調査はどちらも参加者の数があまり大きくない。実際、他の地域で実施された同様の調査では、反対に、希死念慮のあるがん患者の大半がうつ状態だったと報告しているものもある〔32〕。

また一般に、患者は、たとえうつ病の診断がつくほどの深刻な状態ではなくても、比較的軽度のうつ、あるいは軽度の抑うつ的な精神状態にあって、そのためにやはりいくらか理解力や思考力が低下しているということがありうる。そうした状態の人が両調査に参加した患者の中にどれだけいたかは、前掲の報告を見てもあきらかでない。これはしかしゼロだとは考えにくいだろう。相当数の人がそうしたグレーゾーンに位置している可能性を否定できない。

これらの点を勘案すると、死にたいという人の大半がうつ病でないと断言したファンデルリーの結論については、やや材料不足の印象がある。実際には死にたいという人の多くが、抑うつ的な状態にあったり、理解力や思考力を低下させていたりする可能性は、否定しきれない。したがって、死にたいという個人の自己決定を尊重することにあるとされる価値の大きさは、その分割り引いて見積もる必要が出てくる。この価値に訴えて生命短縮的な医療者のふるまいを正当化しようとするタイプの議論についても、一般に（つまり、至上型かバランス型かによらず）、それだけ説得力が弱くなると理解されなければならないといってよいように思われる。

尚、ひとつまえの項（［3－3］）まででは、判断力評価の手続きが、自己決定至上型の立論を限なく形骸化させると考えうることを述べた。この項で紹介したオランダとオレゴン州の調査研究の結果は、この考えの正しさを否定するものではまったくない。むしろ、死にたいという患者のうちの相当数が判断力の有無にかんしてグレーゾーンにいるとすると、判断力評価の対象とされるべき人の範囲を小さくかぎったり、対象外の人との境目に明確な線を引いたりすることができると考えることの難しさは、一層あきらかと思われる。

第4節　健康な人の自殺とパターナリズム

［4－1］借金苦、文学熱

ドゥオーキンやブロックによれば、終末期の医療方針にかんする患者の選択は、たとえ周囲からは生命の神聖さや本人の利益といった他の重要な価値と対立するように見える場合でも、常に優先して尊重されなければならない。さきの第3節では、このタイプ（自己決定至上型）の主張が完全に形骸化する可能性を指摘した。この節では、同じタイプの主張にたいして他の角度からさらに批判を続けよう。

この章の冒頭でも述べたとおり、自己決定至上型の主張には一見してあきらかな課題がある。従来ドゥオーキンやブロックの理論については、からだがまったく健康な人のケースなど、あきらかに許容できないと思われる場合の自殺幇助でさえ許容するようにみえる点が批判されてきた。[33]

さてしかし、実のところ、この批判には自己決定至上主義者の側からさらにいくつかの反論が返ってくることを予想できる。そこで以下、反論を迎え撃つかたちで批判をさらに洗練させることを試みてみたい。このさい、第3節で検討してきた判断力評価にかんする論点がきわめて重要な意義をもってくる。第3節で見た形骸化の可能性に訴える批判と、この節で行う批判とは、セットで理解されなくてはならない。

そこでまず、死にかたにかんする個人の自己決定が常に尊重されなくてはならないとする主張にかんして、この章の冒頭に触れた課題の内容を具体的に示すことから始めよう。問題になるのは、たとえば次のようなケースである。

事例⑧　経済的な理由で苦しんでいる人の自殺念慮

四五才の鈴木さんは、経営していた工場が倒産し、深刻な精神的苦痛に苛まれている。行政やカウンセリング等によるさまざまな支援を受けたにもかかわらず、かれの経済的、精神的な状況は改善してこなかった。本人は、すでに受けうる支援はすべて受けており、今後自分の状況が改善することはありえないと感じている。かれは大いに苦しんでおり、また、自分の状況が家族や友人の感情的あるいは経済的な負担となっていることをとても気にしている。本人は、自分の現在の生活の質が非常に低く、これからも悪くなる以外ありえないと感じており、また、自分が親しい人々にとってますます大きな負担になることを恐れている。家族や友人の反対にもかかわらず、鈴木さんは自殺を決意した。[34]

考察のため、ここでは、事例の鈴木さんがこのあと医師による致死薬の処方か投与を求めたとしよう。また、かれにはうつやせん妄等の病態は見られないものと仮定しよう。しかし、かれはまだ四五才である。破産したとはいっても、周囲から見れば、長く生きていくうちに今後も幸せな暮らしの可能性は十分にあると思われるだろう。あるいは、お金のために死ぬのは生命の神聖さにたいする冒瀆だと思われるかもしれない。ところが、ドゥオーキンやブロックの立論では、福利や生命の価値にかんする周囲のそうした理解に基づいて本人の選択を覆すことは許されない。したがって、この場合も医師による自殺幇助が許容できると結論しなければならない。

他方、この結論は、すくなくとも患者の自己決定が尊重されなければならないという理由で各種の生命短縮的な処置の合法化を支持している人々の大半にとっては、受けいれがたい結論であるにちがいない。経済的理由による自殺は現実にもすくなくない。が、一般には幇助ではなく、むしろもっぱら防止の対象だと理解されているはずである。

自己決定至上型の立論にとっての課題がさらに鮮明となるよう、もうひとつ事例を挙げておこう。実のところ、この立場によれば、自殺の動機が苦痛にあることは、幇助が許容できるための条件ではない。そこで、次の事例の自殺を周囲が幇助することもまた許容されなくてはならない。これは苦痛から逃れるためというより、自分の人生や活動の価値をより大きくするために夭折することを選んだように見える実在の作家、久坂葉子の事例である。久坂の人生と文学を解説した文章から引用する。

事例⑨　久坂葉子の自殺

男爵家の令嬢で、絵画、音楽、文学に才能を発揮し、芥川賞候補にもなり、将来を嘱望されていたのに、なぜ二十一歳の若さで自死を選ばなければならなかったのか。［…］久坂葉子が最初に自殺未遂をしたのは、十六歳の夏である。友人からもらった「青酸カリ（実は無害の薬物）」をのんだ。二回目は十六歳の冬で、睡眠薬を服用。三回目は十七歳の秋で、姉の結婚式の直前にやはり睡眠薬を服用。このときは胃洗浄で辛うじて命を取り留めた。四回目は二十一歳の春で、富士正晴宛の手紙によれば、「腕をメッタ切りにし、ボロバリン《ママ》を二百錠ものんで」とある。そして、最後が二十一歳の冬。阪急六甲駅から特急電車に飛び込んだ。

この自殺の当日に完成されたのが、本書収録の『幾度目かの最期』である。［…］自分の死と文学をこれほど一致させた作品がほかにあるだろうか。自らの死を一編の小説に結晶させ、その作品の予告通りに死ぬ。それは芥川にも太宰にも三島にもなし得なかったことである。[35]

久坂の自殺を取り上げて、「自分の死と文学を一致させる」ことに成功したと讃しているのはこの解説文の書き手である。しかし、かりに今、それが実際に作家自身の目論見でもあったとしよう。もしも医師から致死薬の処方を受けることができていれば、彼女はもっと早く、より確実にその目論見を遂げていたはずだ。ドゥオーキンの考えによれば、自殺幇助合法化の目的は、まさに久坂のような人が自分の信念に反する死にかたを強要されないようにすることにあるといってよい。そこで、かりにこの作家が望んだとすればその自殺を医師が幇助することもまた、許容できると考えなくてはならない。しかし、これも、患者の自己決定が尊重されなければならないという理由で各種の生命短縮的ふるまいの合法化を支持している人々の多くにとっては、やはり受けいれがたい考えであるだろう。

経済的、文学的動機による自殺幇助の妥当性を否定しようと思えば、すくなくとも右の二事例のようなケースでは、患者の福利や人命一般に宿る神聖さを守ることといった他の価値が、自己決定の価値を上まわると考えなくてはならない。つまり、やはりバランス型が支持される。

[4-2] 自律的な選択であっても覆してよいか、または、自律的でないかのいずれか

以上の結論にたいする反論の可能性はあるだろうか。いくつか検討しておこう。自己決定至上型の立

場にたって、終末期医療の文脈におけるいわゆる安楽死や尊厳死は擁護できると主張しつつ、同時に、経済的あるいは文学的動機による自殺幇助のほうは認められないと主張することは、可能だろうか。

　まず、右の事例では鈴木さんも久坂も独力で自殺できるではないか、と思われるかもしれない。つまり、かれらの場合、医師による幇助は不要であり、したがって正当化することができないはずだ、とする反論があるかもしれない。しかし、これはあきらかに有効な反論ではない。実際のところ、各種の生命短縮的な医療的処置が認められるべきだと主張されることの多い深刻な病状の患者でも、たいていの場合、飛び降りたり、飛び込んだり、首を吊ったりすることはできるはずだからである。病人が幇助を求めるのは独力で死ねないからでは必ずしもない。だれでも独り自分の力だけで自殺するのは怖いし、苦しいし、寂しい。また失敗して状況が却って悪化する可能性も小さくない〔36〕。たとえば投身自殺に失敗して生き延びることになったとすると、自殺未遂以前よりさらに不自由なからだになっているかもしれない。自殺しようとしたことを周囲に広く知られることからくる精神的苦痛も加わりうる。これと比較して、技術のある医師による幇助を受けることができれば、より安楽かつ確実に死ぬことが可能である。鈴木さんや久坂の希死念慮にかんしてだけ、たんに独力でも実行可能だからという理由で他人の幇助が正当化できない、とする主張は成り立たないだろう。

　次に、とくに作家の場合、孤独な轢死《れきし》だから彼女の文学的人生のしめくくりにふさわしいのであり、専門の医師に見守られて安楽に死んだのでは意味がないと思われるかもしれない。これはつまり、作家が致死薬の処方や投与を希望するなどということはそもそも考えにくい、という反論である。さてこの反論は、もしかすると久坂にかんしていうかぎり当たっているといえるかもしれない。しかし、かりにそうだとしても、自己決定至上型の立論に前述のような極端な含意があるということでの結論を一般に否定することはできないというべきだろう。文学や芸術は独創性を重視するとされる。病院で致死薬を与えられて死ぬことに積極的意義を見いだす文学的人生がありえないとは考えにくい。

予想できる第三の反論はこうである。たとえば破産した人が安楽に死のうとすると、致死薬の投与を受ける等、だれか第三者に積極的に行為あるいは介入してもらう必要がある。ところが、末期の病人の場合はただ治療を控えてもらうだけでよい。つまりこれらふたつのケースでは、必要とされる自己決定権の種類にちがいがある。前者のそれはしたいことの実現のために他人の積極的介入を要請する権利だが、後者のそれは他人の介入を拒否する権利である。もちろん後者のほうがより基本的な権利であり、これを認めるからといって前者の権利まで認めなければ論理的に一貫しないということはない。だから、末期の病人を対象とするケースだけを認めて、経済的理由による自殺幇助のほうは認めないとする立場はおかしくない、と、このような反論があるかもしれない。

この第三の反論については、三つ指摘できることがある。第一に、本章の冒頭に引用した雑誌アンケートで回答者の過半が支持しているとされた「安楽死」とは、第三者の処方による致死薬を服用することだった。当然、前段落の反論では、この行為については最初から擁護することが意図されていない。そこで問題は、この反論をつかって生命維持医療の差し控えや中止(雑誌記事の呼びかたでは「尊厳死」)だけでも擁護することができるか否かの点である。

しかし第二に、現実のところ、他人からの介入を拒否するタイプの自己決定権についても、生きるか死ぬかにかかわる場面等では、無制限に認められるとはふつう考えられていないように思われる。たとえば、前述の性格の未熟な患者の例（[3－3]項の事例⑦）は、治療拒否のケースである。この患者を本人の希望どおり帰宅させるべきだと考える人はほとんどいないにちがいない。もちろん当の患者についてては判断力不足が疑われうる。しかし、何度もくりかえすが、判断力不足を理由に患者の決定を尊重しないことと、患者の決定を自律的とみなしたうえでパターナリスティックに覆すこととは、とくにこの事例の場合など実質的に区別できるとは考えにくい。

第三に、理論的にいえば、積極的介入と消極的不介入とを概念的に区別するのは容易なことではない。日常感覚でいえば、たとえば致死薬投与が介入で、胃瘻の差し控えが不介入であることは火を見るよりあきらかだと思われるかもしれない。しかしでは、いちど造設した胃瘻を抜去することはどうか。あるいは、胃瘻の管には手を触れず、ただ流動食の補給を断つ場合はどうだろうか。[37] このように見ていくと、区別が最初の印象ほど明確ではないこと、あるいは区別はできてもそれ自体が道徳的に重要だとは考えにくいことが理解されるだろう。ドゥオーキンやブロックが、医療者の側のふるまいにかんして致死薬投与や治療差し控えなどを区別せず、すべて正当化できると主張しているのはこのためである。[38] そこで、患者の側についても、他人の介入を要請する権利と他人の不介入を要請する権利が区別できるとはかぎらないとも考えうる。（積極的行為と不作為のあいだの区別が持つ道徳的意義については[6－3]項で改めて詳述する。）

自己決定至上型は鈴木さんや久坂の自殺でさえ他人が手伝うことを許容してしまうという本節の結論にたいする四つ目の反論に移ろう。鈴木さんや久坂の選択は真に自律的とはみなせないため、自己決定至上型にしたがってもそれを尊重するべきとはいえない、とする反論があるかもしれない。第3節の終わりで述べたように、希死念慮は一般にもうつの典型的な症状のひとつとして理解されてきた。なかんずく、重い病気や機能障害があるわけでもないのに死にたいという人の場合では、適切にものごとを理解し判断できる精神状態にあるとは考えにくいと思われるかもしれない。判断力があって、落ち着いて周りを見てよく考えることのできる精神状態にある人なら、重い病気や機能障害があるわけでもないその状況で、死ぬしかないと思い詰めることなどありえないようにも思われるからである。そこで、鈴木さんや久坂の選択を真に自律的とみなしたり尊重したりするべきとは考えられないと、このような反論のあることが予想できる。（念のためくりかえせば、自己決定至上型といっても、それはどのような個人のどんな決定もすべて例外なく尊重されるべきだという主張ではありえない。尊重されなくてはならないと考えられているのは、あくまで判断力を有する個人の自己決定だけだと最初から限定されているはずである。このため、鈴木さんや久坂の希死念慮にかんしても、かりに自律的とみなすことができないとすると、それを尊重しないことは、自己決定至上型の立論に矛盾しないと考えうる、と、このような反論である。）

実際この反論は、それを支持する側のほうにかなり有力な根拠がある。はたして個人の希死念慮が尊重に値するということはそもそもありうるか。これは専門家のあいだでも論争のある点である。心理療法士で心理学の研究者でもあるジェイムズ・ワース・ジュニア（James Werth Jr.）によれば、メンタルヘルスの専門家たちは伝統的に「合理的な自殺」というアイデアを否定してきたという。伝統的な理解によれば、死のうなどという考えが合理的であるということはありえない。そのため、希死念慮のある人はすべて心療内科医や心理療法士等による治療やカウンセリングの対象であり、死にたいというその考えはなくしていくべきものではあっても尊重されるべきものでは決してない[39]。さきの［３―４］項では、一般の自殺者の大半がうつなどの精神障害を有しているという事実を紹介した。こうした事実も、メンタルヘルスの専門家たちの伝統的な見解を支持する根拠となっていることはいうまでもない。

ワース自身は、伝統的理解を批判し、自殺を合理的とみなすことのできる場合もあると主張する。しかし、ワースのいう自殺が合理的な場合とは、「末期の病」等の「絶え間なく「希望のない」状況」にある人がよく考えたうえで自殺する場合である[40]。重い病気や機能障害があるわけでもない個人の希死念慮はこの場合に当たらない。つまり、伝統的な理解とそれを批判するワースの主張と、どちらにしたがうにしても、鈴木さんや久坂の自殺を尊重されるに値する真に自律的な選択とみなすことはできないということになる[41]。

ワースを含むメンタルヘルスの専門家たちがこのように理解、主張してきたことに鑑みるなら、右の反論を、根拠のないただの言い逃れにすぎない、のように断定することはできないというべきだろう。そこで、結論からいえば、これは正しい反論であるかもしれない。しかし、ここで肝要なことは、次の点にある。この反論は、かりに正しくても、実のところ自己決定至上型の議論をそのままのかたちで擁護することには役立たない。なぜか。その場合、当該議論は隈なく形骸化し、バランス型と見分けがつかなくなるはずだからである。

この点は鈴木さんや久坂の事例にそくして具体的に考察しておこう。たとえば、久坂葉子は成人してはいても弱冠二一歳だった。この年齢では、知的レベルにかかわらず一般に、若死にすることで失う将来の可能性の大きさについてよく理解するのは不可能だと思われるかもしれない。そこで、生き死ににかんする重大な選択を委ねるには理解力不十分、判断力不足と評価されてしかるべきとするも考えもありうるかもしれない。

しかし、このように述べることは、自己決定至上型の立場の弁護には役立たない。これは、鈴木さんも久坂もいわばりっぱな成人だからである。あるいは、より精確にいうと、二人とも、認知能力の高い低いで考えたとき下端に位置するような状態の人ではないからである。かれらは、工場を経営したり文学的成功を収めたりしているからには、平均以上に知的な成人とみなして差し支えないだろう。また、鈴木さんには心療内科的疾患は見られず、久坂は自殺の当日まで小説を書くことのできる状態だった。それでもかれらの判断力が疑われるというのなら、ほとんどだれでも判断力評価の対象とみなされなくてはならないはずだ。しかし、本章の第3節で述べたとおり、判断力評価のプロセスでは自己決定を尊重することの良さが福利を守ることの良さとバランスされなければならない。したがって、その場合、自己決定が常に他の価値より優先するべきだという主張は、実質を失う。

厳密にいえば、問題は、鈴木さんや久坂のような人が判断力評価の対象とみなされるべきかどうかの点にはない。あるいは、同じことだが、容認論が実際に隈なく形骸化するかどうかが問題なのではない。

一方で、かれらを判断力評価の対象とみなすべきだとすれば、その場合、容認論は限なく形骸化し、バランスは避けられない。しかし他方、対象とみなすべきでなくても、かれらの自殺念慮は尊重されるべきでないと考えるかぎり、自己決定より他の価値が優先する場合もあることを認めなければならない。つまり、どちらにしても自己決定が常に尊重されるべきだという主張は保持できないのである。

自己決定至上型の容認論にたいし前節（第3節）と今節で述べてきた以上ふたつの批判は、したがって、セットで理解されなくてはならない。前節の批判（自己決定至上型は、だれでも判断力評価の対象であるため、バランス型と区別できない）と、今節の批判（自己決定至上型は、経済的動機や文学的動機による自殺でも周囲が見過ごしたり手伝ったりすることを容認するから正当化できない）は、このうちの一方から逃れようとすると、他方を避けることができない。この意味で、自己決定至上型の立論は、挟み撃ちにすることができる。

［4-3］純粋な価値観の相違

まえの項では、自己決定至上型の立論では経済的あるいは文学的な理由による自殺を周囲が手伝うことでさえ容認してしまうという本節の結論にたいして出てくることの予想できる反論を四つ、続けざまに挙げて、検討してきた。また、どの反論についても、十分に力のある反論であるとはみなしにくいと考えられることを述べた。この項では、最後にあともうひとつだけ反論の可能性に言及しておこう。

ここまででは、鈴木さんや久坂のような人の場合、たとえ本人の死にたいという意志が固くても、かれらの自殺を周囲が手伝うことは容認できないことを前提に論述を進めてきた。しかしもしかすると、かこの前提を受けいれられないように思う人も、中にはいるかもしれない。死にたいという理由がたとえば借金苦や文学熱にある人の場合でも、本人の要請があれば、第三者による致死薬の処方や投与を許してよい、と考える人がいるかもしれない。もちろん、そう考えてよいなら自己決定至上型をそのままのかたちで擁護することもあるいは可能かもしれない。

もっとも、本当にそんなふうに考える人は、かりにあるとしてもごく僅かにちがいない。この考えは、最初からほとんどの人の直観に反するだろう。また熟慮してもこの考えをまちがっているとみなすほとんどの人の最初の直観的判断が覆ることはまずないにちがいない。そこで、この考え（借金苦で死にたいという人にも致死薬を投与してよい）の妥当性はわざわざここで検めるまでもない、といって差し支えないようにも思われる。

しかし、他方、そんなふうに考える人がありうるという可能性に言及しておくことには、とくに本節の結論にたいする反論に応酬するという目的から離れても、ひとつ特別な意義があるようにも思われる。特別な意義というのは、ひとまずは、本書の主題にかんし議論をもって説得しようとすることが有効なオーディエンスの範囲の境界線を一部具体的に了解することに役立つ、という点にある意義だと述べることができる。また実のところこのことは、ひいては、本書の考察の意義にかんして、ここから論述を続けていくうちにいずれ向き合う必要が出てくるはずの根本的な疑問（安楽死、尊厳死のようないつまで論じていても人々の意見が中々一致してこない主題について考察しているときにしばしば提出される疑問）に答えるためにも有効と思われるが、この点については、第4章［16－1］項で改めて丁寧に述べる機会を設けることとする。ここでは、論述の背景に今述べた別の狙いが隠れているということを確認したうえで、あくまで前項までの議論の流れにそくしつつ、すぐ右に見た考えかたにいくつかコメントしておこう。

さきの事例の鈴木さんや久坂のような人の場合、たとえ本人の死にたいという意志が固くても、自殺を周囲が知っていて見過ごしたり手伝ったりすることが許されているべきだとは思われない。大半の人はこう考えるだろう。本書もこの考えを前提にここまでの考察を進めてきた。さてしかし、かりにこの点で意見を異にする人があるとすれば、そのような人にたいしては、議論をもってその考えを改めさせることが、たとえ不可能ではないにしてもきわめて困難であるように思われる。その人と本章の結論とのあいだの立場のちがいが、精確にいって、事実にかんする理解の正しさや、想像力のたしかさ、推論の適切さにおけるちがいからくるものではない可能性があるように思われるからである。その人と私のちがいはただ、個人の自己決定を尊重することの価値が他の価値（福利）と対立する場面で、どれだけ前者にウェイトを置くかのちがいにのみある可能性がある。ひとことでいえば、それは純粋な価値観の相違に他ならない。

念のためにいえば、鈴木さんや久坂の自殺を周囲が手伝ってよいという人の考えと本書の結論とのちがいが、すべて今述べた意味での純粋な価値観の相違によるものであるとはかぎらない。鈴木さんや久坂の自殺を周囲が手伝うことも許されると考える人にも、いくつか理由がありうるからである。鈴木さんと久坂には、固く揺るぎない希死念慮があった。そこで、鈴木さんや久坂の自殺であっても周囲が手伝ってよいと考える人には、もしかすると、これほど固い希死念慮の持ち主にかんしては、尚も生き続けるほうが本人にとって幸せであるなどということはもはやありえないように思われているのかもしれない。鈴木さんと久坂の場合、これ以上は本人が幸せには生きられないから、その自殺を周囲が手伝うことも許されているべきだ、と考えているだけなのかもしれない。

このように推論している人にたいしては、議論による説得もまだ有効でありうる。実際、この推論は、おそらくまちがっている。それは、事実にかんする具体的な想像力の欠如からくる誤った幸福観を前提としている可能性が高い。一般に、死にたいという個人の意志がきわめて固いにもかかわらず、生きたほうが当人のためだという状況は、十分おこりうることのように思われる。もちろん、この節で事例の⑧と⑨を挙げた本書のもともとの最大の意図は、そうした状況の具体例を示すことにあった。

破産した人や、才能のある文学者が、暫時確固とした希死念慮に囚われる。その様子や胸中は、ありきたりのものではないにしても、たいていの人にとってはまったく想像がつかないものでもないだろう。同時に、たとえば実際に人生半ばで自己破産の手続きをとった人や、死にどきを逸したあと芸術的には無為に長く生きたように見える作家の後半生について詳しく知ることがもしもできれば、それは必ずしも死ななければならないほどの不幸の連続とも思われないにちがいない。家族や友人があったり、娯楽や趣味が見つかったり、運動の機会があったりすれば、それだけでも日々の生活は十分に快いものでありえる。思いがけずまたやりがいのある仕事に就く可能性もたいてい皆無ではないだろう。鈴木さんや久坂のような人を幸せになれないとみなす理解は、さまざまな仕事に勤しんでいる人の浮き沈みのありようについてよく知り、想像力をよく働かせてから反省すれば、中々妥当とはみなしがたいはずである。

また、もちろん、右の推論は、かりに幸福観の部分に誤りがないとしても、自己決定至上型の立場を妥当とみなす根拠にはならない。この点はあきらかだろう。これ以上生きても本人の幸せにならないからという理由で自殺の幇助を正当化できるとみなすことは、死にたいという個人の自己決定を何より優先するべきだという主張と同じではないからだ。自己決定至上型が妥当であるためには、たとえ生き続けるほうが本人の幸せのためだとしても尚、死にたいという個人の自己決定が尊重されなければならないといえる必要がある。死にたいという個人の希望があってかつ死んだほうが当人のためでもある場合だけ自殺の手伝いが許容できるとする考えは、自己決定至上型ではなく、むしろバランス型の立場を支持する。

そこで、今問題になるのは、右の推論とは別の理由から、次のように考えた結果、鈴木さんと久坂の自殺が幇助されてもよいと結論する人の場合である。つまり、たとえこれからも幸せに生きる可能性は十分あることが周囲の目から見てあきらかな人の場合でも、死にたいという本人の意向は個人の重要な自己決定としてあくまで尊重されなくてはならない。本書でここまでに述べてきた事実や展開してきた推論にはとくに反対しないが、ただこの点でだけ本書と意見を異にするために本章の結論を受けいれられないと主張する人がかりにいるとすれば、その人と私とのあいだの差は、純粋な価値観の相違であるといってよいだろう。くりかえせば、両者のちがいはただ、個人の自己決定を尊重することの良さが、人の福利を守ることの良さと対立する場面で、前者にどれだけウェイトをかけるかのちがいにだけある。

純粋に価値観が相違する場合、相手と私とは、たとえ同じ事実を理解し、同じように具体的な事態を想像し、どちらも正しく推論しているとしても、お互いの意見を一致させることはできない可能性がある。私からすれば、相手のウェイトのかけかたは、たとえば鈴木さんや久坂といった具体例にそくして見た場合、あきらかにおかしい。もちろん相手に「それはあきらかにおかしい」という私の価値判断を伝えることはできる。しかし、それでも相手は納得しないかもしれない。熟慮のうえで、かえって私の価値観の妥当性を否定するかもしれない。対立がここまで深いなら、それでも相手と私の価値観のあいだで優劣をつける基準がどこかに存在するといえるだろうか。これは、存在しないかもしれない。

こうしたことが、すくなくとも可能性としてはおこりうる、ということを具体的に理解しておくことは意味のあることと思われる。価値観の相違というといかにもありきたりだが、それがどのような事態を指すのかを具体的に理解することで初めて見えてくることもあるはずである。たとえば、ごく一般的なこととして、道徳の問題は結局は価値観の問題だから議論してもしかたない、のようにいわれることはよくあるが、そうした物言いはあきらかに正しくない。純粋な価値観の相違による道徳的意見の対立は、おきるとしてもあまり頻繁にはおきないからである。道徳的な意見の対立の原因は、ほとんどの場合、人々の事実理解の正確さや想像力の豊かさ、推論のたしかさ等におけるちがいにある。これらのちがいに原因がある場合、議論をもって相手を説得することはあきらかに有効である。

しかしここでは、鈴木さんと久坂の事例についてあと二点だけコメントして終わりにしよう。第一に、もういちど強調すれば、本書の今の問題にかんして今述べたしかたで私と価値観が純粋に相違する人は、たとえいるとしてもごく僅かだろうと推察できる。まず、ほとんどの人は、鈴木さんや久坂の事例を見てかれらの死にたいという意向が尊重されるべきだとは思わないにちがいない。また、かりにこれを尊重するべきと考える人がいるとして、それもただ、鈴木さんや久坂ほどの固い希死念慮の持ち主が幸せに生きられるとは思えないからであるにすぎない可能性がある。かれらに今後も幸せに生きる見込みがあると信じつつ、尚かつ死にかたにかんする個人の選択を絶対視してふたりを死なせてもよいと考える人は、たとえいるとしてごく僅かのはずだ[42]。

第二に、そこで本書ではひとまず、これらのごく僅かな人については、それがどれだけ僅かでしかないかということを示す努力をした、ということをもって満足することにして、それ以上、かれらを対象に説得的な議論を展開することを試みるのは控えることにしよう。別言すれば、ここからさきの論述は、他の大多数の人に向けて行うことにしよう。オーディエンスの範囲をこのように限定しなければならないことは、対象から外れる人がごく僅かしかいないと想定できることに鑑みれば、本書の論述の意義をほとんど損なわないといってよいだろう。だれにでも納得することのできる客観的に正しい真実に到達することだけが重要なことであるとはかぎらない。たとえば、社会のルールを決めるという目的があるときでも、多くの場合、全員一致は必須でない。むしろ、説得できる人をしっかり説得することと、説得できない相手にも自分との意見の相違の原因がどこにあるかはっきり示すことが大切とも考えうる。

結語

この章では、患者の死期を早めうる医療者の各種のふるまいを擁護する議論のうち、とくに患者の自己決定を尊重することの良さに訴えるタイプの議論について、批判的に検討してきた。自己決定の価値は、患者の利益や生命の神聖さなど、他の価値と衝突することがある。そこで、第1節では、このタイプの議論を、さらに、どのようなときでも常に自己決定を優先して尊重するべきであるとする主張（自己決定至上型）と、場合によって自己決定より他の価値を優先させるべきこともあるとする主張（バランス型）とに区別した。第2節以降では、主に前者の妥当性に注目して検討を加えた。

自己決定至上型の容認論には、三つの批判が考えうる。第一は、患者の自己決定を、その患者以外の人の利益や権利と衝突するときでさえ、常に優先させるということはできないはずだ、とする批判である。第二は、尊重されなければならない自己決定を真に自律的なものだけに限定するべきだとすると、このタイプの容認論は形骸化するはずだという批判である。第三は、このタイプの容認論が正しいとすると、若くて健康な人の自殺を他人が手伝うことさえ正当化できるとするあきらかに受けいれがたい結論を導くとする批判である。

第一の批判については、本章では詳しく吟味しなかった。ただし、この批判が提起するいくつかの問題については、次の章以降で（第2章第9節、および第3章の全部で）考察することを予告した。第二と第三の批判にかんしては、それぞれ独立では決定的な批判とはいえないかもしれないものの、セットで理解すれば自己決定至上型の容認論にたいする強力な批判になりうることを示した（第3節、第4節）。

またこれらとは別に［3－4］項では、死にたいという個人の意向について、うつの典型的な症状のひとつであるため、周囲が尊重するべき自己決定とみなされるべきではないとする批判にも言及した。この批判には、自己決定至上型とバランス型の両方の主張について、説得力を弱める効果があることを指摘した。

註

〔1〕文藝春秋編集部、二〇一七年、二四三頁。
〔2〕日本尊厳死協会、二〇一三年、一三頁。
〔3〕次註のBattin, 1994c以外では、Rachels, 1993, p.48; Dworkin, 1998a; 1998b; McMahan, 2002, Ch.5-§2; Young, 2007, Ch.2; Summer, 2011, Ch2&4; Beauchamp and Chidress 2013, Ch.5［＝二〇〇九年、五章］等。
〔4〕M. Battin, 1994c, p.111（強調は原文）.
〔5〕Dworkin, 1994［＝一九九八年］. この本からの引用は本文中に（RD ＊＊）［＊＊は邦訳の頁番号］のように示す。訳語は一部変えてある。尚、自由主義（リベラリズム）ということばは、個人の自由（政治的、経済的な自由）を重視する多種多様な政治理論の総称としてつかわれるが、とくに現代の自由主義の重要な理論の多くに共通するのは、良い人生とは何かということにかんする人々の多様な見解にたいし国家が中立を保つべきだという理念である。本文で述べる宗教的寛容の原則や、次の註6で見る個人のプライバシー権に訴えるドゥオーキン

の議論も、現代の自由主義に特徴的なこの理念に基づくものとして理解できる。

〔6〕宗教的寛容の原則に訴える以上の議論に加えて、ドゥオーキンには、異なる前提から出発しつつ同じ結論にいたるもうひとつの議論がある。もうひとつの議論の前提にあるのは、個人のプライバシー権というアイデアである。ドゥオーキンのいう個人のプライバシーとは、「個人的な事柄について自分がいちばんの決定権を有している状態（sovereignty over personal decisions）」を意味する。さて人の死にかたは、その人にとっての個人的な事柄である。そこで、プライバシーがあることを個人の権利として認めるとすれば、個人の死にかたについて、周囲にはひとまず、本人の決定を尊重する強い理由があると考えられなければならない。しかし、個人のプライバシー権は必ずしも絶対的な権利ではない。ドゥオーキンの考えでは、すべての人の命には客観的な価値が宿っており、政府には、この価値を保護する義務がある。プライバシー権を行使して自分の命を破壊しようとする個人のふるまいと、当の命に宿る客観的価値（内在的で神聖な価値）を保護しようとする政府の行動とは、衝突しうる。

そこで、個人に自分の死にかたを決める権利があるかどうかの問題は、個人のプライバシー権と、客観的に価値があるものを保護する政府の義務のどちらを優先させるべきかの問題として捉えることができる。（ドゥオーキンの理解では、客観的で神聖な価値を有しているのは人の命だけではない。自然の景観や、優れた芸術作品にも同様の価値があり、これらにたいしても政府は保護する義務を負うとされる。）個人の権利と政府の義務とのあいだのこのような衝突を解決する方法にかんして、ドゥオーキンは、一般的原則を次のように述べている。「何らかの内在的な価値を保護するためであっても、国家が個人の自由を制限してはならない場合とは、［（ア）］そうすることが市民の一部に特別で深刻な影響を及ぼす場合、［（イ）］問題の価値にたいして敬意を払うということが具体的にどのようなことを要求するのかにかんして社会の意見が著しく対立している場合、そして［（ウ）］問題の価値の内容にかんする人々の意見が、各人の本質的に宗教的な確信を反映している場合である」(RD 一五七)。問題になっているのが人命の価値であるケースは、(ア)から(ウ)すべての場合に該当する。そこで、一般的原則から、死にかたにかんしては個人の自由が常に優先すると結論される。

以上の議論が正しいとすれば、自分の死にかたにかんする個人の決定は、人命に宿る価値を守ろうとする第三者の行為と衝突するにもかかわらず、常に優先して尊重されなくてはならない。そこで、この議論もまた、本章［1－1］項で定義した自己決定至上型の立論とみなすことができる。ドゥオーキン自身は、本文で紹介した宗教的寛容に訴える第一の議論と、プライバシー権に訴える第二の議論について、両者が互いに独立した議論であると述べている。しかし、両議論の差は今の考察にとって重要でないため、本書では後者についての考察は割愛した。

尚、宗教的寛容の原則と、プライバシー権の優先にかんする一般的原則とは、ドゥオーキンの本の前半の主題である中絶の合法化擁護論を締めくくる第6章に登場し、そこには安楽死にかんする言及は見られない。これらの原則と権利が、ドゥオーキン理論で、中絶と安楽死の両方の議論に共通の前提となっているとする読解は正確にはRakowski, 2004のものである。

〔7〕Brock, 1993a. 引用は本文中に（DB＊＊）［＊＊は頁番号］のように示す。

〔8〕患者の選択の妥当性が論じられる文脈では、合理的ということばは、患者に判断力があることを指してつかわれるケースがすくなくないと思われるが、「判断力のある患者による不合理な選択（the irrational choices of a competent patient)」について述べるブロックのことばづかいは、あきらかに、合理的であることと判断力があることとを区別している。ブロックはこの点について「合理的な選択とは期待効用を最大化する選択」であるとする定義を採用したと述べている（DB83）。

〔9〕一見して互いに一貫しない主張が釈明もなく現れるのは、ブロックの本を構成している各章が、もともと互いに独立の論文として別々に出版されたものをそのまま再掲したものだからだろう。尚、ブロックは、分配的正

義の問題にかんしては、同じ本の後半部分に収められたいくつかの章でより本腰を入れて取り組んでいる。

〔10〕どちらの場合にも当てはまらない例外として大災害時等のトリアージが必要な状況を考えうるが、今は検討しない。

〔11〕こうした見方は、たとえば厚生労働省の「人生の最終段階における医療・ケアの決定プロセスに関するガイドライン」の中にも見つけることができる。すぐ次の註および本書第2章［9－1］項を参照のこと。

〔12〕本文のここでの論述とのかかわりで、一点生じうる疑問を解消しておこう。前註に挙げた厚生労働省の「人生の最終段階における医療・ケアの決定プロセスに関するガイドライン」などは、政策レベルでつくられたガイドラインでありながら、臨床レベルの課題に答えようとする内容になっているように見える。こうした例があると、臨床レベルの課題と政策レベルの課題とは区別できるとした本文の主張はまちがっていると思われるかもしれない。しかしこれは誤解である。

誤解を解くまえに念のため確認しておけば、当ガイドラインは、患者と家族の利益や意向が互いに衝突する場合について明示的には言及していない。ただし、治療方針の決定にさいして家族が果たすべき役割には規定がある。すなわち、家族等の身近な第三者には、患者の意思を直接本人から確認できない場合に、それを推定したり代わりに医療者に伝えたりする役割しか与えられていない（2－（2）－①、②）。この規定については、実質的にいえば、たとえ患者と家族のあいだで利益や意向の衝突があっても、医療者があいだに入って家族の利益を優先的に守るようなことをしてはならない、と定めているのと同じだ、と理解できるかもしれない。かりにこう理解するとすれば、当ガイドラインは、患者と家族とのあいだの衝突（本文では臨床レベルの衝突と呼んだ）について政策レベルで調停のしかたが図られた例とみなすことができるかもしれない。

このようなことがありうることは、しかし、臨床レベルの課題と政策レベルの課題とを区別することができるとした本文の主張と矛盾しない。患者と家族とのあいだの衝突は、あくまでもまず各臨床のレベルで発生する。政策レベルでつくられるガイドラインは、この衝突を各臨床にある患者や医療者が解決するための助けとしてつくられているにすぎない。この意味で、この衝突は第一義的には臨床レベルの課題とみなすことができる。これにたいして、地理的時間的に散らばって存在する多数の患者のあいだの衝突は、最初から各臨床で発生している問題とみなすことができない。それはこれら多数の患者の様子をいちどに把握することのできる立場にたって初めて見えてくる衝突である。その意味でこれは本来的に政策的な課題である。

〔13〕Daniels, 1985, pp.1-2.

〔14〕こうした主張についてArima and Akabayashi, 2015で紹介した。

〔15〕Daniels, 1985, p.117.

〔16〕Ibid.

〔17〕Youngner, 1996, p.355. ひとつまえの註のダニエルズやヤングナー以外では、Veatch, 1981, pp.281-7にも同じ主旨の主張（臨床の医療者は、社会資源を節約するという目的のために、目のまえの患者の利益や選択に反することをしてはならない）がある。ただし、Ubel, 2000, IIに異見がある。

〔18〕Cf. Buchanan and Brock, 1989, pp.58&85（「治療拒否は、判断力を確認しようとするきっかけとしては適切な場合があるかもしれない（may reasonably trigger）が、それだけでは患者に判断力がないと結論できないし、そう結論する根拠（evidence）にもならない」（p.85））.

〔19〕Ibid, Ch.1.

〔20〕Roth, Meisel and Lidz 1997; United States President's Commission, 1982, Ch.3; Annas and Densberger, 1984; Drane, 1985; Buchanan and Brock, 1989, Ch.2; Faden and Beauchamp 1986, pp.290-1［＝一九九四年、二三五－六頁］; Grisso and Appelbaum 1998, Ch.2-3［＝二〇〇〇年、二－三章］等。ただしGurt, Culver and Clouser, 2006, p.225に異論がある。

〔21〕Buchanan and Brock, 1989, pp.40-1.

〔22〕Ibid, pp.41-6.

〔23〕Ibid, p.46. Cf. Ibid, p.21（「判断力の判定が［患者の］決定の内容に左右されるということは、一般に成人には判断力があるとみなす考えかた（the general presumption of competence for adults）を疑ったり、あらゆる事例において人の判断力が疑われて当然だと考えたりすることではない」）.

〔24〕Youngner, 1998, p.39.

〔25〕Ibid.

〔26〕ストゥアート・ヤングナー（Stuart Youngner）は、事例⑦の患者について、医療者によって判断力不足と評価されかねないとしつつ、正しくは、判断力ありとみなしかつパターナリスティックにその意向を覆すことが許されるべきだと述べている（Youngner, 1998, p.39）。

〔27〕他に恣意的でない基準はあるだろうか。トマス・グリッソ（Thomasu Grisso）とポール・アッペルボーム（Paul Appelbaum）であれば、何らかの精神疾患の診断がつくことを判断力不足と判定されるための必要条件とみなすべきだと主張するかもしれない（Cf. Grisso and Appelbaum, 1998, p.19［＝二〇〇〇年、一九頁］）。その場合、相当数の患者は、バランスのプロセスよりまえの段階で、診断がつかないという理由から判断力ありとみなされるだろう。ただし、第一に、グリッソとアッペルボームもそれを厳密に必須の要件とはみなさない可能性が大きい（「判断力なしと判定されるのは、たいていは、精神疾患や認知障害のある人である」（Ibid. 強調は筆者））。加えて、第二に、より多くの患者が自動的に判断力ありと評価される仕組みを用いれば、その分パターナリズムが正当化されるように感じられるケースは増えるはずである。グリッソとアッペルボームもたとえば事例⑦、⑧、⑨でバランスが不要とは考えないにちがいない。次節の議論を参照のこと。

〔28〕Cavanagh, et al. 2003.

〔29〕こうした趣旨の主張が展開されている例として、Hendin, 1997, Ch.1.

〔30〕van der Lee, et al., 2012.

〔31〕Ibid, p.282. ファンデルリーが引用しているふたつの調査結果は、元はそれぞれvan der Lee, et al., 2005とGanzini, Goy and Dobscha, 2008として出版されたものである。

〔32〕Emanuel, Fairclough and Emanuel, 2000; Jones et al., 2003; Emanuel et al., 1996等によると、希死念慮のある終末期の患者（多くはがん患者）のあいだでは、希死念慮がない患者と比べて、優位にうつの傾向が高かった。ただし、これらの調査が実施された地域では自殺幇助が合法化されていない。つまり、これらの調査に参加した希死念慮のある患者は、実際に致死薬の処方や投与を希望したり受けたりした患者ではない。

〔33〕Ackerman, 1998; Marquis, 1998b; Kamm, 1998; 有馬、二〇〇九年：二〇一〇年。これらの論文はすべて、ドゥオーキンやブロックの立論について、一部の健康な人にたいする致死薬の処方や投与さえ正当化できるという結論を導くように見える点に瑕疵があると指摘している。フェリシア・アッカーマン（Felicia Ackerman）は、具体的には「自分の月経や、矯正できない吃音、不器用や愚かさのために自分には尊厳がないと信じている人」が死にたいという場合を挙げている（p.151）。ドン・マーキス（Don Marquis）が挙げたのは、「自分が［ただ］気楽にもうろく（pleasantly senile）していくと分かっている生活は、たとえそのもうろくに苦しみがともなわないとしても、生きるに値する命ではないと信じている」人の場合である（p.272）。フランシス・カム（Frances Kamm）は、「自分の医学的な治療が家族の財産を消費しすぎていると思う人や、何か高尚な目的のために命を犠牲にしたいと願う人」の例を挙げた（p.53）。ただしアッカーマンとカムが批判の対象として引用しているのは本書で内容を要約したDworkin, 1993［＝一九九八年］ではなく、ドゥオーキンを筆頭執筆者とする別の論文（Dworkin et al, 2008）である。

〔34〕Werth, 1996, p.41の架空の事例を一部改変した。この事例についてはまた本章の註41を参照のこと。

〔35〕久坂部、二〇〇五年、二七六―七頁。
〔36〕McMahan, 2002, p.459.
〔37〕Cf. Singer, 1994, p.77［＝一九九八年、一〇四頁］.
〔38〕Dworkin et al, 2008; Brock, 1993a, pp.162-5&208-13.
〔39〕Werth, 1996, p.xiii.
〔40〕Ibid, p.62. 尚、あきらかにワースは「合理的な自殺」という表現を、容認できる自殺、と同義に用いている。
〔41〕やはり合理的な自殺がありうると主張している心療内科医のジェローム・モットー（Jerome Motto）も本文中の事例の鈴木さんや久坂を判断力ありとはおそらくみなさないだろう（Cf. Motto, 1998）。
　ワースの提唱する合理的な自殺の基準とは、精確には「一、自殺を考えている当人が絶え間なく「希望のない」状況にあること。［…］二、当人の決定が自由な選択であること（すなわち、自殺を選択するよう他人から圧力を受けていないこと）。三、当人がしっかりした意思決定の手続きを踏まえていること」の三つの条件を満たすことである。またワースは、第一の条件にある「希望のない状況」の例として、「末期の病」だけでなく、「深刻な［…］心理的苦しみ（severe［…］psychological pain）」を挙げている（Werth, 1996, p.62）。さて、本文の事例⑧の鈴木さんは、病気はないが、深刻に心理的に苦しんでいるように見えるかもしれない。そこで、ワースの基準に照らした場合、鈴木さんの希死念慮は合理的で、容認することが正当化できるのではないか、と思われるかもしれない。しかし実際のところ、ワースが鈴木さんの希死念慮を合理的とみなすことはまずないと考えられる理由がある。

　ワースの提唱する合理的な自殺の基準の根拠にあるのは、ワースが共同研究者らと実施したいくつかの調査研究の結果である。米国の心理療法士四〇〇人を対象として一九九四年に実施された質問紙調査では、「合理的な自殺がありうると思うか」の質問にたいして、回答した人の大多数が「はい」と答えた。また「自殺が合理的な場合もありうると思う人は、あなたなりに合理的な自殺を定義してください」の質問にたいする回答を分析したところ、もっとも多かったのは、死にたいという人が「希望のない状況」に置かれている場合であるとする回答だった。具体的には、「末期の病」を挙げる人が多かったという（Werth and Liddle, 1994）。ワースは、これらの結果をもとに、合理的な自殺の基準を作成している。ワースが右の基準を「合理的な自殺についての実証的に裏づけられた基準」（強調は筆者）と呼ぶのはこのためである。

本文中の鈴木さんの事例（事例⑧）は、心理療法士を対象とするこの調査の中でワースが実際に使用したのと同じ事例である（ワースはこの事例を用意するに当たり、さらに先行するDeluty, 1988の調査で使用された事例を参考にしている。ただし、Deluty, 1988にも、Werth and Liddle, 1994にもこの事例の全文は掲載されていない。本文中に事例⑧として示したエピソードは、正確には、Werth, 1996に全文が掲載されていた別の事例（後述の「末期の骨がん」の事例）の記述を基に、Werth and Liddle, 1994の調査内容にかんする解説を参照しながら、ワースが使用したのと同じ事例の再現を筆者（有馬）が試みたものである。もちろん、元の事例の工場経営者の名前は鈴木ではなく、英語名だったはずである）。これは、さまざまな理由で自殺念慮を抱くようになった人のエピソードとして回答者に示された四つの事例のうちのひとつであり、鈴木さんのケースでは自殺念慮の理由は「倒産」だが、他の三つは「慢性で内因性のうつ病（「心理的苦痛」）」、「神経痛（「肉体的苦痛」）」、「末期の骨がん」だった。それぞれのケースの自殺についてどのていど容認できると思うかを聞いたところ、回答者のあいだで容認できると思われた度合がもっとも高かったのは「末期の骨がん」のケースであり、「倒産」のケースはもっとも低かった（Ibid, pp.41-3）。調査結果を根拠とするワースが「倒産」に苦しむ鈴木さんの希死念慮をあえて合理的とみなすことはないにちがいないと考えられる理由はここにある。ワースが第一の条件にある「希望のない状況」の例として挙げた「深刻な心理的苦痛」で具体的に想定しているのは、「慢性で内因性のうつ病」であると思われる。

〔42〕この点にかかわって、最近の国外における瞠目に値する事例に触れておこう。二〇一七年七月、オランダ政府は、個人が致死薬の処方や投与を受けて死ぬことができるための条件について、これまでより緩和する趣旨の法律案をまとめる方針があることをあきらかにした。新しい方針のもとでは、高齢者は、ただ「生きるのに疲れた」というだけの理由でも、致死薬の処方や投与を受けることができるようになるという。

　オランダで最初に致死薬の処方と投与が合法化されたのは二〇〇二年である。以来今日まで「耐えがたく解放される見込みのない苦痛」に苛まれていることが、致死薬の使用を受けられるための法律上の要件とされてきた。また、ここでいう「苦痛」は、医学的な疾患に直接の原因がなければならない、と理解されている。今回変更が検討されていると報道されたのはこの点にかんする考えかたである。

　実際に条件が変更された場合、新しく致死薬使用を受けることができるようになるとされているのは、「生きるのに疲れた高齢者」である。この件を報じた毎日新聞の記事によれば、とくに医学的な疾患がなくても、「人生に意味を見出すことが難しい」あるいは「最愛の人を亡くすなどで孤独を感じる」等の理由があれば、高齢者が致死薬使用を受けられるようになる可能性があるという（毎日新聞、二〇一七年七月五日）。尚、ベネルクス三国の合法化に詳しい盛永審一郎によれば、「生きるのに疲れた」ことを理由とする致死薬使用の是非については、実は以前からオランダ国内で社会的な議論があった。この点は盛永（二〇一六年、六章）に詳しい。

　オランダのこの近況を見ると、死にかたにかんする個人の選択を絶対視する人などいるとしてもごく僅かにちがいないと断定した本文の推察が、まちがっているように思われるかもしれない。病気がなくても人生に意味を見いだしにくいというだけで致死薬の処方を受けられるというのだから、これは、死にたいという個人の自己決定を無制限に尊重する政策のように見えるかもしれないからだ。こうした政策が検討されるということは、自己決定を強く重視する人々がオランダにはそれだけたくさんいるということなのだろう、と思われるかもしれない。

　しかし、このように思うのはまちがっている。オランダで法律の適用範囲拡大を支持している人々は、純粋に自己決定のみに価値を置いているわけではない。このことは次の事実からあきらかである。すなわち、現在のオランダでの議論は、拡大された死ぬ権利を行使できる主体として、あくまで高齢者しか想定していない。若い人が自分の人生に意味を見いだせなくなったといっても、それだけで死ぬことを許されるべきだとは考えられていない。しかしもちろん、かりに自己決定が常に優先的に尊重されるべきだというのなら、高齢者でなければならないという方針は出てこないにちがいない。

病気があるのでもない若い人が自分の人生に意味を見いだせないから死にたいというとしよう。この場合、周囲がそれを真に受けるということはまずない。周囲は、生きていればまた楽しいこともあるはずだから死んではならない、のように諭そうとするだろう。ところが高齢者の場合は、本人に生きる意欲がないなら、それだけでもはや救いがたく不幸なことがあると信じられているのである。オランダで法律の適用範囲拡大を支持している人々は、若者と高齢者の幸福のありようについて、このように捉えかたを変えているということだ。もちろんこれも、死にたいという個人の自己決定が認められる範囲を当人にとって死んだほうが良い場合だけに限定する考えかたである。自己決定を福利に反する場合でも常に優先して尊重するべきだ、といういわば根っからの自己決定至上主義者がオランダにいけば数多くいるということでは決してない。

付言すれば、ただ高齢だからというだけで、いちど人生に意味を見つけられなくなったら二度と幸せにはなれないにちがいない、と考えることについては、これもそれ自体あやまっている可能性を疑うべきだろう。それはおそらく、老年の事実にかんする具体的な想像力の欠如からくるまちがった幸福観にすぎない。そこでオランダの政策案については、自己決定至上型の立論が妥当かどうかの点とはかかわりなく、まちがった幸福観を根拠としているという点で批判できる余地がある。高齢期の幸福については本書の第3章第12節で考察を加える。尚、毎日新聞の報道では、新しい法律の案は二〇一七年の末までにまとめられる方針だとされていたが、その後すくなくとも二〇一九年一月現在までこの法律案は発表されていない。

第2章　患者の利益

第5節　患者の利益に訴える容認論

[5-1] 利益、幸福、QOL

ひとつまえの第1章では、患者の死期を早めうる医療者の各種のふるまいを擁護する議論のうち、とくに患者の自己決定を尊重することの良さを他の価値より常に優先して重視するタイプの議論について、妥当性を検討し、重大な欠陥があると思われることを結論として述べた。そこでこの章では、これとは別のタイプの容認論に考察の対象を移すことにしよう。

患者の死期を早めうる医療者のふるまいを擁護する人々は、多く、終末期の病にともなう痛みや苦しみをその根拠として挙げてきた。たとえば、末期のがん患者の多くは、疼痛や吐き気、呼吸困難を経験する。自分の死が近いことを意識して、悲しんだり、恐怖したりする。こうした痛みや苦しみの大きさはときとして耐えがたいほどだ。そこで、患者の利益のために、安楽かつ速やかな方法で患者の死期を早め、患者を痛みや苦しみから解放することが許されているべきだ。このように論じられるのである。主張の趣旨がよく理解できるよう、事例をひとつ挙げておこう。次に引用する文章は、一九七四年に、米国のジャーナリストが、病院で知り合ったがん患者の様子を書いた手記の一部である。

事例⑩　緩和ケアによって取り除くことができない肉体的疼痛

ジャックは二八歳くらいの風采のよい男で勇敢だった。かれは持続的な痛みに晒されており、主治医はかれに四時間おきに合成阿片系麻酔剤――痛み止めあるいは鎮痛剤――を静脈注射するよう処方していた。彼の妻は昼間の時間の多くを彼につきそって過ごした。［…］夜の帳が下りると、痛みは容赦なくかれを襲うことになるのだった。指示された時間になると、看護師が合成鎮痛剤の注射をしにやってくる。そしてこの処置はたぶん二時間かそこら痛みを抑えることになった。それからかれはまるで私をおこさないよう気を使っているかのように非常に低く、うめき声あるいは啜り泣く声を立て始める。ついでかれは、まるで犬のように吠え始めるのだった。

こうなるとかれか私かがベルを鳴らして看護師を呼び、鎮痛剤を頼むのだ。彼女はかれにコデインかその類の経口剤を与えるが、それが本当に効いたためしはなかった――たった今腕を骨折した男に半錠のアスピリンが効かないのとまったく同じように彼には効かなかったのだ。いつも看護師は、できるかぎり励ますようなしかたで、もうすこしで次の注射の時間になりますよと説明するのだった――「さあ、あとほんの五〇分ばかりの辛抱ですよ」。そしていつもあわれなジャックの啜り泣きと吠え声は、ついにありがたい救いがやってくるまで、ますます大きくますます絶え間なくなっていくのだった。[…]すこしでも憐みを持ち合わせている人間なら、生き物を無益にあんなにも苦しませておけるはずがない。[1]

ジャーナリストはこの患者の死期を早めることでも許されているべきだと考えているようだが、その根拠にあるのは、苦痛から解放されることにある患者の利益である。具体的な事例と合わせて見るとき、こうした主張に直観的な説得力があることはあきらかだろう。本章では、このようにして患者の利益に訴えるタイプの容認論に注目する。

まず、次の項(「5－2」)では、患者の利益に訴えて生命短縮的な医療処置を正当化しようとする議論がとりわけ洗練されたかたちに展開された例として、功利主義者による立論を紹介する。本章の前半に当たる第6節と第7節での考察の目的は、この立論の妥当性を吟味することにある。

本章の後半(第8節、第9節)では、これと関連する他の主題をさらにふたつ取り上げる。第8節で考察の対象とするのは、リヴィング・ウィルと代理決定にまつわる問題である。終末期の患者は、意識障害や認知障害があるなどして、自分で自分の治療方針を決めるだけの判断力を欠いていることがある。この場合でも、医療者は、患者のリヴィング・ウィルや家族の代理決定にしたがって、患者の死期を早めうる処置をとることがある。また、そうした処置についても、患者の利益になるからという理由で正当化できると主張されることがすくなくない。そこで、この主張の妥当性を検討する。

最後の第9節の主題は、患者の利益と家族の利益や意向とのあいだで生じうる衝突の問題である。患者の利益にそくした治療方針は、患者の家族の利益や意向に反することがある。かれらの利益や意向はどこまで、どのように考慮されるべきか。国内外の関連するガイドライン等にしたがえば、臨床における家族には、ただ患者が判断力を欠いている場合に、その利益と意向を代弁する役割しか与えられていない。家族には自分たちの利益や意向を表明することさえ、許されていない。こうした見方は妥当か、改めて検討を加える。

次の項へ進むまえに、利益ということばの用法について何点か確認しておこう。本書では、利益ということばは、個人にとっての良いことを一般に指す、ごく広い意味で使用した。そこでたとえば、からだが健康であること、裕福であること、親しい家族や友人がいること、仕事が楽しいこと、差別を受けていないことなどは、主体である個人にとって良いことであれば、すべて当の個人の利益の一部として理解できる〔2〕。

また、人の福利を増す、人を幸福にする、人のQOLを高める、等の表現は、原則すべて、人の利益になる、の表現と同じ意味で用いた。たとえば、外科手術を受けてがんを治すことが患者の福利を増す、という場合、この表現が意味しているのは、手術が患者にとって良いことである、ということに他ならない。手術がこの患者を幸福にする、のようにいう場合も同じである。

ことばの用法について以上のことをとくに断っておく理由のひとつは、一般的な日本語表現とやや異なる部分があるためである。たとえば幸福と利益というふたつのことばは、おそらく、通常まったく同じ意味では用いられていない。幸福は、些末な事柄や刹那的な良さを表現する場合にはあまり適していないと感じられることがある。(たとえば、寒い日に湯呑で温まりながら「幸せ」とため息をもらす人はコミカルに映るかもしれない。これは表現がやや大げさだと感じられているからだろう。)また、利益のほうは、「自己利益」というときのように、場合によって、良いとされていることが身勝手なしかたで追求されている様子を示唆しうる。しかし、本書中でこれらのことばを用いるさいには、こうしたちがいや含意があることはとくに意図されていない。

また、QOL(Quality of Life 生活の質)ということばについては、とくに断っておく必要のある点がさらにもうひとつある。本来、QOLは、人の生活や状態の良さのていどを一般に表すことばである。そこで、QOLが高い、を、幸福である、等の表現と互換的に使用することには、本来問題がないものと思われる。ただし、このことばは、状態の良さのていどだけでなく、状態の良さのていどを測る尺度の意味で使用されることも多い。あるいは、特定の尺度で測った結果出てくる点数の意味で使用されることもある。(たとえば「心臓移植を受けた患者の平均的な状態のQOLは0・8である」といった具合である。)さて、現実に考案されてきた尺度は、どれも人の幸福度を測る方法として完璧ではないと考えてよいだろう。また、もともとの目的が個人の福利の一部(たとえば健康にかんする部分)だけを測定することにある尺度も存在する。したがって、何らかの尺度によって個人の状態に割り当てられた具体的なQOL値について、「本人が実際にどれだけ幸福かということと同一視することはできない」のようにいうことは、必ずしもまちがいではない。

[5-2] 功利主義を前提とする立論

功利主義者のジェイムズ・レイチェルズ（James Rachels）は、次のきわめてシンプルな三段論法を用いて、患者の死期を早めうる医療者のふるまいを擁護した。尚、ここに出てくる「安楽死」のことばを、レイチェルズはたとえば塩化カリウム等の致死薬を投与して患者を死なせることの意味で用いている。しかし、実際には、呼吸器など患者の生命維持に必要な医療措置を中止したり差し控えたりすることについても、これと同じ論法で正当化できる場合があると考えていた。

1. もしもある行為が、関係者全員の最善の利益を実現するならば、その行為は道徳的に容認可能である。
2. すくなくともいくつかのケースにおいて、安楽死は関係者全員の最善の利益を実現する。
3. それゆえ安楽死はすくなくともいくつかのケースにおいて道徳的に容認可能である。[3]

説明を補っておこう。ひとつ目の前提は、いわゆる功利性の原理である。功利性の原理は、正しい行為（あるいは政策）とは何かにかんする一般的な定義である。また、功利主義とは、行為の正しさにかんして功利性の原理だけを採用する道徳理論上の立場のことである。

功利性の原理にしたがえば、正しい行為とは、任意の状況でとりうる選択肢のうち、結果として人々にもたらされる幸福の総量をもっとも大きくすると見込まれる選択肢をとる行為のことである。右の三段論法の第一の前提は、この原理をやや簡略にいいかえたものとみなすことができる。

ふたつめの前提が述べているのは、安楽死という行為が、そのときとりうる他のどの選択肢よりも結果的に人々の利益をもっとも大きくする場合があるということである。そこで、安楽死はそうした場合で一般に正当化できる、と結論される。

レイチェルズがそうした場合の例として具体的に挙げているのは、さきに本章の冒頭（「5－1」項）でも引用したジャックの事例（事例⑩）である。レイチェルズによると、この事例の場合、致死薬を投与して患者の死期を早めることが正当化できるのは、そうすることで関係する人々全員の利益がもっとも大きくなるからである。まず、患者はからだの痛みから解放される。また、患者の苦しむ様子を見るのは、つきそっている妻にとってもつらいことであるにちがいない。そこで患者の死期を早めれば、妻の苦しみも軽減されると考えることができる。さらにジャックの入院が長引くことは、病院の職員や、同じ医療資源を必要とする他の患者にとっても負担とみなしうる。したがって、患者に致死薬を投与することは、これらの第三者にとっても利益になると考えられる[4]。

ジャックの事例は、あくまで具体的に挙げうる例のひとつにすぎない。同様のケースが他にもあると想像できる。右の三段論法の結論は、患者の死期を早めるふるまいが、そうしたケースで一般に、正当化できるということにある。

前述したとおり、右の三段論法の中で「安楽死」は、致死薬を投与することの意味で用いられているが、レイチェルズは、同じ論法で生命維持医療の見送りについても同時に正当化できると考えていた。

問題になっているのが生命維持医療の見送りの是非である場合も、論点は変わらない。考えなければならないことは、そのときとりうる他の行為の選択肢と比較して、生命維持医療を見送ることが、関係する人々の利益をより大きくするかどうかの点にのみある。他のことは考える必要がない。そこで、関係者の利益をより大きくする場合があるといえるなら、生命維持医療の見送りについても、致死薬の使用とまったく同じ理由から、正当化できることがあると結論される。さらに、持続的で深い鎮静の是非にかんしても、功利主義者はやはり同じように考察されるべきと考える。

次の第6節以下、第7節の終わりまでかけて検討するのは、この三段論法に表現される功利主義者の議論の妥当性である。いわゆる安楽死や尊厳死の是非は、著名な功利主義者の多くがこぞって持論の応用問題のひとつとして取り上げている。かれらの議論はどれをとっても、結論だけでなく論の運びや批判にたいする反論のしかたにいたるまでほとんど全面的に一致するように見える。レイチェルズの論述もその例外ではない。そこでかれらの議論をひとまとめにし、功利主義を前提とする容認論、のように呼んでも差し支えがないと思われる[5]。

功利主義を前提とする容認論は、その構造がきわめてシンプルである点に大きな特徴がある。一般に、患者の死期を早めうる各種の医療的な処置を容認する立場の人々が、その根拠として多く訴えてきた価値のうちとくに重要と目されるのは、患者の自己決定が尊重されることの良さ、患者の利益が守られることの良さ、医療資源が公正に分配されることの良さ、の三つである。これら三つの価値は、必ずしも独立して議論の中に出てくるとはかぎらない。実際のところ、どんな議論でも、患者の死期を早めうる医療者のふるまいを擁護する側にたつかぎり、容体の厳しい患者にとってそうしたふるまいがときとして利益であるとする見方に論拠としてまったく言及しないということはあまり考えにくい。これは、患者の利益より、自己決定や公正の価値を優先するべきだと論じる研究者の場合も例外ではない。（本書の第1章で見たドゥオーキンやブロックの議論を思い出すとよい。）

しかし、功利主義者による立論の特徴は、究極的に人々の利益というただひとつの価値のみに訴える点にある。さきの三段論法には、人の利益を守るということにある良さ以外の価値は出てこない。功利主義者にとって、たとえば個人の自己決定や資源の公正な分配といった事柄は、それが人々の利益の増大に貢献するかぎりで価値を有するにすぎない。究極的に訴える価値の数がひとつしかないという意味で、功利主義者の議論は、同じように生命短縮的な処置を擁護する他のタイプの論と比べてシンプルである。

第6節と第7節でする考察の手順をここで述べておこう。第6節では、本格的な批判のまえの予備的な考察にとりかかる。功利主義を前提とする容認論に含まれるいくつかの重要な主張とその根拠を正確に理解すると同時に、論が前提としている事実を確認する。まず、［6－1］項では、終末期の患者が経験しうる痛みや苦しみのていどにかんして事実の確認を行う。容認論の要にあるのは、終末期の患者にとって、死期を早める以外に利益をいちばん大きくする方法はないことがあるという主張である。この主張と、近年の緩和ケアの技術の向上や普及にかんする事実とを照合する。

［6－2］項では、患者の死期を早めることが、患者以外の人の福利に与える影響の問題を考える。

レイチェルズは、さきのジャックの事例で致死薬投与が正当化できる理由として、それが患者だけでなく家族や病院職員にとっても利益になると考えうることを挙げた。影響を受けるすべての人の福利を考慮するのは、どの功利主義者の立論にも共通する特徴的な点である。しかし、患者の死期を早めるべきかどうかを判断するさいに患者以外の人の利益までをも考慮することについては、違和感を覚えたり、不適切と感じたりする向きもあるかもしれない。そこで、この立論のしかたの根拠にある考えかたを見ておく。

さて、功利主義者は、影響を受けるすべての人の福利を考慮に入れる一方で、人の福利が増すかどうか以外のことは一切考慮しない。この点も多くの人の一般的な道徳感覚とは一見して食いちがうように思われるかもしれない。患者の死期を早めることとのかかわりで具体的にいえば、功利主義者は、それが作為的になされているかどうかや、死を意図してなされているかどうか、患者の意向と一致しているかどうか等の点について、いずれもそれ自体ではふるまいの倫理性を評価する基準にならないという。そこで、［6－3］項と［6－4］項では、とくに作為性と意図の問題を取り上げる。これら二点をそれ自体では重要とみなさない功利主義者の立場がもつ含意を詳らかにする。

第6節の論述の眼目は、批判の準備として、功利主義者の論の中身をよく理解することにある。しかし、ここでの論述の意義は、功利主義という道徳哲学上の立場の成否にかんする純粋に理論的な関心を満たすことだけにある、と理解されるべきではない。くりかえせば、第6節の各パートで検討するのは三つの問いである。死ぬ以外に患者の利益をもっと大きくする方法がまったくないということはあるか。

患者の選択が家族など第三者の利益に与える影響は考慮されるべきか。どちらにしても患者の死を導くという点で結果が同じであるとき、医療者のふるまいの作為性や意図はどこまで重要か。これらはどれも、功利主義という立場の妥当性の問題とは独立に、終末期医療の倫理についてよく検討しようとすればいずれは持ち上がってくるのを避けることができない重要な問いばかりである。功利主義者たちは、理論を背景にこれらの問いにたいして首尾一貫した答えを提出してきた。本書ではかれらの容認論全体の妥当性について最終的には疑義を唱える。しかし、以上の問いにかれらが提出してきた答えについては、確認しておくことが依然として重要であり、また学ぶところが大いにあるというべきである。

功利主義者の論にたいする本格的な批判は第7節で開始する。ここで着目するのは任意性の問題である。功利主義者たちのいうとおり、患者の死期を早めることが患者の意向と一致しているかどうかの点もまたそれ自体としては重要でなく、かつ患者以外の人の利益も同時に考慮するべきだとすると、たとえば家族にかかる介護負担が大きい場合など、本人がはっきり死にたくないといっていても、もっぱら周囲の都合だけで患者を死なせたり殺したりすることさえ許されることもあると結論しなければならないように見える。しかしこの結論はあきらかに極端で、受けいれがたい。功利主義者にはこの結論を回避することができるか、第7節の全部をつかって検討する。最終的には、これを回避するのが難しいため、功利主義者の容認論には課題が残ると結論する。

本書の第1章では、生命短縮的ふるまいを擁護する目的で、患者の自己決定を尊重することの良さに訴えるのであれば、同時に患者の利益を守ることの良さにも訴えつつ、両方の良さをバランスさせる必要があると思われることを指摘した。この章の第７節までの議論が正しいとすると、容認派の立場は、自己決定に訴えるだけではうまくいかないのと同様に、利益のみに訴えても克服しがたい課題に突き当たる。容認派にたつのであれば、やはり自己決定と利益をバランスさせる他はない。第７節の終わりでこのことを改めて述べる。

第６節　死を結果するふるまいと人の利益との関係にかんするいくつかの重要問題

［６－１］死んだほうが患者にとって良いといえるか——緩和ケアの技術的向上と普及

レイチェルズは、末期がん等で患者が激しく苦しんでいる場合、致死薬を投与されて死ぬ以外に患者の利益がよりよく守られる選択肢は他にないことがあるという。この場合、病気にともなう苦痛があまりにも大きいため、それに耐えて生き続けるより、死ぬほうが本人にとって良いと考えることができるというのである。この主張は、正しいだろうか。[6]

問題になるのは、緩和ケアの有効性のていどである。緩和ケアとは、患者の苦痛を和らげ、取り除くことを目的とした医療の総称である。ＷＨＯはこれを「生命を脅かす病に関連した問題に直面している患者およびその家族の生活の質（quality of life）を向上させる取り組み」と定義している。取り組みの対象となるのは、「痛みとその他の身体的、心理社会的、スピリチュアルな問題」のすべてである。[7] ここでいう身体的、心理社会的、スピリチュアルな問題には、疼痛、吐き気、呼吸困難などの身体症状と、不安や抑うつといった精神症状などが含まれる。

今かりに、緩和ケアが常に有効で、どんな痛みや苦しみでも患者を生かしたまま取り除くことができるとしよう。その場合、致死薬を使用することや、生命維持に必要な措置を見送ること、また持続的で深い鎮静をかけることといった患者の死につながりうるふるまいが、患者の利益をもっとも大きくする選択肢であるという事態は生じなくなるだろう。生きたまま苦痛だけ取り除かれることと、苦痛とともに命までなくすこととでは、前者のほうが患者の利益を大きくすることはあきらかかと思われるからである。(一般には、持続的で深い鎮静は、緩和ケアの一部だと理解されていることが多い(序論[f]項、[h]項)。そのため「緩和ケアが常に有効なら持続的で深い鎮静は不要のはずだ」のようにいうのは一般的な表現からいえばおかしい。しかし、考察のためには、緩和ケアの中でも、とくに患者の死期を早めるリスクをともなうとされる持続的で深い鎮静と、それ以外の部分とをいちど区別して理解しておくことが有益である。かりに緩和ケアの中でも患者の死期を早めるリスクを一切ともなわない部分の技術が常に有効だとすると、持続的で深い鎮静はやはり不要だ(患者の利益をもっともよく守る選択肢ではありえない)といえるはずだからである。)

患者にとって死んだほうが良いこともあるというレイチェルズが、例証のために引用したのは、一九七〇年代のがん患者のケースだった([5-1]項の事例⑩)。これは、緩和ケアにかんしていえばいわば黎明期に当たる頃である。今日の緩和ケアの歴史的出発点とされる世界最初のホスピスがイギリスにつくられたのは一九六七年だった。その後、緩和ケアをとりまく状況は劇的に変化した。症状コントロールの方法にかんして学術的な研究が本格化したのは、一九八〇年代に入ってからのことだとされる[8]。七〇年代には手の施しようがなかった患者も、今の技術なら痛みを取り除けるかもしれない。

技術の向上に加えて、もうひとつ重要な要素は、技術の臨床への普及である。国内で緩和ケアを受けることのできる施設が増え始めたのは、健康保険が適用された一九九〇年以降のことである。その年の時点で全国にまだ五つしかなかった施設の数は、二〇〇〇年には八八、二〇一七年には三九四まで増えた[9]。取り除くことのできない痛みや苦しみを経験している患者の数は、レイチェルズの想定していた状況と比較するなら、今日までに激減していると考えうる。

これらの事実が示唆するのは、たんに現状が過去より優れているということだけではない。緩和ケアには、今後さらに向上する余地が大いにある。二〇〇三年に厚生労働省が実施した全国調査の結果によると、緩和ケアの国際的なガイドラインである「WHO方式がん疼痛治療法」について、「内容をよく知っている」または「ある程度知っている」と答えた医師は約四〇パーセントしかいなかった。二六パーセントは「知らない」と回答している[10]。同様に、二〇〇四年に日本緩和医療学会の会員を対象に実施された調査では、緩和ケアの提供を難しくしている要因として、回答した人の半数近くが「総合診療医の関心や知識や技術の欠如」を挙げた[11]。

したがって、国内で有効な緩和ケアを受けられていない患者があるとすれば、それはたんにその患者を担当している医療者が、緩和医療について十分な知識や関心をもっていないためにすぎない可能性がある。たしかに、終末期の患者は激しい痛みに耐えかねていることがある。しかしそうした患者の利益を守ることが目的なら、そのためにまずするべきは、緩和ケアの更なる技術向上と普及を目指すことである。患者の死期を早めうる医療者のふるまいを合法化することは、すくなくとも、技術の向上と普及によって患者の苦痛をなくすことが難しいと分かったあとで考えるべきことだ。

あるいは、緩和ケアにかんする以上の事実から学ぶべき点については、次のように述べることも可能である。患者の死期を早めうる医療者のふるまいの道徳的妥当性について検討するさい、終末期の患者が経験する痛みや苦しみの量は、重要な考慮事項のひとつである。その量が大きいほど、ふるまいを正当化できると考える理由は強くなるといえるだろう。レイチェルズの論文を読んだ人は、これを相当強力な理由だと思うかもしれない。しかし、緩和ケアという選択肢の現状を知れば、それは、おそらく多くの人が最初に受ける印象ほどには強力な理由でないことが判明するだろう。患者の利益に訴える容認論は、緩和ケアの技術的向上と普及が進むにつれて、その分弱くなっていく。

さてしかし以上のことは、十分に留意するべき点ではあるが、同時に、現状では患者の利益に訴える容認論を完全に無力化する決定打とはみなせない。すくなくとも現在の技術では、緩和ケアは患者が経験しうるすべての痛みや苦しみを取り除くレベルにはいたっていない。

ニューヨーク市内にあるスローン－ケタリンがんセンター－の一九九〇年の報告によると、当センターで治療と緩和ケアを受け最終的には死亡した末期がん患者のうちの九〇人に、痛みのていどを五段階（軽い・軽いと中くらいのあいだ・中くらい・中くらいと過酷のあいだ・過酷）で評価してもらったところ、死亡する四週間まえの時点では、「過酷」を選んだ患者はひとりもいなかったが、「中くらいと過酷のあいだ」を選んだ患者が二〇パーセントあった。また「中くらいと過酷のあいだ」を選んだ患者のうちの九四パーセントは、痛みが活動の大きな妨げになっていると述べた。また、全体で一八人に自殺念慮があった。[12]

WHOの一九九六年の報告によると、がん患者のうち、比較的安価な方法で痛みを軽減することができるのは、七割から九割であるという。[13] 二〇〇七年に出版された国内の報告書によると、最良の緩和ケアを受けているがん患者でも、約三割が十分に苦痛を取り除かれていないとされた。緩和できない苦痛の種類は、主にせん妄、呼吸困難、倦怠感である。また、同じ報告書は、専門の緩和ケアを受けている患者の約二割が、依然として希死念慮を持つことがあるとしている。[14] 現状、この部分にかんしては、患者の利益を守ることの良さに訴える議論に無視できない重みがあると考えなければならない。

〔6–2〕家族や病院職員の利益まで考慮するべきか

レイチェルズは、さきの末期がんの事例⑩で致死薬を投与して患者を死なせることが正当化できる理由として、そうすることが患者だけでなく、家族や病院職員にとっても利益になると考えうることを挙げた。しかし、レイチェルズの議論におけるこの点については、とくに違和感を覚える人が多いかもしれないと予想できる。生きるか死ぬかはあくまで患者個人の問題であり、この問題を考えるさいに他の人の負担や利益に言及するのはむしろ不適切なことだと感じる向きがあるかもしれない。

一般に行為の是非を判断するとき、その行為から影響を受けうるすべての人の福利を考慮するのは、どの功利主義者の立論にも共通する特徴的な点である。レイチェルズの主張もこの理論に則ってなされたものに他ならない。そこで、功利主義がこのような立論をする背景にある考えかたを確認しておこう。そのうえで臨床で患者以外の人の利益を考慮することの妥当性に戻ってコメントする。

功利性の原理にしたがえば、正しい選択とは、その選択から影響を受ける人々の利益の量を全体として単純にもっとも大きくする選択のことである。ここで、単純に利益の総量を最大にするべきだという主張は、単純加算主義（aggregationism）と呼ばれる。単純加算主義は、功利主義という理論を構成する一要素であり、とくにこの理論の中でも公平性の理念を体現する部分に他ならないとされる。

すなわち、功利主義者の考えによれば、全員の利益の合計がもっとも大きくなるのは、各人の利益を公平にカウントする場合である。より精確にいえば、選択肢がいくつかあり、どの選択肢がとられるかによって利益を得る人や各人の得る利益の量が変わってくる場合、ひとりひとりの利益を等しく重視するべきだとすれば、選択肢毎に利益を得る人がだれであるかにかかわらず、全員の利益の合計が結果として単純にもっとも大きくなる選択肢がとられるべきである。それ以外の考えかたは、各人の利益を同じ重さで見ていないということと等しい。功利主義者ジェレミー・ベンサムの有名なことばを借りていえば「すべての人がひとりとして数えられ、だれもひとり以上として数えられない」ようにすることが結局は全体の利益を最大化することになる、というのである。[15]

単純加算主義に公平性の理念が表れているという見方は、いちど臨床を離れて、次のようなもっとありふれた状況を考えると理解しやすいかもしれない。何人かのグループで外食することになった。それぞれ好みの店があって、どの人も自分の好みの店で食べることに決まった場合はだいたい同じだけ満足するものとしよう。たとえば一〇人のグループで、うち六人が駅前の飲み屋に行きたいというとすれば、たとえ残りの四人が他の店(たとえばホテルのブッフェ)を推していても、飲み屋へ行くほうが全体の幸福の量はより大きくなるにちがいない。さてしかし、飲み屋を支持する六人のうちの三人がたとえば女性だったり、外国人だったりして、幹事が「女性の意見は聞かない」とか「外国人の好みは考慮しない」などの理由からブッフェを予約するとすれば、どうだろうか。この選択は、まず不公平だと思われるだろう。ひとりひとりの利益を等しく重視した選択とはみなせない。しかしまた同時に、この選択は他の選択肢と比べて全体の幸福の総和を小さくするものであることもあきらかだ。

臨床における治療方針の選択についてもこれと同じことがいえる。入院するか通院するか。手術か化学療法か。延命か否か。こうした選択は患者の利益だけでなく、患者の家族など周囲の他の人々の利益にもたいてい大きな影響を与える。人の利益を守ることが重要だというのなら、患者の利益だけを考慮して、家族らの利益をまったく考慮しないというのは、説明がつかないことのようにも思われる。功利主義は、家族も含め全員の利益の総和を単純にもっとも大きくする選択がなされるべきだと主張する。この主張についてはすくなくとも、それを公平だとみなす理由があることは明白だろう。

一点だけ補足すれば、功利主義者の立場は多数決と混同されがちだが、これはまちがいである。レイチェルズの主張にたいして人が覚えるかもしれない違和感や、不適切な印象を和らげるためには、この点も正確に理解しておくことが有益だろう。たとえば選択の結果から私の利益に及ぶ影響が、あなたの利益に及ぶ影響の二倍大きいことが予め分かっていれば、功利主義は私の利益をあなたの利益の二倍重視する。これは各人の利益を等しく重視するという方針と矛盾しない。さきの例で、飲み屋が喫煙可だったとしよう。また、グループのひとりは妊娠中で、彼女が飲み屋ではなくブッフェ（全面禁煙）に行きたいといっていたのもそのためだったとしよう。この場合、飲み屋に決まった場合に彼女が被る不利益は特別に大きいと考えうる。だから、たとえ飲み屋に行きたいという人のほうが数は多くても、飲み屋を避けるほうが全体の利益の総量を大きくするといえるかもしれない。

同様に、臨床における治療方針の選択は、多くの場合、他の人よりも患者の福利のうえにより大きな影響を及ぼすだろう。したがって、たとえば患者ひとりをきわめて大きな苦痛から解放するために、他の全員がすこしずつ我慢するべきだといった類の判断は、功利主義の下でも否定されるとはかぎらない。

さて、功利主義者は、患者以外の人の利益も等しくカウントするべきだという見方を、究極的に福利を促進することにのみ価値があるという見解と組み合わせる。後段の第7節では、このことによって生じるように思われる課題を取り上げて検討する。またより一般に、臨床で家族の利益がどこまで考慮されるべきかの問題については、第9節でも詳しく吟味する。そこでそれまでは、家族など第三者の利益の問題は追究を保留しておく。この問題にかんして功利主義者がとってきた立場の妥当性についても、それを公平とみなす理由があることを確認するだけに留めておこう。

[6-3] ふるまいの作為性や意図は問題にならないのか

功利主義者は、だれの利益についても等しく考慮する一方で、だれかの利益になるかどうか以外の点についてはまったく考慮しない。利益以外一切考慮しないというこちらの態度についても、多くの人の一般的な道徳感覚とは一見して食いちがうように思われるかもしれない。

患者の死期を早めうる医療者のふるまいの是非とのかかわりで具体的にいえば、功利主義者は、次に列挙する区別について、どれもそれ自体ではふるまいの道徳性を評価する基準にならないと主張する。

(ア) ふるまいが作為か、不作為か
(イ) 死を意図したふるまいか、予見しているにすぎないか
(ウ) 患者の意向にそくしているか、意向があきらかでないか、意向に反しているか
(エ) 生命維持に必要な措置が大がかりなものか、ありふれたものか

一般的な道徳感覚や国内外の法的なルールなどは、これらの区別がいずれもそれ自体で道徳的に重要であるという考えかたを前提としている。たとえば、国内の終末期医療の倫理にかんするガイドラインはすべて、致死薬の使用によって患者の死期を早めることと、生命維持に必要な医療を見送ることによって患者の死期を早めることとを区別している。前者は常に許されないが、後者は場合によって許されることもある、というのである。この考えを根拠づけているとされるのが右の(ア)の区別だ。致死

薬の使用は作為（＝積極的に行為すること）に該当するが、生命維持医療の不使用は不作為（＝何もしないこと）に該当するという（序論［c］項）。

また、持続的で深い鎮静をかけることによって結果的に患者の死期が早まることは、致死薬の使用や生命維持医療の不使用のどちらと比べても、道徳的には許容しやすいと考えられていることが多い。この考えの根拠にあるのは、（イ）の区別である。持続的で深い鎮静は、患者の死を意図したものではない点で、他の二者と異なるとみなされてきたのである（序論［c］項）。

ところが、功利主義者はこれらの区別をそれ自体としては重視しない。これは、どの区別もそれ自体では、ふるまいが人々の利益に及ぼす影響の多寡にかんする区別でないからである。たとえば、患者の死を意図してなされたふるまいが、たんに患者の死を予見しながらなされたにすぎないふるまいと比較して、常に患者や他の関係者の利益をより大きく損なうとはおそらくいえない。

功利性の原理によれば、正しいふるまいとは、結果的に人々の福利を最大化するふるまいである。いいかえれば、ふるまいの是非は、それが結果的にもたらす状態の関係者にとっての良しあしによってのみ決まるということである。功利主義という理論の一構成要素であるこの主張は、帰結主義と呼ばれる。右の各区別をそれ自体として重視する考えかたは、この主張と相いれない。さてしかし、功利主義者の立論のしかたはこの点で適切といえるだろうか。本項からさきしばらくはこの問いを検討する。

ただし、くりかえしになるが、以下の論述の意義は、功利主義という立場の妥当性をあきらかにするといういわば純粋に理論的な関心とのみ結びつけて理解されるべきではない。この点は改めて強調しておこう。たとえば、致死薬の使用は完全に禁止する一方で、生命維持医療の不使用については部分的に許容するといった規則の妥当性の問題は、理論的というより、むしろきわめて実際的な問題である。たしかに、国内ではこの規則の妥当性を疑う声は従来ほとんど聞かれてこなかったかもしれない。しかし、国外では近年この規則の妥当性に見切りをつける国や地域の数が徐々に増えてきつつある（序論［g］項）。国内外のルールについて適切さを検討したり、比較したりしようとすれば、功利主義の妥当性に関心があるかどうかにかかわらず、以下で取り上げる論点とはいずれ向き合わなくてはならない。

結論を最初に述べておこう。以下では最終的に、右に列挙した諸区別のうち、とくに（ウ）の区別について、それ自体を重視しないことが不適切であると結論づける。根拠はあとの第7節でじっくりとあきらかにしていくことにしよう。

（ウ）以外の区別にかんしては、それ自体を重視するべきかの問題に本書で取り組んだり、本書なりの立場や結論を示したりすることは差し控えた。その代わり、この問題にかんして功利主義者たちが主張してきたことの中から、かれらの最終的な結論の正否にかかわらず、本書の考察にとって重要なレッスンを含むと思われる点だけ、いくつか拾い上げて強調する。これはすぐ次の［6－4］項で行う。

（ウ）以外の各区別についてそれ自体に意義があるかどうかの問題にここで取り組むことを差し控えたのには、いくつか理由がある。まず、ひとつには、すでにこの問題については以前筆者が出版した他の本の中で扱ったことがあるためである。（ウ）以外では、終末期医療の倫理とのかかわりでとくに注目され、多く議論の対象となってきたのは、（ア）の作為と不作為の区別と、（イ）の意図と予見の区別だろう。

ふたつの区別それぞれをそれ自体として道徳的に意義があるものとは認めないとする功利主義者たちの主張の妥当性をめぐっては、賛否双方から多数の、しかもきわめて高度に入り組んだ議論が提出されてきている。このうちとくに重要と目されるものについては以前出版した本の中で取り上げた。また、筆者としては、この点にかんするかぎり、どちらかといえば功利主義者たちの主張のほうに分があると考えているが、その理由についても、当の本の中であるていどあきらかにしたつもりである。[16]

加えて、もうひとつの理由として、（ア）や（イ）といった区別それ自体が重要かどうかの問題に決着をつけることは、本書の全体の目的にとって不可欠と思われないという事情がある。本書全体の中でもっとも重要な主張の妥当性と意義は、かれらの主張がこの点で正しくても、あるいはまちがっていても、大きくは揺らがないと考えうる。別のいいかたをすれば、かれらの主張の正否について結論を出さないままでも、患者の死期を早めうる医療者のふるまいの是非にかんしては依然確実なこととして指摘できる重要事がある。

本書全体の最重要の眼目は、次のふたつのことを主張することにある。ひとつは、患者の死期を早めうる医療者のふるまいを容認するルールが社会的弱者を脅かすことである。もうひとつは、同じ医療者のふるまいが、人の存在の内に宿る価値にたいして払われるべき敬意と相いれないことである。患者の死期を早めうるふるまいの是非について検討するとき、またはこれにかかわる具体的な政策の妥当性を評価する場面では、これらふたつの否定的側面（デメリット）が考慮されなくてはならない。

さて、本書のもっとも重要な主張が今述べた二点にあるとすると、その正しさと意義とは、ふるまいの作為性や意図の道徳的重要性をめぐる右記論争の進みゆきにはあまり左右されないと考えることができる。今述べたふたつの否定的側面は、人の死期を早めうる各種のふるまいの全般に共通する特徴であり、当のふるまいが作為的かどうかやその意図がどこにあるかによって出てきたり出てこなくなったりする特徴ではないはずだからである。後段の［14－4］項では、致死薬の使用と、生命維持医療の見送りと、持続的で深い鎮静の三者が、どれもルールを設けて容認すると社会的弱者にリスクが及ぶという点では差がないと考えられることを述べる。また［21－2］項と［21－3］項では、やはりこれら三者がどれも同じだけ人の存在の内に宿る価値を損なうと考えうることを示す。後段の論述がこれらの点にかんして正しいとすると、（ア）や（イ）の区別の意義をめぐる論争に参加することは、本書の最重要の目的と照らして不可欠とはみなせない、と考えることができる。[17]

以上のとおり述べてきたうえで、しかしもういちどいえば、各区別そのものの意義を否定する功利主義者たちの最終的な結論が正しいかどうかにかかわらず、この問題を論じる中でかれらがしてきた主張の中には、依然として大いに学ぶべき点がいくつかあるように思われる。これらの点を次の項で強調しておこう。

［6－4］価値多元論と福利

作為と不作為、意図と予見といった区別そのものの意義を否定する中で功利主義者たちがしてきた議論には、かれらの帰結主義的な結論が最終的に正しいかどうかにかかわらず、依然として学ぶことのできる重要な点がある。とりわけ重要と思われるのは次の点である。現在、終末期医療の倫理にかんしては、国内を含め、世界のたいていの国と地域において、致死薬を使用して患者を殺すことは常に許されないが、生命維持に役立つ治療を見送って患者を死なせることは場合によって許容できる、とする基本的な見方（ルール）が広く受けいれられている。功利主義者たちはこの見方を否定してきた。さてしかし、たとえ帰結主義という理論上の立場がまちがっているとしても、現実の功利主義者たちの述べてきたことの一部が正しければそれだけで、この基本的な見方（ルール）はあくまで否定されなくてはならない可能性がある。この点を、本項の後半で指摘する。しかしそのまえにまず、作為と不作為や意図と予見などの区別をめぐって功利主義者たちが述べてきたことを正確に把握しておこう。

作為と不作為、意図と予見といった区別をそれ自体では重要でないとみなす功利主義者たちの主張の内容は、正確に理解される必要がある。かれらの主張とは、正確にいえば、ふるまいの正しさが、作為的かどうかや意図のありようにかかわらず、あくまで結果によってのみ決まるということであるにすぎない。したがってこれは、たとえば、作為的に他人の命を縮めるふるまいと、不作為的にそうするふるまいとが、常に同じだけ不正である（あるいは許容できる）という主張ではない[18]。

この点は次のようにいいかえることもできる。作為的に他人の命を縮めるふるまいと、不作為的にそうするふるまいとを比較したとき、概して前者のほうが後者より不正であると考えることは、功利主義者の主張と矛盾しない。作為的に他人の命を縮めるふるまいとは、具体的にいえば、たとえば刺す、撲《なぐ》る、撃つ、絞める、盛るなどの積極的な行為によってだれかを殺すことである。典型的には殺人事件として新聞やニュースで見聞きする類の行為ばかり、といってまちがいないだろう。これにたいして、不作為のケースに該当すると一般に考えられているふるまいとは、たとえば、溺れている人を救助しないことや、ホームに転落した人を引き上げないこと等である。典型的な作為のケース（殺人事件）は不正であることに疑いの余地もないような行為ばかりだが、不作為のケースとして今挙げたようなふるまいのほうはというと、不正とまではいいがたく感じられるだろう。実際この感覚は功利主義者の主張とも矛盾しない。

なぜ功利主義者の主張と矛盾しないといえるのか。功利主義者は、ふるまいの正不正をそれが結果的にもたらす幸福と不幸の量で評価する。しかし典型的なケースで比較するかぎり、作為の場合のほうが不作為の場合と比べて、結果的により多くの不幸をもたらすだろうことはあきらかだからである。現実の事件になるような殺人行為では、いったんそれが実行されてしまえば、殺される人の苦痛と絶望と恐怖、遺族の悲嘆など、それがもたらすと予想できる不幸の量は計り知れないほど大きい。これにたいして、水難やホーム転落の場合では、救助しなくても結果的にだれも死なずに済む可能性が小さくないこともある。さらに、救助を試みても失敗すれば最悪の場合、巻き添えにあって救助しようとした人まで命を落とすリスクがある。つまり、何もしないでいるよりさらに大きな不幸を結果する可能性があるのである。したがって、予想できる結果だけに注目する功利主義の立場から見ても、作為的に他人の命を縮める行為と、不作為的にそうするふるまいとでは、概して前者のほうが不正であることは多い、と考えることができる。[19]

こうして見てくると、功利主義者の立場は、この点でも、常識的な感覚から一目したときに受ける印象ほど大きく乖離するものではない、と考えることができる。かれらは、たとえば怨恨による殺人事件で見られるような行為と、ホームに転落した人を救助しないこととが、同じだけ不正である(あるいは許容できる)と主張しているわけではないのである。

さてしかし、人を刺殺することのほうが転落した人を助けないことより不正だからといって、では、作為的に他人の命を縮める行為のほうが常に例外なく他人の命を維持しようとしない不作為のふるまいと比べてより不正だとみなしてよいかといえば、これは別の話である。功利主義者たちはこちらの一般的主張の正しさについては断固否定してきた。また、作為のケースだけ常に例外なく許容できないとする意見にも決して与してこなかった。これは、たとえ稀にではあっても、作為的に他人の命を縮める行為が、結果的に人々の利益を損なわなかったり、むしろ大きくしたりする場合があるかもしれないからである。

作為的に他人の命を縮める行為が結果的に人々の利益を損なわなかったり、むしろ大きくしたりすることもある、という今述べた最後の点については、レイチェルズが臨床の事例にそくして具体的に例証している。医師による致死薬の処方や投与は、すでに何度も述べてきたとおり、一般には作為に該当するふるまいとして理解されている。レイチェルズの考えでは、致死薬の処方や投与は、患者の利益を損なうよりむしろ増すことがある。しかも、たんに患者の利益になる、というだけではない。延命治療を差し控えたり中止したりすること(つまり患者の生命を維持しようとしない不作為のふるまい)と比べても患者の利益をよりよく守る、といえる場合さえあるという。

レイチェルズがそう考える理由は単純で、かつ強力である。患者を生かしたまま苦しみだけ取り除くことはできない場合、致死薬を使用することのほうが、生命維持に必要な措置を見送ることより、苦しみを速やかに取り除く可能性があるからである。生命維持に必要な医療を見送るだけでは、患者がすぐに死亡するとはかぎらない。たとえば、抗がん剤を使用しなければ長くはもたない、のようにいわれている患者が、つらい身体症状や恐怖の感情に苦しめられているとしよう。このような患者について、本人がそう希望するなら抗がん剤を差し控えたり中止したりすることも許される、とする意見は、国内でも聞かれることがすくなくない。しかし実際のところ、たとえ抗がん剤の使用を差し控えても、このような患者が死亡するまではすくなくとも数日から数週間はかかるというべきだろう。病状によってはもっと長くかかるかもしれない。そのあいだ（かりに患者を生かしたまま苦しみだけ取り除くことはできないとする今の前提が本当に正しいとすると）、患者は苦しみ続けなければならない。これと比較して、専門の医師による致死薬投与を受ければ、患者は二〇分ほどで確実に死ぬことができる。ひとことでいえば「たんに治療を差し控えるだけなら、致死薬注射を行った場合に比べて患者が死ぬのにかかる時間が一層長くかかり、したがって患者は一層多く苦しむことになる[20]」。レイチェルズが、延命医療を見送ることより、致死薬を使用することのほうが、患者の利益はよりよく守られることがある、と考えたのはこのためである。またより一般に、作為的に他人の命を縮める行為のほうが常に例外なく他人の命を維持しようとしない不作為のふるまいと比べてより不正である、という見方を功利主義者たちが受けいれてこなかったのも、こうした場合が考えうるからに他ならない。

作為と不作為の区別それ自体の道徳的意義を否定する功利主義者たちの主張の内容にかんする説明は、ここまでとしておこう。この項の残りでは、以上の主張の中からとくに本書の考察にとって重要と目される点をひとつ、強調しておきたい。以上見てきた主張には、たとえかれらの帰結主義的な結論が誤っているとしても、依然として大いに学ぶべき点がある。

ここまでに見てきた功利主義者たちの議論には、精確にいえば、重要な主張がすくなくともふたつ含まれている。ひとつは、作為と不作為の区別や意図と予見の区別がそれ自体では道徳的にまったく重要でないという主張である。もうひとつは、結果だけを考慮すると、作為的に殺すことのほうが不作為的にただ死なせることよりも望ましい場合があるという主張である。重要なことは、このうち後者の主張さえ正しければ、それだけで、本項の冒頭に述べた基本的なルールが否定されなくてはならない可能性があるという点にある。この点は、すこし考えてみればあきらかだが、それとしてはっきり指摘されるということは従来あまりなかったことのように思われる。

念のため確認しておけば、今述べたふたつの主張はお互いに内容が異なる別の主張である。どちらか一方の正しさを受けいれつつ、他方を否定することができる。また、どちらも、功利主義という理論の正しさを前提とする主張ではない。たしかに、いずれもふるまいの帰結のみを重視する功利主義者らしい主張であり、功利主義者で終末期医療の倫理問題に取り組んできた人々は事実としてまず例外なく両方の主張を支持してきた。しかし、功利主義の真偽にかかわらず、ふたつの主張の正否はそれぞれ単独で問うことができる。

ふたつの主張のうち、前者がまちがっていて後者だけ正しいとはどういうことか。まず、前者がまちがっているとすると、その場合、人を殺すこと（＝作為によって人の命を縮めること）に該当する行為に手を染めることは、それ自体で望ましくないことだと考えられなくてはならない。他方、後者の主張だけは正しいとすると、人を殺すことで結果的には関係する人々の利益がもっともよく守られる、ということがおこりうる。もちろん、人の利益が守られていることは、価値のある、望ましいことである。（人殺しに手を染めないことそれ自体に価値があると認めても、そのことは、人の幸福に価値があることを否定する理由にはならないというべきだろう。）したがって、この場合、人を殺すことにかんしては、それ自体としては望ましくない行為であると同時に、結果的には望ましい状態をつくりだすこともある行為として理解される必要が出てくる。

このような可能性を認める立場は、一般に、価値多元論と呼ばれる。価値多元論によれば、世界には複数のお互いに独立した価値が存在する。福利と独立に存在する他の価値をまったく認めない一元論の功利主義がかりに誤りだとすると、あとの有力な道徳理論の候補の多くは多元論のかたちをしているといってよいだろう。

そこで今、人殺しに手を染めないことと、人の利益が守られていることの両方に独立の価値を認める価値多元論の立場が正しいものと仮定しよう。問題は、この場合、致死薬の使用を全面的に禁止しつつしかも生命維持医療の見送りだけは場合によって許容できるとする前述の基本的なルールを正当化することができるかどうかの点にある。

まず、一方では、患者に致死薬を使用することにかんしては、患者の命を作為的に縮めることであり、そのため人殺しに該当する、とみなす理解が一般的だ。そこで、今の多元論にしたがうと、この点では（つまり人殺しに当たる行為はしないことが望ましいという点では）、生命維持医療の見送りのほうが致死薬の使用より望ましい、と考えることができる。

他方、レイチェルズのいうとおり、患者の利益になるかどうかの点でいえば、生命維持医療を見送ることよりもむしろ致死薬を使用することのほうが望ましい場合がある。これは致死薬使用のほうが患者の苦痛をより速やかに取り除きうるからである。したがって、そうしたケースでは、人殺しに手を染めないことの良さと、人の福利を守ることの良さというふたつの価値が対立、競合するといわなければならない。人を殺すことに当たらないという点では治療見送りのほうが良いが、患者の福利をよりよく守るという面では致死薬投与のほうが良い、という状況を生じるのである。

では結局、致死薬使用と生命維持医療の見送りは、どちらのほうが望ましいというべきか。これはもちろん、一概には決まってこない。まず、ふたつ以上の価値がお互いに対立する場面でどの価値を優先するかにかんしては、同じ多元論に属する理論の中でも異なる立場や意見がありうるだろう。また、患者の福利を守るうえで致死薬を使用することのほうが治療を見送ることより望ましいとされるていども、事例によって変わってくる。たとえば、患者の容体がきわめて厳しく、何も楽しめず、痛みに耐えるしかないような状況なら、痛みが強いほど、またその期間が長いほど、致死薬使用のほうが望ましいといえる度合は増すはずだ。そこで、場合によって（たとえば痛みのていどが著しい場合など）、福利をよりよく守るという面における致死薬投与の長所が、人殺しに該当しないということにある治療見送りの長所をていどにおいてあきらかに上まわるように思われるケースが出てくるかもしれない。この可能性があることを認める多元論者が絶対にいないとはいえないだろう。したがって、前述の基本的なルールは、功利主義とだけでなく、多元論とさえ矛盾する可能性があるのである。

第7節　強制的な安楽死

［7－1］強制的な安楽死の正しさを否定できるか

功利主義によれば、ふるまいの是非を評価するときはその帰結だけが考慮されるべきである。そこで、患者の生命を縮めうるふるまいにかんしても、たとえばそれが作為かどうか、死を意図したものかどうか、患者の意向にそくしているかどうかといった点は、それ自体では重要とみなさない。本節では、この見解の含意のひとつに注目する。すなわち、この見解にしたがうと、たとえ患者が死にたくないといっている場合でも、結果的に関係する人の福利が全体として大きくなるなら、患者を死なせたり殺したりすることが正当化できると結論しなくてはならないように見える。本書の序論で導入した概念的区別にそくしていえば、いわゆる強制的（不任意の）安楽死でも正当化できるということである（［c］項）。

生命短縮的な医療者のふるまいの是非を取り上げて議論している功利主義者たちは、この点をとくに懸念してきた。たとえばレイチェルズの考えでは、「幸福よりも不幸に満ちた［…］人生を送っているが、しかし死にたがってはいない」人を殺すことは、「あからさまな、正当化されえない殺人」である。しかし、「それでもわれわれがかれを殺したなら、それは世界における悲惨の量を減らす」と考えうる。そのため、功利性の原理に厳密にしたがうと、それが正当化できない行為であるというあきらかに正しい結論を否定しなければならないように見える。[21]

死にたくないという患者に死ぬことを強制することでも正当化できるという結論は、あきらかに受けいれがたいと思われるだろう。したがって、この結論を導くように見える功利主義者の容認論の全体についても、やはり受けいれがたい議論であるように見える。

さてしかしレイチェルズは、この点について憂慮しつつも、考察を加えた結果、最終的には、功利性の原理にしたがっても、強制的な安楽死が正当化できると考える必要はないと主張するにいたっている。また、やはり功利主義者のピーター・シンガーと、ジョナサン・グラヴァー（Jonathan Glover）にも同様の主張がある。強制的安楽死を容認する見方と功利主義との結びつきは否定できるというのである。はたして、かれらの主張は正しいだろうか。かれらのように主張することで、患者の死期を早めうる医療者のふるまいの是非にかんする功利主義者の立論のしかたを全体として擁護することは可能だろうか。

検討にさきだち、ひとつ、以下の考察にとって重要な区別を導入しておこう。功利主義の下で正当化されるように見える強制的な安楽死のケースは、実のところ二種類に区別することができる。ひとつは、死にたくないという本人の意向にもかかわらず、患者の死期を早めることが当の患者の利益になるケースである。レイチェルズが懸念、憂慮しているのをすぐ右で確認したのは、あきらかにこのケースをどう取り扱うかの問題だった。

もうひとつは、患者が死にたくないといっていて、かつ、患者の死期を早めても本人の利益にはならないが、患者以外の人も含めて考えると関係者の利益が全体として大きくなるケースである。［6―2］項で見たとおり、功利主義にしたがって考えるなら、ふるまいから影響を受けるすべての人の福利が等しく考慮されなければならない。そこで、患者の死期を早めることで、たとえ当の患者の利益は損なわれても、その減損分を上まわるほど他の人々の利益が増大するなら、功利主義者はやはり強制的な安楽死が正当化できると結論しなければならない。いいかえれば、この場合、患者には自分以外の人々の利益のために死ぬ義務があると考えられなくてはならない[22]。

以下この区別が重要になる。前者をパターナリスティックな殺人、後者を死ぬ義務のための殺人と呼び分けることにしよう。具体的なイメージが持てるようにするため、両者の例を挙げておく。最初に挙げるのは、パターナリスティックな殺人の例である。さきの緩和ケアによって取り除くことができない肉体的疼痛の事例（事例⑩）に手を加えた。

事例⑪　苦しくても死にたくないという患者

がんの患者が事例⑩に描かれているのと同じ様子で苦しんでいる。しかし本人は、この世に生を受けたかぎり、生きていても良いことがないというだけで命を投げ出すわけにはいかないという。死を早める処置を受けることはあくまで拒んでいる。それでも担当医は、患者をこれ以上無益に苦しませておくことはできないと、本人の眠っているあいだに致死薬を投与した。

このケースの医師は、患者があくまで死にたくないといっているにもかかわらず、本人のためだとして患者を殺す。そこでこのふるまいは、相手の利益のために相手の意向に反することを強要すること、の謂であるパターナリズムの定義に合致する（「1－1」項）。功利主義者のいうように、結果的に守られる利益の量だけが重要だとすると、一目してこの殺人でも正当化できると結論しなければならないように見える。

次は、死ぬ義務のための殺人の事例である。現実におきたいわゆる介護殺人の事例にかんする新聞記事から引用する。ただし、加害者と被害者の特定につながる表現は、省略するか、匿名性のある表現に置き換えるかした。

事例⑫　介護殺人

乙市で先月十二日、Aさん（当時七〇代後半）が介護をしていた長男に胸を刺されて死亡した。関係者によると、Aさんは数年前に脳こうそくで倒れ、足が不自由になった。面倒をみていた妻が数年前に亡くなると、Aさんもめっきり弱ってしまったという。

K容疑者（Aさんの長男）はAさんの世話のため、単身赴任で働いていた県外の料理店を辞め、「乙市から近い」丙市内のレストランに移った。二年前に、民生委員に介護保険について相談。翌年二月、Aさんは要介護度3に認定された。週三回の訪問介護と、週一回のデイサービスを受けることになった。それ以外の介護は、K容疑者がレストランの店長をしながらこなした。排せつの世話をしたり、風呂に入れたり、食事も自ら腕をふるった。朝はAさんと二人の子どもの食事を作ってから仕事へ行き、夜遅く帰宅してからは、おむつ交換などをしてAさんを入浴させ、寝かしつけていたという。

乙中央署の調べによると、K容疑者は「介護疲れから父親を殺し、自分も死のうと思った」などと供述している。[23]

この事例における長男の行為をパターナリスティックな殺人とみなすことはできない。長男の供述にしたがえば、かれが父親を殺したのは、かれ自身が介護に疲れたからだった。供述の他にも、死んだほうが父親にとって良かったはずだと考える理由はとくに見つからない。

他面このケースでは、父親の死は、長男の負担の軽減につながるという意味で、父親以外の第三者の利益になることだったとみなす余地があるといってよいだろう。また介護の負担から解放された長男がその分の余力を今後は二人の子どもの養育に充てるとすれば、子どもにとっても利益になることだった、と考えうるかもしれない。かりにこのことによって長男とその子どもの得る利益が、殺されることで父親の被った害を量的に上まわるほどだったといえるとしよう。（そんなことはありえない、と思われるかもしれないが、この点はあとで考察しよう）。その場合、功利性の原理にしたがえば、この介護殺人を正当化できると結論しなければならないように思われる。いいかえれば、父親には死ぬ義務があったと考えられなくてはならない。（尚、もちろん、胸を刺すという殺害の手段にかんしては、功利主義者たちは、父親に与える苦痛がよりすくない他の手段をとるほうが望ましい、と考えるかもしれない。この点についてもあとで他の手段の可能性に言及する機会がある。）

事例⑪の医師や事例⑫の長男の行為が道徳的に正当化できないことは直観的にいってあきらかである。もちろん、とくに事例⑫のようなケースにかんしては、行為者の心神耗弱の可能性を疑う必要があるかもしれない。親を殺すというのは通常一般の精神状態の人にできることとは思われにくい。極度に追い込まれて、適切にものごとを考えたり判断したりできる精神状態ではなかったとすれば、その場合、父親が死んだことは悲惨なことではあるものの、長男を道徳的に責めたり責任を問うたりすることはできないとも考えうる。しかし、同様のケースにおける行為者がすべて心神耗弱状態にあると考えるのは難しいというべきだろう。行為者について判断力ありとみなすことができる事例にかんするかぎり、一般に、こうしたケースを許容できるとみなすことはできないにちがいない。そこで問題は、この点（⑪や⑫のような行為をする人は、とくに当人が心神耗弱状態でない場合、道徳的に許容できないこと）を功利主義者にも認めることができるかどうかである。

次の項以下では、強制的安楽死の是非を検討したうえで、正当化できるものではないと主張するにいたった三人の功利主義者による弁明を取り上げる。かれらの考えでは、利益ということばを正しく定義したり、強制的な安楽死を容認することが人々の福利に及ぼす悪影響までしっかり考慮したりすれば、功利性の原理に則って考えても強制的安楽死が正当化できるなどといった結論は導かれないという。あるいはまた、強制的安楽死が関係者の利益を全体として最大化するという事態は、かりに生じうるとしてもごく稀でしかないため、一般的な規則としてはあくまで全面禁止することが人々の利益にかなうと考えられるという。

功利主義者たちのこれらの主張をひとつずつ順に吟味しよう。最終的に本章では、三人の主張のどれについても克服するのが容易ではない課題を残すように思われることを指摘する。指摘の要にあるのは、パターナリスティックな殺人と、死ぬ義務のための殺人との区別である。功利主義者たちが強制的安楽死を正当化できるとみなす必要はないと主張するとき、かれらは主としてパターナリスティックな殺人のケースのほうにしか注目していない。死ぬ義務のための殺人のケースと照合しながら改めて吟味すると、かれらの主張はどれも説得力が大きく減退するように見えるだろう。このことをあきらかにして述べる。

レイチェルズの主張から始めよう。先述したとおりレイチェルズは、「不幸に満ちた人生を送っているが、死にたがってはいない人」のケースを、功利主義という理論に課題を突きつけるものとして認識していた。しかしレイチェルズはまた、福利や利益の概念を正しく理解しさえすればこの課題は解消するという。[24]

【7-2】欲求の実現

一般に、功利性の原理は関係者の福利を最大化する行為を義務とするが、ここでいう福利が精確に何を意味するかについては、功利主義者たちのあいだで異論がある。多くの功利主義者は、快楽説と欲求説と呼ばれるふたつの説のうちのどちらかを採用する。

快楽説（hedonism）によれば、幸福とは一般に、快楽や満足や安心といった陽性の精神状態を経験すること（あるいは、レイチェルズの表現に倣えば「快い意識状態（pleasant states of consciousness）」を持つこと）[25]、または、苦痛や落胆や不安といった陰性の精神状態が取り除かれることを意味する。たとえばからだが健康であることや、親しい友人や家族があることは、それが快楽や満足や安心を経験することであるかぎりで、幸せなことだとみなすことができる。反対に不幸とは、そうした陽性の精神状態が奪われたり、陰性の精神状態を経験したりすることを意味する。

もうひとつの欲求説（desire theory）にしたがえば、福利とは、欲求の対象である事柄が実現することとして定義される。たとえば、おいしいものを食べることは、食べたいという本人の欲求を充足することであるかぎりで、幸せなこととみなされる。反対に、欲求が充足しないこと（レイチェルズの表現では、

「希望、抱負、欲望」が「挫折」すること[26]）は不幸である。[27]

レイチェルズによると、右で述べた功利主義理論にとっての課題は、福利という概念の定義にかんして、快楽説が採用されている場合のみ生じる課題であるにすぎない。[28] たとえば、患者の痛みや不安がきわめて強く、生き続けてもそれを上まわる量の快楽や喜びを経験することはもうありえないと思われるほどだ――このような状況を考えよう。その場合、たとえ本人は死にたくないといっていても、たとえば本人が眠っているあいだに薬をつかって殺すなどすれば、患者から奪われる快楽よりむしろ取り除かれる苦痛のほうが大きくなるようにすることができるかもしれない。快楽説にしたがって考えるなら、これは強制的な安楽死の実施が患者の利益を大きくするケースである。功利主義者にはこのケースで強制的安楽死が正当化できるという結論を避けられない。

しかし、レイチェルズの考えではこの課題は「福利の概念をより良いものと取り替え」ることで解決することができる。当の「より良い福利の概念」にしたがえば、「[痛みや不安に満ちた人生であっても]生き続けることを選ぶことは、人の最良の利益である」と考えることが可能である。そのため、功利性の原則が「その生を捨てることを奨励することはない」と結論できるという。[29]

レイチェルズは、強制的安楽死の是非について検討する今の文脈では、当の「より良い福利の概念」の定義をはっきり示していない。ただし、レイチェルズは同じ本の中の別の章でも快楽説を批判しており、そこでは代替案として欲求説を採用するべきだと結論している。[30] したがって、今の文脈における「より良い福利の概念」についても、欲求説を指していわれているものと理解するのが適当だろう。欲求説は、人の福利をその人が持っている欲求が実現することと同一視する。したがって、欲求説の下では、容体がたとえどれほど厳しくても、本人が生きたいというなら、その欲求を実現させることが患者の福利を守ることにつながる、と考えてよい。そのため、生きたいという欲求がある人を殺すことがその人の利益にかなうという結論は、福利あるいは利益ということばの定義上、決してありえない。レイチェルズの主張の趣旨はおそらくこのように理解できるだろう[31]。

レイチェルズの以上の反論は妥当だろうか。以下、成功しているとは思えない理由をいくつか示してみたい。まず、レイチェルズの議論が成功しているといえるためには、福利の定義として快楽説ではなく、欲求説を採用するべきことが論証されなければならない。本章の後半(第8節)では、とくに終末期医療の倫理とかかわる文脈で、これらふたつの説ではむしろ快楽説のほうが優れていると思われる理由があることを示す。もしもそこでの本書の議論が正しいとすると、レイチェルズの今の反論は前提がまちがっていることになる。

また、たとえ欲求説に誤りがないとしても、今のレイチェルズの反論にはさらに他の難点がふたつある。第一に、レイチェルズは、欲求説にしたがって考えれば、生き続けることを欲求している患者にとってその命を奪われるほうが良いということは決してありえないと主張する。しかし、この主張は妥当と思われない。

欲求説は多くの研究者によって支持されている理論だといってよいが、これらの研究者は、一般に、個人の実際の欲求と、個人が十分な情報に基づいてよく考えたときに持つことになるはずのいわば合理的な欲求とを区別している。もちろん、人が実際によく考えている場合や、よく考えても考えなくても同じ欲求しか出てこない場合など、個人の実際の欲求と合理的な欲求とは一致することも多い。しかし、両者が一致しない場合、これらの研究者によれば、人の幸福は実際の欲求ではなく、合理的な欲求のほうが実現することにある。

ふたつの欲求をこのようにして区別することは、欲求説を採用するかぎりは必須と思われる。たとえば、レストランのメニューで食べたいと思った料理が、その人にとって思いがけず危険なアレルギー性食材を使用していた場合、それでもこの欲求を実現することが本人の利益になるとは思われない。無知から生じた欲求や、誤った情報に基づく欲求、あるいは一時的なうつにあるときの暗い欲求でさえ、実現しさえすれば常に本人の利益になるという考えはあきらかに受けいれがたい[32]。

レイチェルズの主張が誤っていると思われるのはこのためである。レイチェルズは、欲求説を採用した場合、福利や利益ということばの定義上、たとえ容体の厳しい人でも、本人が死にたくないといっているなら殺すことが本人の利益を増すことはありえないという。しかしレイチェルズのこの議論で用いられているのは、なんであれ人が実際に持っている欲求が実現することをすべてその人の利益と同一視するいわば粗雑な欲求説である。実際の欲求と合理的な欲求とを区別する洗練された欲求説を用いれば、こうはいえない可能性が出てくる。

たとえば、死にたくないといっている患者が、自分の病状をよく理解していない場合を考えてみるとよいだろう。現実にも、国内ではがんの患者で告知を受けていない人がすくなくない。かりに、予後の厳しさや、本人の性格などに鑑みると、予後について告知を受ければ本人はもうこれ以上は生きてもしかたがないというにちがいないと思われるような状況があるとしよう。しかし実際の患者は告知を受けていないので、あくまで治療にまえ向きである。この場合、洗練された欲求説は、本人のいうとおりに生命を維持することがこの患者にとって良いことだとはみなさないかもしれない。このような可能性があるのなら、欲求説の下でも強制的な安楽死が正当化される余地は残る。

レイチェルズの反論にはもうひとつ、さらに深刻な問題がある。すなわち、右で死ぬ義務のための殺人と呼んだタイプの強制的な安楽死の可能性をまったく考慮していないことである。レイチェルズは、欲求説を採用すれば、強制的な安楽死が殺される本人の利益だと考えられることはありえないと述べた。しかし、かりにこの主張が正しいとして、これではまだ、まえの項で区別した二タイプの強制的安楽死のうち、前者のパターナリスティックな殺人（事例⑪のようなケース）のほうについてしか、正当化できる可能性を否定できていない。レイチェルズの目的からいえば、これに加えて、強制的な安楽死が殺される人以外の人を含む関係者全体の利益を最大化する可能性（事例⑫のような可能性）についても否定できるのでなければならない。

レイチェルズはしかしこのことを試みることさえしていない。もちろん、欲求説を採用するべきだという主張は、この目的のためにはまったく有効でない。患者が自分では死にたくないといっていても、周囲の人は患者に死んで欲しいと思っているかもしれない。この場合、たとえレイチェルズの考える粗雑な欲求説をそのまま採用するとしても、強制的な安楽死を行うことで周囲の人々の利益は大きくなると考えられなければならない。患者に死んでもらいたいというかれらの欲求は実現するからである。つまり、レイチェルズの議論を見ても、功利性の原理が死ぬ義務のための殺人を決して正当化しないと考えるべき理由は見つからない。

［7-3］二層功利主義

ピーター・シンガー（Peter Singer）にも、功利主義の下で強制的な安楽死が正当化できるという見方を否定する趣旨の議論がある。シンガーの根拠はふたつある。[33]

第一に、強制的安楽死が正当化できるためには、死にたくないという本人の言にもかかわらず死んだほうが本人にとって良いと第三者が確信をもっていえなくてはならない。しかしシンガーによれば、個人にとって生き続けたほうが良いかどうかということにかんして、他人のほうが本人よりも正しく判断できるということはまずありえない。「人が生き続けたいと望んでいるなら、それは当人にとってその生命が生きるに値するということのたしかな証拠である。それよりたしかな証拠などありえるだろうか」というわけである。[34]

とはいえ、第三者の判断のほうが本人より正しいということも稀にはあるかもしれない。シンガーはこの可能性を完全には否定しない。しかしシンガーによれば、第二に、それはごく稀なことでしかないから、規則上、強制的な安楽死が例外なく禁止されるべきだという結論に変わりはないという。

シンガーのこの主張の前提にあるのは、R・M・ヘア（Hare）の二層功利主義（two-level utilitarianism）の理論である。ヘアは、道徳的思考のありようを批判的レベルの思考と直観的レベルの思考のふたつに区別した。批判的思考とは、人のふるまいや政策の正しさを検討するさい、とりうる選択肢の各々について仔細に評価、比較する思考のしかたである。しかし日常では時間や体力等にかかわるさまざまな制約があるから、常に批判的思考を行うのは不可能である。とっさの判断が要求されたり疲れていたりすると、偏見や感情に流されるなどして状況を自分に都合よく解釈してしまうこともある。そこでヘアによれば、たいていの状況で正しい判断を導くことの分かっている比較的単純な原則があれば、日常ではあくまでこの原則に基づいて直観的に思考するべきである。そのほうがそのつど複雑な計算を試みるよりも長い目でみると全体として関係者の利益量をより大きくするしかたでふるまうことができる。批判的レベルの思考は、日常生活でつかう原則を選んだり、原則同士が対立して解決を要したりするときに用いるとよい[35]。

シンガーによれば、ヘアにならって日常生活で用いるべき思考を批判的レベルの思考から区別すれば、功利主義者でも強制的安楽死が正当化できるという結論にはいたらないという。生きたいという人を殺すことが本人の利益になるとみなしうる場合があることは可能性として否定できないかもしれない。しかし「幸いなことに、このようなケースに出会うことは、現実よりはフィクションの中のほうがふつうである」。そこで、シンガーによれば、「不任意的［＝強制的］安楽死を禁じる規則をあらゆる実生活上の目的のために絶対的なものとして扱うことが最善」である[36]。

シンガーによる以上の弁明は、成功しているといえるだろうか。結論からいえばこれも十分とはいいがたい。すでにあきらかと思われるが、シンガーもまたレイチェルズ同様、右で二種類に区別した強制的安楽死のうち、パターナリスティックな殺人のケースにしか注目していない。死ぬ義務のための殺人の問題は言及されずじまいである。なるほどシンガーのいうとおり、死にたくないという人を殺すことが本人の利益になるということは、ごく稀にしかおきないのかもしれない。しかしでは、死にたくないという人を殺すことが、その人以外の人を含む関係者の利益を全体としてより大きくする場合の可能性についてはどうか。

いわゆる安楽死や尊厳死の問題を検討するとき、長く生きる病人の介護で周囲の人々にかかる負担にまつわる論点は、今では、是非とも押さえておきたいポイントのひとつになっているといってよいように思われる。安楽死や尊厳死は許されているべきだのようにいう人の多くは、自分が病気になったとき周囲の人にかかる負担や迷惑をその理由として挙げる。(たとえば、第I部の冒頭に引用した新聞投稿の文章がそうだった。)事実、高齢者の介護にかかる負担はときにきわめて大きくなることがあり、社会的にも重要な問題として注目を集めている。かりに今個人の自己決定それ自体は重要でないという功利主義者の主張を受けいれるとしよう。すると、たとえ病人が自分から死にたいとはいい出さなくても、第三者の目から見て、病人が死んだほうが家族全体の利益を大きくすることがあきらかと思われる場合、強制的な生命維持医療の見送りや致死薬の投与が正当化できるとする結論は、不可避のように思われる。

介護殺人の発生件数を新聞の報道に基づいて調べた湯原悦子によると、介護疲れが原因と思われる殺人や心中の事例は、一九九八年から二〇一一年の一四年間ですくなくとも五五〇件あった。[37]この数を見て、ごく稀なことというのは無理があるだろう。

もちろん正確にいえば、ここで問題になっているのは介護殺人と呼ばれる事例のすべてではない。問題になるのはあくまで、死にたくないという人を殺すことで、関係者の利益が全体としてより大きくなる場合である。介護殺人の事例がすべてこの場合に該当するとはいえないかもしれない。だとすると、五五〇という数字に訴えるのはすこし大げさに過ぎると思われるだろう。念のため、実際の数はどのくらいすくなくなるはずか、すこし検討しておこう。

まず、介護殺人の中には、そもそも強制的な安楽死とみなせないケースが含まれている可能性がある。これは、介護殺人では、被害者が認知症を患っている場合も多いと思われるからである。[38] たとえば発語もままならないほど認知症が重度に進行しているケースでは、患者について、殺されたくないと思っていたとみなすことが妥当でないと思われるかもしれない。だとすると、その場合、介護殺人は強制的な安楽死の定義に当てはまらないといわなければならない。

また、介護殺人のすべてが結果として加害者に利益をもたらしているとはいえないかもしれない。加害者は、殺人を実行することで、介護の負担から解放される一方、罪悪感や自責の念に苦しむ場合も多いと想像できる。罪悪感等による苦しみが、負担から解放されることによる益を上まわるとすれば、全体として加害者に利益があったとはみなせない。

さらに、介護殺人の加害者には、公的な介護サービスを利用できたにもかかわらず、そうしなかった人が含まれている。この場合も、介護殺人は、関係者の利益を全体として最大にするという意味でベストな選択だとはみなせない可能性がある。ベストな選択は、サービスを利用して介護することだったかもしれないからだ。

以上のケースを除外すれば、残りの介護殺人の数はごく稀とみなせるほどすくなくなるといえるだろうか。これはしかし、そうはいいきれない、と考えるべきだろう。理由を順に示しておこう。

まず、認知症の進行はたしかに人の理解力や思考力を奪う。しかし、殺されたくないという選好を持っていることは、人にとってきわめて基本的な心理状態だ。たとえば、複雑なものごとを理解したり、推論したり、特定の価値観や性格を持っていたりすることは、この心理状態にあるといえるために必要なことではまったくない。そこで、実際のところ、認知症を患っているからといって、殺されたくないと思っていたとはいえないとみなすことの妥当なケースなど、ほとんどないと考えるべきである。

次に、罪悪感や自責の念についていえば、すくなくともたいていの場合、加害者自身は、そうした苦しみがあることも予め理解したうえで、それにもかかわらず犯行に及んでいるという事実を指摘しうる。殺したあと、本人にも思いがけないしかたでそうした否定的感情が加害者のうちに沸きおこる、ということはあまり考えにくい。加害者がもしそうした感情に苦しむ人なら、通常はむしろ殺そうと思った時点ですでに苦しんでいるにちがいない。加害者はそれにもかかわらず犯行に及ぶ。

たとえば事例⑫の長男は「父親を殺し、自分も死のうと思った」と供述している。一般に、介護殺人では加害者が心中を試みるケースが多いという[39]。すなわち、加害者は、罪悪感が苦しくても、あるいはたとえ自分があとを追うことになっても、殺人を実行するほうが良いと判断していたのである。もし加害者のこの判断が正しいとすると、介護にともなう負担の大きさは、罪悪感や自責の念からくる苦しみを上まわるほどだということになる。もちろん、追い詰められた心境や心神耗弱状態にある加害者の悲観的な判断は、まちがっていることも相当多いにちがいない。しかし介護殺人の全数の大きさに鑑みるなら、その判断が正しいことはごく稀にしかないと考えることも難しいというべきだろう。

介護サービスについても利用していない人があることは事実である。そもそも利用できることを知らなかったり、申請に必要な書類上の手続きを煩瑣に思い途中で諦めたりする人がいる可能性を否定できない。[40]しかし、事例⑫を含め、報道される介護殺人のケースでは、公的サービスはすでに利用されていることが多いようである。右にも引用した湯原は、「何らかの介護サービスを利用していた」ことを、現実の介護殺人の事件に「よく見られる傾向」のひとつとして挙げている。[41]現実に多くの加害者がサービスを利用しているという事実に鑑みると、サービスを利用していれば身内を殺そうと思うほど介護者が追い詰められることはないはずだ、と考えることも難しいというべきだろう。

尚、五五〇件というのは前述の期間で実際に人が殺されるにいたった事例の数にすぎない。殺人にはつながらなくても同様の負担が生じている家庭は他にまだ多くあるかもしれない。そこで、功利性の原理によって殺人が正当化されるケースを稀にしかおきないと考えることは難しいと結論してよいと思われる。

最後に、念のため確認しておけば、介護殺人の加害者については、道徳的に強く非難することはためらわれることがある。これは、介護にともなう負担が多くの場合で実際にきわめて大きいからである。裁判所の判断を見ても、情状に酌量する余地があるとして、実刑ではなく執行猶予付きの量刑を受けることが多い。[42] 他の大多数の殺人事件と比べれば、介護殺人はそれほど忌まわしいものとは思われていない。

しかしもちろんこれは、多くの人が介護殺人について道徳的に正当化できるとか、法的にも罪に問われるべきでないなどのように考えているということではまったくないだろう。一般的な感覚からいえば、介護殺人にかんしては、しばしば加害者にとってきわめて苦しい状況が背景にあるといえ、あくまで許されるべきでない行為だと理解されているにちがいない。当然、被害者について死ぬ義務があったのだ、などと考える人もまずいないはずだ。

[7-4] 社会を不安に陥れる

ジョナサン・グラヴァーもまた、功利主義を前提するからといって強制的な安楽死が正当化できるわけではないと主張している。さてグラヴァーはその根拠を述べるに当たり、強制的安楽死の実施によって殺される人の福利に及ぶ影響だけでなく、それ以外の人々の福利に及ぶ影響にも注目している。これはレイチェルズやシンガーの議論にはなかった特徴である。このため、グラヴァーの議論は、右で死ぬ義務のための殺人と呼んだタイプの強制的安楽死についても、それがなぜ正当化できないかの理由を説明する試みとして理解できる内容となっている。

グラヴァーの議論はごく簡潔である。死にたくないという意向をはっきり表明している患者を、本人の利益のために殺すこと。グラヴァーはこれを本書同様「パターナリスティックな殺人（paternalistic killing)」と呼んでいる。さて、かりに今、パターナリスティックな殺人が現実に病院で行われており、また、そのことが人々の知るところになったとしよう。すなわち「とある病院では、ときどき患者が「本人の利益になる」からと、本人の表明している意向に反して殺されていることが分かった」としよう。グラヴァーによれば、この事態に「恐ろしい副次的作用（disastrous side-effects）があることはあきらかである[43]」。

「恐ろしい副次的作用」とは具体的に何を指すのか。グラヴァーはまったく説明していないが、想像されることとして、たとえば病院や医療者にたいする社会の不信が生じることを挙げうるかもしれない。人々は、自分もいつか大病をしたら死にたくないといっても医療者に殺されるかもしれないと考え、不安に陥る可能性がある。また、その結果、人々が病院にかかるのをためらうようになるとすれば、長期的には人々の健康が損なわれることにもつながると想像できる。

グラヴァー自身はこれをあくまでパターナリスティックな殺人の実施にともなう悪影響としてのみ捉えている。しかし、同じことは、死ぬ義務のためとしてなされる殺人の場合でも当てはまることがあると考えうる。今、患者の死が、本人の利益にはならないものの、介護を負担している家族など他の人々の利益を（本人の不利益分を上まわるていどに）大きくすると予想できる場合を考えてみよう。かりに今、こうした状況でも、たとえば家族から要請があれば、医師が患者の生命維持に必要な医療を強制的に中止するということがなされるようになるとしよう。あるいは、本人の同意を得ずに致死薬を投与するようになるとしよう。睡眠中など、恐怖や痛みを与えない安楽なしかたでかつ速やかに実施できるとすれば、これは、たとえば家族が患者の胸を刺したり首を絞めたりするといった現実の介護殺人でよく見られる手段に頼るより、患者の利益にたいする害を小さく済ませるという点では尚のこと優れている、といえるかもしれない。さてしかし、このような強制的安楽死が病院で行われるようになり、またそのことが広く知られるようになるとすれば、やはり前段落に述べたのと同様の悪影響が生じるだろうことは容易に想像できる。

本節では、強制的安楽死が、殺されることになる患者以外の第三者の福利にも肯定的影響を及ぼしうる（たとえば、介護負担から解放する）点を強調してきた。これにたいして、グラヴァーが指摘しているのは、強制的な安楽死が第三者の福利に及ぼしうる影響には、肯定的なものだけでなく、否定的なものもありうるということだ。さて今かりに、肯定的と否定的、両方の影響の大きさを比較することができたとしよう。またその結果、否定的影響のほうが常に量で上まわることが分かったとしよう。この場合、功利主義者は、たんにパターナリスティックな殺人を正当化しなくて済むというだけでなく、患者に死ぬ義務が生じる可能性についても否定することができる。つまり、どちらのタイプの強制的安楽死についても正当化されるとする結論は導かれないと主張することができるかもしれない。

これはしかし、本当にそう主張できるだろうか。以下、グラヴァーの議論についてふたつ問題を指摘しよう。

第一に、グラヴァーの議論が成功しているといえるためには、今述べたとおり、安楽死を義務として要求した場合に生じるとされる不利益の量が、同時に生じる利益の量を常に上まわるといえなければならない。グラヴァーはたしかに、強制的安楽死によって、人々の利益には、ただ増すところだけでなく、減るところもあるということを示した。さてでは両方の要素をきちんと計上したうえで改めて算出すれば、強制的安楽死は関係者の利益を全体として常に減らすことにつながるといえるか。あるいは、すくなくとも利益を全体として増すのはごく稀な場合であって、それは強制的安楽死が規則としてはあくまで例外なく禁止されるべきだと結論できるほどだといえるか。これは功利主義による安楽死擁護論の妥当性を考えるうえで未解決の実証的な問題である。

グラヴァーの議論についてはさらにもうひとつ問題を指摘できる。グラヴァーは、強制的な安楽死が不当である理由を、死ぬように強制される患者ではなく、他の人々に及ぶ間接的な影響の悪さによって説明しようとした。問題はこの説明のしかた自体にある。

だれでも患者に死ぬことを強要するのは不正だと考える。しかし、強制的な安楽死を実施することで生じるその不正さは、死にたくないと思っているにもかかわらず殺されることになる当の患者個人のうえに生じている不正さとして理解されている、というべきだろう。別言すれば、患者に死を強要することが許されないのは、そうすることが患者にたいして不正を働くことだからだ、と考えられているはずだ。グラヴァーの議論が抱える第二の問題は、議論の内容がこの考えかたから外れている点にある。

グラヴァーの議論によれば、強制的安楽死が許されるべきでないのは、患者以外の人々を不安に陥れるからである。殺されることになる患者は、不正を被っているとはみなされないか、あるいはかりに被っているとしてもそれだけでは強制的安楽死が許されない理由を構成しない。この説明では、強制的

安楽死は不正であるという事柄の本質を捉えられていないように思われるのである。〔44〕

［7-5］もういちど、バランス型の容認論

本章におけるここまでの論述の要点をいちどまとめておこう。重い病に苦しむ患者の窮境にたいする哀れみだけに訴えて、患者の死期を早めうる医療者のふるまいを正当化しようとするタイプの議論には、大きな課題がある。課題に突き当たるのは、強制的な安楽死（不任意の安楽死）のケースを考えるときである。強制的な安楽死が道徳的に許されないふるまいであることはあきらかだ。しかし、それがたしかに許されないと考えるための理由を、このタイプの議論の枠組の内側では見つけるのが難しい。

患者を病の苦しみから解放することに良さがあることは否定しがたい。しかし患者の福利が守られることを良いことだとするなら、患者以外の人の福利についてもそれが守られることには良さがあると認める他はないだろう。功利主義者のいうとおり、医療や介護とのかかわりで望ましい選択のありようを考えるさい、患者の福利だけでなく、そこから影響を受けうるすべての人の分まで福利が考慮されるべきだとする考えかたは、公平であり、その意味で優れている。問題はしかし、そう考えた場合、たとえ患者自身が死にたくないといっていても、患者が死んだほうが全体の福利は増すという状況を比較的容易に想像できるという点にある。もしも人の福利を守ることにしか価値がないなら、強制的な安楽死が場合によって正当化できるという結論を回避するのは困難であるように思われる。

したがって、患者の死期を早めうる医療者のふるまいが道徳的に正当化できるという立場を擁護した

ければ、福利一本で押しとおすことには難がある。人の福利を守ることには良さがあるという見方は一方で保持しつつ、同時に、場合によってその良さにも優先しうる独立の価値として、患者の自己決定を尊重することの良さを受けいれる。とりわけ、死にたくないという個人の意向にかんしては、基本的できわめて重要な自己決定とみなす。たとえ家族などの周囲の人々の利益と対立、衝突する場面でも、それは優先的に尊重されるべきだと認める。そう考えることができれば右の課題は解消することができる。

本章でここまでに検討してきた功利主義者による立論と、第1章で吟味した自己決定至上型の容認論は、どちらもきわめてシンプルなかたちの議論だった。究極的に訴えるべき価値をひとつしか持たないか、あるいは、複数あってもそのうちのひとつが常に他より優先されるべきだという。本書のここまでの論述があきらかにしてきたのは、こうしたシンプルな立論では、人を殺したり死なせたりすることの倫理にかかわるさまざまなケースについて、整合的に考えるのが難しいということだ。

重い病気や機能障害のある人でなくても、死にたいと思うことがある。また、重い病気や機能障害のある人は、本人が死にたくなくても周囲にとっては死んでくれたほうが助かるかもしれない。こうしたケースも視野に入れつつ、だれがどのような場合に死ぬことを許すべきか。全体として辻褄の合うよう考えていく必要がある。このためには、最低限、生きていたいかどうかにかんする本人の意向と、生きるか死ぬかの選択が本人の福利に与える影響にかんする第三者による評価、この両方に価値を置かなくてはならない。またこのうち一方だけを常に優先させるのでなく、ふたつを独立させ、バランスの対象とみなす必要がある。この立場はしかし、本書の第1章の冒頭(「1−1」項)に示したバランス型の立論そのものに他ならない。こうして考えてくると、容認派は畢竟《ひっきょう》バランス型の立場へと導かれていくことになると思われる。[45]

さてしかし、実のところ、患者の死期を早めうる医療者のふるまいの倫理性と合法性にかかわるより重要な課題は、これらふたつの価値のあいだでバランスをとることの難しさにある。本書の第II部における論述の最大の目的のひとつは、この点をあきらかにして示すことにある。また、本書のここまでの論述は、主として患者の自己決定と福利というふたつの価値だけに注目してきた。しかし、これらふたつのことにしか価値がないかのようにみなす議論の枠組についても、批判的検討の余地がある。第II部の後半で、第三の価値の可能性を吟味する。

しかし、本章の残りでは、そのまえにいちど話頭を転じ、判断力を失った患者のケースが特別に生じさせる問題を取り上げる。判断力を失った患者の自己決定と福利はどのようにして守られるべきだろうか。

第8節　判断力を喪失した患者の利益

[8−1] リヴィング・ウィルと代理決定

本書のここまでの議論が想定してきたのは、主として、何らかの苦痛から逃れるために死にたいと希望している個人のケースだった。しかし、現実の終末期医療の分野で倫理的な判断が求められるのは、必ずしもこのようなケースばかりではない。

たとえば、本書の序論で紹介した六つの事例のうち、三つは患者の意向が不明なケースだった（事例①、③、⑤）。序論で示した分類にしたがっていえば、いずれも非任意のケースである。とくに富山県射水市の事例（①）で呼吸器をつけていた七人については、意識だけでなく知覚が失われていた可能性もあるだろう。つまりこれらの患者は厳密にいうと、死にたいと希望している患者ではなく、また、苦痛を経験している患者であるともいえない可能性がある。しかし、こうした患者についても、呼吸器や、胃瘻に差し込まれたチューブを外すタイミングなどが問題となりうる。

中でも特殊な問題を生じさせるのは、患者の知覚と意識が不可逆的に喪失しているケースである。具体的にはここには、脳死の患者と、いわゆる植物状態の患者の一部が含まれる。脳死とは、知覚や意識等の精神活動を担う大脳と、自発呼吸や体温調節や新陳代謝等の自発的な身体活動の統合を司る脳幹とを含む、脳のすべての部分が機能を不可逆的に喪失した状態（ただし、呼吸器をつけることで心臓の拍動は維持している）のこと、と定義される。したがって脳死者は、脳死ということばの定義からいって、知覚と意識を不可逆的に喪失している者と理解されなくてはならない。

植物状態とは、一般的な理解にしたがえば、脳全体のうちとくに大脳部分だけが機能を喪失した状態のことを指すことばである。脳幹の機能が残っているため、一般には自発呼吸を維持している点が、脳死との大きなちがいである。よく知られているとおり、植物状態と診断された患者でも、しばらくしてから意識を回復することがある。ただし、このことは、植物状態とみなされた患者の中に、知覚と意識を不可逆的に喪失していることのあきらかな患者が含まれていることを否定するものではない。たとえば、大脳部分の器質的な破壊や血流の停止が画像検査によって確認されている場合などがそうである。[46]

知覚と意識を不可逆的に喪失した患者は、特殊な問題を生じる。これらの患者の場合、その利益や権利を守るということの意味が一見してあきらかではないからである。たとえば、呼吸器を外すかどうかの選択にかかわって、患者はもはや希望を持ったり苦しんだりすることがない。そのため、その選択がどのような意味で患者の利益にかかわることだといえるのかが、自明ではないのである。

ところが、そうであるにもかかわらず、脳死者と植物状態患者のからだをどう扱うかの問題は、ほとんど常に本人の利益や権利の問題として議論されてきた。また、これらの患者の利益や権利をよく守るためには具体的にどうするべきかの点にかんして、人々の意見は鋭く対立してきた。たとえば、植物状態の患者が事前にリヴィング・ウィルを用意していた場合、それはどこまで尊重されるべきか。リヴィング・ウィルなどの事前指示書が残されていない場合、代理決定の主体はだれであるべきか。脳死者がドナーカードに残した意向（たとえば、臓器を提供したい）と、脳死者の家族の希望（たとえば、呼吸器を外してそのまま死なせたい）とが対立する場合、どちらを優先するべきか。これらの点が争われてきた。

この章の残りではこれらの点に考察を加える。根本にあるのは、利益ということばをどのような意味で理解するべきか、の問題である。これを解決しなければ、たとえば、リヴィング・ウィルやドナーカードがいくらかでも尊重されるべきだとする考えかたの根拠はあきらかにはなってこない。また、家族など第三者に代理の決定を委ねることの意義も見えてこない。そこで以下ではまず、利益ということばの意味を一般的に検討することから考察を開始する。とくに終末期医療の倫理を考える文脈でこのことばに与えうる適切な理解のありようにかんし、ひとつの見解を示す。この作業をすぐ次の［8－2］項から開始して［8－5］項まで続けよう。また、この検討の結果を踏まえ、本節の最後ふたつの項（［8－6］、［8－7］）では、患者の判断力が失われている場合における望ましい治療方針決定のありかたを考える。患者の知覚と意識が不可逆的に失われている場合と、それ以外の場合に分けながら、方針を決定する場面で考慮されなくてはならない論点を整理する。

第8節で検討する問題は、本人の利益になるからという理由で患者の死期を早めうる医療者のふるまいを正当化することができるか、という大きな問いの一部とみなすことができる。この意味では、以下の論述もまた、この章の前半（第5節から第7節）で取り組んできたのと同じ問いに答えようとするものに他ならない。殊に患者の意向があきらかでない場合に現れる特別な問題を拾い上げることで、この大きな問いにかんする前半部分の考察の不足を補うことが本節の残りの議論の目的である。

［8－2］脳死と植物状態

利益という語の外延は明確なようでいて、具体的な文脈においては人の利益を守る、損なう、というときの利益の意味をひととおりに定義することは難しい場合がある。脳死者や植物状態患者の利益を論じるとき、このことは端的にあきらかだ。

まず利益という概念は、安心や満足、苦痛が取り除かれることなど、知覚と意識のうえの経験である現象を意味すると考えることができるかもしれない[47]。[7－2]項では、利益の意味をこのように理解する立場を快楽説と呼んだ。快楽説にしたがった場合、脳死者や知覚と意識を不可逆的に喪失している植物状態の患者に利益があるとみなすことには、一見してあきらかな矛盾がある。（しかしよくみれば矛盾があるわけではないことをすぐあとに見る。）

しかしまたこれとは別に、人の欲求の対象である出来事や、人が価値あると信じる事柄が実現することの意味に利益を理解することもできるかもしれない[48]。これは、[7－2]項で欲求説と呼んだ立場の理解である。利益を後者のように理解した場合、利益が守られたり損なわれたりすることは、必ずしも満足や苦痛といった主観的な経験をともなうとはかぎらない。たとえ死者についてであっても、生前の本人が望んでいたことを叶えてやることが死者の利益になるということができるかもしれない。

ここからさきの論述の目的は、次のことを論証することにある。すなわち、知覚と意識を不可逆的に喪失した人の利益を守ること、あるいはそのためのルールをつくることが目的である場合、利益の概念は常に知覚と意識のうえの経験である現象を意味すると理解されるべきである。論拠は次のとおりだ。第一に、利益を先述の後者の欲求が実現することの意味に理解してしまうと、人の利益を守るということの内容に直観に訴える適当な解釈を与えることができない場合がある。しかし、利益を知覚と意識のうえの経験の意味に限定して理解すれば、常にすっきりとした、もっともな解釈を得ることができる。第二に、利益という語をここに限定した意味に理解しなければ、この語に対応する現実が存在するということさえいえなくなってしまう場合がある。

　次の項では、まず、利益について知覚と意識のうえの経験とみなす定義を採用した場合にいえることとの内容を詰める作業から開始する。この場合、たとえば、脳死者や植物状態患者の利益を守る、ということの内容には、常にすっきりとした、もっともな解釈を与えることができる。それがどのような解釈なのかをさきにあきらかにしておきたい。臓器不足の状況を打開する案の妥当性にかんする次の具体的な問いにそくして考察を進めよう。

　国内では、一九九七年に臓器の移植に関する法律が制定された。制定された当初の法律では、脳死者の臓器を移植目的で摘出できるのは、脳死者が事前にドナーカード上で臓器提供の意思を表明していた場合のみとされていた。しかし実際にはドナーカードを用意する人の数は決して多くない。そのため法律の施行後も、移植を待つ患者の数と比べて提供される臓器の数が極端にすくない状況が続いた。他の多くの国と地域ではこれと同様の状況が今も続いている。打開策の一案は、ドナーカードがない場合、脳死者が意識さえあれば希望するはずのことを付度し、代理決定をしなければならない（あるいは、してもよい）、とする規則を採用することである。[49] さてしかし、この規則は倫理的に正当化できるだろうか。

　ロバート・ヴィーチ（Robert Veatch）やアレン・ブキャナン（Allen Buchanan）とダン・ブロックなどの研究者によれば、こうした場面で家族による代理決定が正当化されるのは、それが脳死者の利益だからであるという。これは正しいといえるだろうか？

　考察に入るまえに一点断っておこう。次の項では、主として臓器提供のケースを例にとるが、これは、このケースが次の項の基本的な主張をできるだけ簡潔なしかたで説明するのに適していると思われるからである。もちろん、臓器提供のケースは、患者の死期を早めうるふるまいの倫理性を問うという本書の主題からは外れた例である。主題との直接的なかかわりを重視するなら、臓器を提供しない脳死者の人工呼吸器を外すタイミングや、植物状態患者の生命維持に必要な措置を中止するタイミングの決定にかんするケースを例にとるほうがよいだろう。しかし、次項における論述の目的はあくまで、知覚と意識が不可逆的に喪失した患者の利益を守る、ということが意味しうることの内容を明確に理解できるようにする点にある。この目的からいえば、臓器提供のケースにそくして考察することに問題があるとは考えられない。臓器提供のケースのほうが、他のケースを用いる場合より説明に適していると思われる理由は、ドナーカードを介した選択の仕組みが、事前指示やリヴィング・ウィルの場合と比べて、あいまいな点がすくなく、単純であり、また比較的よく知られているという点にある。また、是非とも参照したいいくつかの重要な先行研究が、やはり臓器提供の問題を主な論題としていることもある。

以上断ったうえであえて強調しておけば、以下の論述の結論はすべて、臓器を提供しない脳死者の呼吸器や、知覚と意識を不可逆的に喪失した植物状態患者の生命維持医療を中止するタイミングの決定についてもそのまま当てはめて主張することができる。たとえば、植物状態の患者が生命維持医療にかんしてリヴィング・ウィルを残していない場合、本人に意識さえあれば希望するはずのことを家族が忖度し、代理に決定することは、倫理的に適切といえるだろうか。以下で述べることはすべて、この問いにたいする答えとしてもそのまま通用すると考えてよい[50]。

[8−3] 安心して眠りにつく

そこでこの項では、さきに述べたとおり、利益の概念を知覚と意識のうえの経験の意味に理解する定義(快楽説)を採用した場合、どのような結論が導かれるかの点をさきに詰めておこう。その場合、まず、大脳の完全な機能停止により、知覚と意識を不可逆的に失った時点の人間には、利益がありえない。このことは認めなければならない前提であるだろう。[51] とくに脳死者についていえば、人の死としての脳死を定義する試みには諸説あるものの、知覚や意識のある(あるいは回復する見込みのある)人をすでに死んでいるとみなして臓器を摘出することはあきらかに許されない。そのため、実際のところ、人の死としての脳死をどのように定義するとしても、臓器摘出を前提とした脳死判定基準は、すくなくとも脳死者の知覚と意識が不可逆的に失われていることを確認するものでなければならない。そこで、確実に脳死と判定され、臓器提供者の候補とみなされるようになった時点では、脳死者に利益はありえない。

さてしかし、今いった前提を認めることは、臓器の摘出が脳死者の利益にかかわりをもたないということを意味しない。今述べたのはあくまで、脳死者に、脳死した時点においては利益がない、ということでしかないからである。人は、自分で経験することのできないことが分かっている未来の事柄に、関心を持つことがある。[52] たとえば、自分の死後に残る家族の未来を想って、まだ生きているあいだに満足したり納得したり不安になったりする。自分が脳死した場合を想像する人にもやはり同じような希望や不安がありえる。もちろん自分の臓器の摘出や提供という出来事を、知覚や意識のうえで経験するということはありえない。そのことを知っているにもかかわらず、臓器を提供したいと願ったり、また臓器が切り出されることを嫌がったりするのである。

このような人が事実のちに脳死したとしよう。当然、死んだあとや脳死した時点の事柄について安心していられることや不安でいなければならないことは、生前の本人の知覚と意識のうえの経験である。そこでこの場合、脳死した時点でその臓器が摘出される（あるいは、されずにおかれる）という出来事は、まだ意識のあった時点の脳死者本人の利益、すなわち知覚と意識に関係しているのである。

ドナーカードはこのような脳死者の利益を守る手段である。ドナーカードに署名した時点で、人は自分が脳死した場合、臓器が確実に摘出される（あるいは、されずにおかれる）ことを約束され安心するからだ。[53] 端的にいえば、法によって守られるべき脳死者の利益とは、本人がすでに知覚と意識のうえで味わっていたこの安堵の感覚のことと考えうる。脳死者の利益を守る、という表現に意味があるとすれば、本人が脳死する以前に事柄について安心していたということが可能な状況を作る、ということをおいて他に考えにくい。

以上の考察を踏まえ、まえの項（[8－2]）の終わりに見た移植用臓器の不足にたいする「打開策の一案」の妥当性について検討してみよう。まず、脳死者が脳死する以前に臓器提供について想像したり何か希望したりしたことがない場合。このとき他人が、脳死した時点の本人が意識さえあれば希望したはずのことを忖度し、したがうことが脳死者の利益になる、というのは、基本的に誤りというべきである。

ロバート・ヴィーチは、脳死者の意向にかんする忖度に基づく家族の代理決定が、脳死者の利益になるという。この点について、ヴィーチは、「もしも［脳死者に］何らかの利益が残っているといえるなら、それは当然、かれに見込まれる自律性（prospective autonomy）を守ってもらうことにあるにちがいない」と述べている。すなわち、本人の価値観や信仰を知っている家族には、脳死者がかりにこれから自律性を発揮できるとすればどのような自律性を発揮するか、予想することができる。したがって、「〔脳死者〕本人がかりにそのような判断をすることができるなら自律的に選択しただろうことを推し量る」ことは、家族にとって、たんにそうすることが許されているというだけでなく、むしろ「しなければならない」ことである、という。[54]

さてしかし、知覚と意識のうえの経験だけを意味する概念として利益を理解すれば、このようにいうことはできない。脳死するまえの本人が臓器提供について想像したり関心をもったりすることさえなかった場合、本人には事柄についてこれまで一切の知覚と意識のうえの経験がなかったのである。もちろん脳死したあとも同じだ。死後に何らかの出来事がおこって初めて（＝原因となって）生前の本人に安堵感がおこるということはありえない。[55]家族がその希望を忖度したり、本人に「見込まれる自律性」から「自己決定」を導いたり、その他どのような手段を講じても、この事実を変えることはできないのである。

次に、脳死者に以前から臓器提供の有無について何か具体的な希望があった場合。ここでも肝心なことは、本人が脳死するまえの時点で、かりに脳死した場合には自身の希望どおりになることが約束されていたかどうか、その約束を本人が知って安心していたかどうかだけである。署名されたドナーカードとカード上の意志が必ず守られるというルールが、このような約束の役割を担いうる。[56]たとえ本人の脳死するまえの希望が周囲にもあきらかだったとしても、約束がなければ、家族が実際にあとでこの希望を叶えてやることは、本人の利益にならない。あるいは、すくなくとも、そのように叶えることが、当の脳死者個人の利益を直接的に大きくするということはありえない、というべきである。（ただし、後述のとおり、もっぱら間接的な意味では、これが脳死者の利益になる、と考えることのできる場合がある。）

ドナーカードを残さなかった脳死者にもいろいろな理由があるだろう。自分が脳死する可能性にそれほど現実味がなかったのかもしれない。あるいは事実ひどく不安でいたかもしれない。どちらにしても、脳死と判定された時点ではこれらの思考や感情はすべて過去のものである。不安を抱えていたにもかかわらずカードに署名しなかったのであれば、本人が不安を解消しないまま脳死してしまったという事実は、もはや変えようがない。

しかしでは、生前の脳死者がカードに署名していないにもかかわらず、家族が自分の希望を叶えてくれるにちがいないと信じて安心していたとすればどうか。もちろんこの場合も、家族が本人の生前の希望に添う決定をすることは、すくなくとも直接的には本人の利益にまったくならないと考えるべきである。家族の代理決定を待たなくても、本人はすでに安心したまま眠りについたのであり、ありうるかぎりの利益を享受していたのである。本人が脳死するまえに味わっていた根拠のない安堵感をここで裏切ったとしても、時間を遡って安堵感に影響を与えることはありえない。

たしかに、何らかの希望がありながらその旨をドナーカード上にあきらかにしていない人々について、その希望が必ず叶えられることをルールとして定めれば、これら根拠なく安心していた人々に根拠を与えることができる。より多くの人が安心していられるようになるかもしれない。しかしこのルールは実施上困難である。

最後に、脳死者がドナーカードを残していた場合。カード上の意思が尊重されるという約束が毎回必ず守られることは、カードに署名する時点で人が安心することができるための条件である。だからカードに残された希望だけはいつも叶えられなくてはならない。脳死者の利益を守る、ということには、脳死するまえの本人が安心していたということが可能な状況を作る、という意味がある。そこで、カード上の希望がいつも叶えられるようにすることは脳死者の利益になるといえるのである。[57]

いちど、まとめておこう。以上であきらかにしてきた結論はこうである。（ア）知覚と意識を不可逆的に失った時点の患者には利益がない。（イ）このような患者にドナーカードやリヴィング・ウィルがない場合、家族による代理決定を、それが患者の利益になるからという理由で正当化することは原則としてできない。しかし、（ウ）ドナーカードやリヴィング・ウィルに残された希望がある場合、これが常に叶えられるようにすることは患者の利益になる。

原則としては以上のように考える他はないように思われる。さて、これが原則であることを踏まえたうえで、しかし、原則から外れたやや特殊なケースも考えうることを言い添えて終わりにしよう。ここまで述べてきたことの要点のひとつは、ドナーカードがないかぎり、家族による忖度に基づく代理決定が、忖度される当の脳死者個人の利益を直接的に大きくすることはありえないということだった。しかし、社会状況によっては、もっぱら間接的な意味で、忖度に基づく代理決定が脳死者の利益になる場合を考えうる。

これは、まず、脳死者や家族のいる社会において次の状況が成立している場合である。すなわち、何らかの希望をもっていながらその旨をドナーカード上にあきらかにすることなく脳死した人々について、その希望をできるかぎり叶えようとする意識や取り組みがすでに社会の慣習としてあるていど成立している場合である。つまりそこでは、多くの家族が、できるかぎり脳死者の希望に添う決定をしようとする。医療者も家族にそうすることを勧める。加えて、脳死者の家族や医療者が慣習としてたいていの場合このようにふるまうものだということが、臨床の外でも広く知られている。そうした状況である。

この状況では、カードに署名していない人も、自分が脳死した場合、周囲の人々はおそらく自分の希望をできるだけ叶えようとしてくれるはずだ、と思うことができる。もちろん、これはあくまで慣習にすぎない。だれもが自分の周りの人々について、自分の場合も必ず慣習にしたがって行動するはずだと期待できるわけではない。いいかえれば、カードに署名していないどの個人の希望でも、必ず叶えられることを保証するものではまったくない。これでは安心できない人もあるだろう。しかしまた、この状況があるだけで、あるていど安心していられる人もまた存在するだろうことは想像に難くない。さて、現実に安心していた人があとで脳死するとすれば、かつて安心できていたことはこの脳死者の利益である。したがって、そうした慣習がすでにあるていどできあがっている社会では、慣習を壊さないよう、脳死者の家族がそのつど慣習にしたがって脳死者の希望を尊重しようとすることに意味があると考えうる。

植物状態患者の場合、脳死者とちがってふつう死んでいるとみなされない。しかし患者の胃瘻のチューブを外して死なせることが考慮されるさいには、本人の知覚と意識が不可逆的に失われているこ とのあきらかな場合もある。そこでこのような場合に限っていえば、脳死者の利益とドナーカード、また家族の代理決定についてここまで述べてきたことは、植物状態患者の利益と生命維持医療をめぐるリヴィング・ウィルについてもそのまま当てはめていうことができるはずだ。

[8–4] 妻の密会、死者への中傷

ここまではひとまず、利益ということばが、知覚と意識のうえの経験の意味に理解できるという前提の下で考察を進めてきた。しかし、初めに述べたとおり、利益の意味についてはこれとは別にもうひとつの解釈が存在する。同じ脳死者や植物状態患者、死者の利益について論じた先行文献の多くは、利益のことばがむしろ、欲求が実現すること、の意味に理解されるべきであることを前提している。[58] そこでこの項と次の項では、利益を欲求の実現の意味によりも、知覚と意識のうえの経験である現象の意味に理解するほうが、[8–2]項に予告してあったふたつの論拠に照らして妥当であることを示そう。

「欲求の実現」の前提をあきらかにして説明しているのは、ジョエル・ファインバーグ (Joel Feinberg) である。ファインバーグは、人の欲求の対象である出来事が現実におこること、すなわち「欲求の実現 (fulfillment of want)」と、人が自分の欲求していたとおりに物事が進んだと知って (あるいは信じて) 充足感を経験すること、すなわち「欲求の満足 (satisfaction of want)」とを区別する。さて、これらは常に相ともも

なっておこるとはかぎらない。欲求が実現していないのに本人は満足していることがある。これは本人が自分の欲求が実現したと誤解しているか、薬や催眠術などによって偽りを信じ込まされているかである。また、欲求は実現しているにもかかわらず本人が満足したり喜んだりしない場合もある。これは、そもそもこの対象を欲求したのが誤りだったと本人にも納得された場合である。人の利益は誤解や無知、催眠術などに左右される「欲求の満足」にあるのではない。欲求されるべき出来事が現実におこること、つまり「欲求の実現」にあると考えるべきだ、というのである。[59]

この理解にたってファインバーグは、個人にとって、知覚と意識のうえで何ら否定的な経験をしていないにもかかわらず、利益を害されているという事態がありえる、と明言する。たとえば、自分の妻の不倫に気づいていない夫は、悩んだり苦しんだりはしない。それにもかかわらず、妻がかれの望みを裏切っているというまさにそのことのために、夫の利益は損なわれているというのである。同様に、死者の評判を落とすような中傷も、ファインバーグの考えでは、死者の利益を損なう。そこで秘密の不倫や死者にたいする名誉毀損《きそん》は刑法で罰せられなくてはならない。[60]

アレン・ブキャナンとダン・ブロックが共同で執筆した本にも同様の議論がある。不可逆的に意識を失った人間には「経験としての利益（experiential interest）」はありえないと断ったうえで、それにもかかわらずこれとは別に「生き延びる利益（surviving interest）」がある、というのである。価値観や信仰によっては、将来何らかの特定の出来事が現実におこることに人が関心をもつことがある。あるいは、自覚的な関心はなかったとしてもそれがおこることが当人の利益となる場合がある。ブキャナンとブロックは、たとえ本人が意識を不可逆的に失ったあとでもこの類の利益は存続するという。価値あると信じられていた事柄が実際におこったときに初めてこの利益は実現し、また、これが無理になったとき初めて損なわれる。だから、植物状態患者の家族はこれが現実のものとなるよう努めなければならないというのである。[61]

ブキャナンとブロックの議論に前提されている利益の意味が、ファインバーグの「欲求の実現」と同じであることはあきらかだ。さてこの前提は妥当だろうか？

以下、ふたつ批判を行う。第一に、利益を「欲求の実現」の意味に理解してしまうと、「人の利益を法で守る」ということの内容に直観に訴える妥当な解釈を与えることができない場合がある。まずこのことをあきらかにしよう。

初めにふたつ断っておこう。第一に、欲求が実現するとき、人は満足しているのがふつうだ。欲求の実現と満足がともなっておこるふつうの文脈では、どちらの意味に利益を理解してもかまわない。一般に、生存、自由、所有といった重要な事柄にかんする人の利益を法で守る、ということの内容には、たいていの場合、以下のような議論をしなくてももっと容易に適当な解釈を与えることができるはずだ。

第二に、ファインバーグのいうとおり、事実を知ったり誤解が解けたりしさえすれば、安心や喜び、不安や悲しみが解消してしまう場合がある。このことはしかし、知覚と意識のうえの経験に限定された意味に利益を理解することが不適当だと結論する決定的な理由にはならない。誤解に起因しているとしても、安心しているということ自体に良さはあり、悲嘆に暮れること自体の悪さもある。そこで、欲求が実現することそのものと、ふつうはこれに常にともなっておこる満足や喜びそのものと、両方に良さがあることを認めたうえで、これらが遊離しておこる場合を特別に検討しなくてはならない。正しい「利益」の意味は、ふつうの場合と、こうした特別な場合のどちらにも妥当な解釈をあたえるべきだ。

そこで今、愛妻家の私が催眠術によって自分の妻が死んだと長期間に亘って思い込まされ、大きな精神的苦痛を受けたと仮定しよう。この場合、利益を「欲求の実現」の意味に理解するとすれば、現実の妻はその間ずっと私の望むとおり健康でいたのだから、私の「利益」は損なわれていないと考えなければならない。しかし、この私の悲嘆が深ければ深いほど、また長引けばそれだけ、あるいは臨床的うつ病と診断がつくかもしれないがそうなれば尚のこと、これが私の利益を損なっていないと解釈することは不自然になり、妥当性を欠くようになるだろう。いいかえれば、このような催眠行為は人の利益を損なうので刑罰に値する、というべきことがあきらかなのに、この前提のもとではそれができない。だから利益を「欲求の実現」と理解することは不適当なのである。

では逆の場合はどうか。人はたしかに死後の評判や妻の密会を心配することがある。妻が隠れて他の男に会っているかぎり、どうせ知ることはできないのだからかまわないと言いきる人はあまりいないはずだ。くりかえせば、人は知覚や意識のうえで経験することができない出来事にも関心をもつ。もちろんこのことは、その場に立ち会って経験することはできない事柄が、その事柄をまったく知覚せず意識もしていない時点の本人に不安や苦痛を与えている、ということではない。そんなことはありえない。妻が密会していることを知らないでいる私は、そんなことに思いもよらずにいるかもしれない。そのとき私はやはり平気なのである。知覚と意識のうえの経験である現象だけを意味する概念として利益を理解すれば、このとき私の利益は損なわれていない、といわなければならない。

しかし、これは利益をこのように理解することの妥当性を弱める理由にはならない。秘密の不倫や死者にたいする名誉毀損が罰せられるべきだとすれば、その理由は別に見つけることができるからだ。もういちどくりかえせば、人はこうした自分では経験できない事柄に関心をもち、不安になることがある。秘密の不倫は法で罰する、というルールを採用するべきなのだとすれば、それは、自分の経験できないところでも自分の望まないことがおこらない（あるいはすくなくとも滅多におこらない）ようにするこのようなルールがあることを知って、人が安心していられるようにするためだ、と論じることができる。妻の不貞に気づかずにいる鈍感な夫の利益を法で守るということの内容には、ひとつまえの［8－3］項に見た、脳死者や植物状態患者の利益を守る、という場合と同じしかたで、すっきりとした、もっともな解釈を与えることができる。[62]

［8－5］忖度の難しさ

利益を「欲求の実現」の意味に理解することには、さらに決定的な不都合がある。利益をこの意味に理解すると、利益という語に対応する現実がある、ということさえいえなくなってしまう場合がある。最後にこのことをあきらかにする。

たとえば、知覚と意識を不可逆的に失った植物状態患者の胃瘻のチューブを取り外すことが、本人の欲求を実現することになるかどうか。これは家族のあいだでさえ意見が分かれうる問題である。この場合、家族はとくに次のふたつの問題を解決しなければならない。第一に、リヴィング・ウィルがない場合、抽象的な価値観や信仰を持った本人が個別の事柄にかかわって具体的に何を欲求するはずか。第二に、意識を失うまえの本人が表明した欲求や希望があったとして、これが十分な情報に基づいていたか。そのように欲求したことが誤りだったということはないか。

今かりに、リヴィング・ウィルを残さずに植物状態に陥った妻について、私が「本人は生命の維持を望まなかったはずだ」というとしよう。生命維持医療を中止することが妻の「欲求を実現する」といえるためには、「もしも妻に今意識があって自分の価値観に添った希望を表明することができたとすれば、彼女は生命維持を望まない」という反事実的仮定文で表される命題が真でなければならない。問題は、この命題がその真偽を知ることのできる命題ではない、ということにある。

反事実的仮定文とは、一般に「もしもpであったならばqだった（pは事実に反する）」のかたちをした文のことである。同じように反事実的仮定文で表現される命題でも、その真偽を知ることができるものもある。たとえば、車を快調に飛ばしながら運転している私が「さっきブレーキを踏んでいれば、車は止まっていたはずだ」というとしよう。ここで表現された命題は（車のブレーキが壊れていないかぎり）真であり、このことは、物理学（力学）があきらかにする因果関係が常に成り立つことさえ前提すれば、知ることができるといえる。しかし、人のもつ抽象的な価値観とその人のとる具体的な言動とのあいだには、ブレーキを踏むことと車が止まることとのあいだにあるような、確実な予測を許す因果関係が成り立たない。利益を「欲求の実現」という意味に理解するとすれば、右のような事例において当の欲求が具体的に何を意味するのか、という問いは、その答えを知ることができないか、あるいは答えが存在しない。しかしそうだとすると、このように理解された利益という語の意味に対応する現実がそもそも本当にあるのか、という疑問が出てくる。存在するかどうかさえはっきりということのできない「利益」を法や政策を正当化するさいの根拠とすることはできない[63]。

ふたつコメントを加えよう。第一に、では、利益を知覚と意識のうえの経験の意味にとればどうか。その場合、利益という語に対応する現実があるといえるか。前述したとおり、利益をこの意味に理解すると、知覚と意識を不可逆的に失った時点における患者の欲求を家族が忖度しなければならない、と考える必要はない。そんなことをしても患者の利益になるとは考えられないからである。本人が事前に書面で希望を残していたというのでないかぎり、あとで家族があれこれ推察することはまったく患者の利益に影響を与えない。また、書面上に希望が残っている場合も、患者の利益を守るためにできることはただ書面上の指示にしたがうことしかないため、やはり忖度する余地はない。そこでまず、反事実的仮定命題の真偽は問題にならない。

さてもちろん、他人の感情や思考を直接に経験して知ることはできない。しかしこれは、他人を含む人間一般に知覚と意識のうえの経験、すなわち利益、が存在するということを、ここで改めて疑う理由にはならない。本書で取り組んでいるような主題について議論を展開したり批判したりするとき、私たちは実践的な倫理の問題を議論するに値するものとみなしているのでなければならない。そのかぎりで、他人に知覚と意識があることはすでに前提されているのである。

第二に、何らかの理由で今は意識を失っている患者があとで回復する見込みのある場合も、家族はやはり右と同じふたつの問題を解決しようとするかもしれない。これもまた本人の利益につながらないから無意味だというべきだろうか。答えは、否、だ。その場合これらの問題を解決することは、あとで意識を回復した本人が代理決定の結果に知覚と意識のうえで満足すること、つまりその意味での利益につながる、ということができるからだ。

家族は「もしも本人に今意識があったとすれば、このような治療を望んだはずだ」のように反事実的仮定文を用いた表現をするかもしれない。しかし、このように表された命題が文字どおり真である必要はこの場合にはない。文字どおりに真でなければならないのは「意識を回復したときの本人が、このように治療されたことを知れば満足するはずだ」というありふれた命題である。もちろんその真偽は、本人の意識が回復するまでたしかには知ることができない。しかしそれが真か偽のどちらかであることがたしかであるかぎり、また、あとで本人が満足できる治療についてだれも家族以上にはよく判断できないとするなら、家族の意見にしたがうことは無意味ではないのである。

[8–6] 代理決定の有効性にかんする考えかたの枠組（1）

本節ではここまでまず、知覚と意識を不可逆的に喪失した人について、その利益を守るということが意味しうることの内容をあきらかにした。以上の考察の結果を踏まえ、ここからは、本人の意向があきらかでない場合に患者の死期を早めることの是非について、一般的な検討を加えることとしたい。これはすぐ次の段落から開始して、本節の終わりまで続けよう。また、次の第9節では、患者の意向が不明なときに、とくにその家族が果たすべき役割について付言する。

［8―1］項では、患者の現在の意向があきらかでない場合を、さらにふたつのケースに区別した。患者の知覚と意識が不可逆的に失われていることのたしかなケースと、それ以外のケースである。ここでもこの区別に則って論述を進めよう。前者のケースに含まれるのは、脳死の患者と、知覚と意識が失われていて回復の見込みがない植物状態の患者である。それ以外のケースとは、知覚と意識の喪失が一時的な患者や、意識や知覚はあるが意向を表明することのできない患者などである。具体的な病態としては、一時的な昏睡、ショック状態、重度の認知症などを挙げることができる。さらにここでは、意向を表明することはできるが判断力不足と評価された人も、後者のケースに含めて考えてよい。これらの人は、その人らしい自律的な判断をすることができない、という意味で、その時点における当人の真の意向が不明な場合に数えることができるからである。†

このうち、とくに他と異なる考えかたをする必要があるのは前者の場合だが、ここではさきに後者のほうへコメントしておこう。後者の場合（患者の知覚と意識が不可逆的に失われているのではない場合）、考えかたの大枠は、患者の現在の意向を本人からしっかり聞くことのできる場合と変わらないと述べてよいように思われる（ただし、いくつか重要な留意点を後述する）。すなわち、まず、患者の死期を早めうる医療的処置は、本人の価値観と一致しているとみなせる場合や、患者の利益になる場合があると考えうる。

また、医療が患者の価値観と一致することや、患者の利益になることは、望ましいことだと考えることにも問題はない。

したがって、この場合でも、個々の患者について、患者の価値観や利益と一致する医療措置の具体的な内容をあきらかにすることが重要と考えることができる。しかし、今想定しているのは、患者の現在の意向を本人から直接にきくことができない場合である。そこで、家族など、患者に近しい第三者による代理決定を俟たなければならない。尚、当然ながら、このとき家族等に期待されるのは、あくまで患者の意向や利益を代弁する役割である。この点は強調しておく必要があるだろう。家族には、患者によるリヴィング・ウィルがあればこれにしたがい、なければ患者の価値観や性格から本人の意向を忖度しようとすることが求められる。家族がこの役割に忠実であることは今の考察における前提と理解されなくてはならない。（ただしすぐあとで述べるとおりこの前提の正しさは疑いうる。）かりにこの前提に問題がないなら、患者の意向があきらかでない場面で家族の代理決定にしたがうことには、患者の意向があきらかな場合の自己決定にしたがうのと同じ種類の良さがあると考えられる。

さてしかし、以上のことは、家族の代理決定によって患者の死期を早めうる処置が選択されたら、その選択が直ちに正当化できるということではない。一般に、患者の死期を早めうる処置をとることには、今いった望ましい側面と、それから望ましくない側面の両方がある。本書の第Ⅱ部では、具体的に望ましくない面として、社会的弱者に悪影響が及ぶリスクと、人としての患者そのものに備わる価値（尊厳）を損なう可能性の二点を指摘する。最終的に正当化できるかどうかは、選択された医療が患者の価値観や利益と一致することの望ましさだけでなく、これらの否定的な点についても同時に考慮したうえで判断されなくてはならない。

大枠は以上のとおりだが、重要な留意点がふたつある。まず、すぐ右で述べたとおり、この大枠の前提は、家族があくまで患者の意向や利益を代弁する役割に忠実であるといえることである。この前提がなければ、家族の代理決定について、患者の自己決定にしたがうことにあるのと同じ種類の良さがあると考えることはできない。しかし、第一に、実際のところ、この前提が常に成り立つとは考えにくい。現実の家族は必ずしもこの役割に忠実であるとはかぎらない。むしろ家族は、患者の利益より、自分たちの利益を優先しようとするかもしれない。したがって、現実のケースでは多くの場合、家族による代理決定は、判断力を有する患者の自己決定と比べても、正当化するのがより困難と考えるべきである。尚、家族が自分たちの利益を考慮したり優先したりすることの妥当性については、次の第9節で改めて検討を加える。

患者から直にきくことのできる本人の意向や選択と比較して、家族による代理決定を正当化することのほうがより困難と考えられる理由は、もうひとつある。（これがふたつ目の留意点である。）すなわち、患者の価値観や利益を知るうえで、リヴィング・ウィルや忖度といった手段がどれもあまり信頼できないという事実である。

リヴィング・ウィルについては、これまでも一般にさまざまな不備が指摘されてきた。たとえば、一般的なリヴィング・ウィルのほとんどは、様式が簡略すぎて、本人の細かな意向を反映しにくい。比較的健康なときに用意されていることが多いため、実際に選択が必要な時点における自分の病態についてよく理解したうえで表明された意向とはみなせない可能性が高い。本人の意向は、リヴィング・ウィルを用意した時点から判断力を喪失する直前までの期間だけを見てもすでに変わっている可能性がある。これらの点が指摘されてきた〔64〕。

また忖度についても、あまり当てにはできないと思われる理由がある。このことはさきの［8－5］項で確認したとおりである。患者の価値観や人生観にかんする抽象的な理解を根拠として、そこから治療方針にかんする患者の具体的な意向を忖度するのは容易なことではない。もちろん、前述のとおり、患者の知覚と意識が不可逆的に失われているのではない場合、家族がそのように忖度することを無意味とみなすことはできない。しかし、その場合も、忖度の結果を患者の利益につなげることが難しいと考えられることに変わりはない。

一般に家族は患者の価値観と利益を比較的よく知っていると考えうる。しかし、家族の意図が必ずしも患者の利益を代弁することにあるとはかぎらない。また、リヴィング・ウィルや忖度はそれほど頼りにならない。そのため、家族による代理決定は、判断力のある患者の自己決定ほどには、患者の利益を守るうえで有効とみなせない。加えて、患者の死期を早めうる医療的処置には、一般に否定的側面があることを指摘できる。これらの点を併せて考えると、代理決定に基づいてそうした処置をとることについては、特別に慎重であるべきと結論してよいように思われる。（ただし、次の［8－7］項で述べるのと同じ理由から、右に挙げたふたつの否定的側面のうち、社会的弱者に及ぶリスクのほうはここでも問題にならない可能性がある。)

尚、家族にとってリヴィング・ウィルと忖度しか手がかりがないことは、代理決定する家族によって最終的に選択されるのが患者の死期を早めうる処置である場合にかぎったことではない。家族が反対に生命維持的な処置を選択する場合も同じである。そこで、こちらの場合でも、家族による代理決定が患者の価値観や利益を尊重することにつながるとは必ずしも考えられないというべきである。しかし、生命維持的な処置をとることについては、生命短縮的な処置をとる場合について指摘できるのと同様の否定的な点が見当たらない。他にとりたてて考慮するべきマイナスの側面がないとすれば、あまり当てにはならない手がかりであっても頼りにするしか道はないと結論するのがおそらく適当である。

[8–7] 代理決定の有効性にかんする考えかたの枠組(2)
——患者の知覚と意識が不可逆的に喪失しているケース

以上が、患者の知覚と意識が不可逆的に喪失していることのたしかな場合以外の場合である。次に、不可逆的な喪失がたしかな場合を考えていこう。こちらの場合は、他と大きく異なるしかたで考えていく必要がある。結論からいえば、こちらの場合、家族の代理決定にしたがって患者の死期を早めうる処置をとることは、正当化できる。具体的にいえば、脳死者や回復を見込めない植物状態患者に取りつけられた呼吸器や胃瘻チューブを、家族が外すべきだと判断するなら、この判断にしたがって実際にそれを取り外すことは許容できるように思われる。

知覚と意識の喪失が不可逆的である場合で、考えかたが他と大きく異なる点は、ふたつある。第一は、患者の利益を守るということをどう理解するかの点である。すでに患者は知覚と意識を不可逆的に喪失している以上、どんなことをするとしても、患者の現在の利益を直接に大きくするということはありえない。しかし、間接的であれば患者の利益を守ることのできる状況もいくつか考えることができる。

まず、患者は、生命維持に必要な医療を拒否するリヴィング・ウィルをまえもって用意していたかもしれない。この状況では、リヴィング・ウィルを尊重することが脳死者や植物状態患者の利益になると考えうる。また、リヴィング・ウィルがない場合は、原則的にはどのような代理決定も患者の利益に影響することはないと考えられる。しかし、例外として、本人の意向を周囲が常に叶えようとする社会的な慣習がすでにあるていど成立している状況を考えうる。この状況では、家族が慣習を破らないことで、患者の利益を間接的に守ることができる（本章［8－3］項）。

さらにいえば、そうした慣習が現時点では成立していなくても、その状況のままでいるよりも、慣習をつくったほうがふだん安心していられる人々の数は増える。この意味では、各家族がそのつど患者の意向を忖度するよう態度を改めていくことは、僅かだが患者の利益を間接的に大きくするといえるかもしれない。家族の代理決定にしたがって呼吸器や胃瘻の管を外すことが、患者の利益になると考えうるのは、これらの状況においてである。

患者の知覚と意識が不可逆的に失われているケースには、もうひとつ、固有の特徴がある。このケースでは、患者の死期を早めうる医療者のふるまいにかんして、前述の否定的側面があるとは考えにくいことである。ひとつまえの［8－6］項では、否定的な側面として、社会的弱者に悪影響が及ぶリスクと、人としての患者そのものに内在する価値（尊厳）を損なうと考えられること、の二点を挙げた。どちらの点についても詳しくあきらかにすることは本書の第Ⅱ部の目的であるから、今のケースにこれらの問題が当てはまらない理由をここで十分に説明することはしない。第Ⅱ部の議論を知ったあと改めて読み返せば分かるていどに要点を述べるに留めよう。

第一の否定的な点でいうところの社会的弱者とは、具体的には、機能障害者や低所得者などのことである。リスクがあるとされるのは、生命維持や延命のために医療的措置を要する患者がこうした社会的弱者である場合である。その場合、患者の生命を維持するということは、周囲の人々にとってみれば、介護が長引くことや、経済的に支援するための支出がかさむことなど、負担の増大を意味する可能性が高い。そのため、生命維持医療を中止するという選択肢が社会的に認められると、患者は生命維持を諦めるよう周囲の人々から圧力を受けることになるかもしれない。本心では生きたいと思っているにもかかわらず、周囲からの圧力に負けて死ぬ患者が出てくるかもしれない。こうしたリスクがあるということが、生命維持医療の中止を容認することにともなう否定的な側面のひとつ目である。

本書の第Ⅱ部の議論が正しければ、このリスクは、生命維持医療の中止を含め、各種の生命短縮的な処置を容認することにきわめて一般的にともなうリスクである。しかし、とりわけ患者が知覚と意識を不可逆的に失っている場合にかんしていえば、このリスクを心配する必要はまずないと考えることができる。理由は単純だ。その場合、患者はすでに、周囲からくる圧力を感じながら選択するということができる状態にはないからである。ただし、念のためにいい添えておけば、このリスクを皆無だといいきることはできないかもしれない。実臨床では、患者に知覚や意識がないケースと、それ以外のケースとを明確に区別できない可能性がある。かりに区別が難しいとすると、前者のケースにかんして生命維持医療の中止を容認することが、後者のケースに該当する患者の一部にリスクを強いることにつながりうる。リスクの有無は慎重に見定める必要がある。

患者の死期を早めうる医療者のふるまいについては、もうひとつ、きわめて一般的に見られる否定的側面があると考えられる。ここで前提にあるのは、人という存在がそれ自体の内側に価値を宿しているというアイデアである。患者の死期を早めることは、たとえそうすることが患者の自己決定や利益に一致するという点で良い側面をもつとしても、同時に、人としての患者の存在そのものに宿る価値に反する点で望ましくない、と考えうるのである。さてしかし、本書の第II部における考察が正しいとすると、本項で問題にしているケースについてはこの点も当てはまらないといわなければならない。第5章と第6章で詳述する理由から、知覚と意識を不可逆的に喪失した状態の人には、この価値が宿っているとは考えにくいためだ。そこで、この第二の否定的側面も、今は考慮する必要がない。

二段落まえに述べたリスクの可能性だけは、慎重に見定める必要がある。しかし、かりにこのリスクがまったくないか、ほとんどないとすれば、知覚と意識を失った患者にかんして、その生命維持に必要な医療を家族の代理決定にしたがって中止することは、正当化できる。たとえ間接的で僅かだとしても、その代理決定は患者の利益を守ることにつながる決定である。同時に、その決定は、否定的な面を持ち合わせていない。

最後に、ひとつまえの項でも触れたのと同じ可能性にコメントしておこう。すなわち、ここでも、家族は患者の生命維持に必要な措置が中止されることを選ぶとはかぎらない。反対に、生命維持に必要な措置が継続されることを選択するかもしれない。脳死の患者や、回復する見込みのない植物状態患者について、呼吸器や胃瘻の管を外すことに家族があくまで反対したらどうするべきか。その場合、家族が承諾するまでずっと措置を続けるべきか。それは許されることなのか。この点も考察しておく必要がある。

本書のここまでの論述は、常にマクロ（政策）レベルとミクロ（臨床）レベルの判断のあいだの区別を前提としてきた（第1章第2節）。すぐ右に述べた問題を考察するときは、今いちどこの区別に注目する必要がある。答えは、どちらのレベルで考察するかによってちがってくるだろう。

患者の知覚と意識が失われたまま決して回復しないと分かっている場合、家族の判断でその状態を維持し続けることについては、否定的な意見が多いかもしれない。大きな理由のひとつとして予想されるのは、維持にかかるコストである。さて、この点は、マクロのレベルで問題を考察するときにはたしかに考慮されなくてはならない点である。すなわち、マクロ・レベルでは、一般に、患者ひとりひとりの利益と権利や生命の価値がどのようにすればもっともよく守られるかを考慮するだけでは不十分である。他のところで同じ資源を必要としている多数の患者のニーズや、政府の予算の上限が、同時に勘案されなくてはならない。すると、たとえば脳死者や植物状態患者の生命維持に必要な処置を継続できる日数に制限をかけるべきだとする結論が導かれるかもしれない。しかし、医療費にかけうる国の予算が十分にあると考えられるなら、必ずしもそうした結論になるとはかぎらないというべきだろう。

マクロ・レベルの判断は、臨床のレベルの裁量で決めてよい事柄の範囲を定める。医療者と家族は、この範囲の内側で治療やケアを選ばなくてはならない（［2－2］項）。しかし、かりにマクロ・レベルの判断が許すなら、臨床のレベルでは、家族の代理決定に反してまで脳死者や植物状態患者の呼吸器や胃瘻の管を外す理由は何もない。

第9節　家族の利益

［9－1］家族が自分たちの利益や負担を考慮することは許されるか

第2章のしめくくりとなる本節では、予告してあったとおり、患者の利益とその家族の利益とのあいだの対立の問題を取り上げる。

臨床では、患者の利益や意向にそった治療をすることが、患者の家族の利益や意向と深刻に対立、衝突することがある。たとえば、患者は生命維持に必要な治療を拒否しているが、家族は諦めないで欲しいといっている。あるいは、患者は他の遠隔地にある病院へ移りたいといっているが、家族が渋っている。また、本人の希望する治療を患者に受けさせると、家族の家計を逼迫《ひっぱく》する、等々の場合である。こうした場合、治療方針の決定にさいして家族の利益や意向を考慮することは必要でないだろうか。

一方では、関連領域の学術的、また政策的な議論の場において、治療方針の決定に家族の利益や意向を反映させるべきだとする意見が強く主張されるということは、あまり見られない。生命倫理を専門にする研究者のあいだでは、むしろ、臨床における家族には、ただ患者が判断力を欠いている場合に、その利益と意向を代弁する役割しか与えられているべきでないとする見方が支配的である。臨床で家族に決定が委ねられる場合があるとすれば、それは患者の利益や好みを家族がいちばんよく把握しているはずと信じられているからに他ならない。別言すれば、家族には、自分たちの利害や意向について述べることは求められていない。家族の役割と権限にかんするこの考えかたは、たんに一時的な判断力喪失の場合だけでなく、とくに患者の意識が失われ回復を見込めないケースにも当てはまるものとして理解されている〔65〕。

同様の見解は、終末期医療の倫理にかんして二〇〇〇年代の後半以降、国内のさまざまな組織や団体が立て続けに公表したガイドラインにも踏襲されている。たとえば厚生労働省「人生の最終段階における医療・ケアの決定プロセスに関するガイドライン」（二〇一八年改訂）の規定は次のとおりである。「家族等が本人の意思を推定できる場合には、その推定意思を尊重し、本人にとっての最善の方針をとることを基本とする」。また、「家族等が本人の意思を推定できない場合には、本人にとって何が最善であるかについて、本人に代わる者として家族等と十分に話し合い、本人にとっての最善の方針をとることを基本とする」。つまり、家族の役割は、自分の考えで判断する行為主体であるより、むしろ患者の利益や意向を推しはかるのに役だつ情報提供者に近い。また、本人から意向を直接に確認できる場合にかんしては、家族には何の役割も割り当てられていない[66]。

本書では第1章第2節でも、患者と家族の利益や意向が互いに対立、衝突する可能性に注目した。そこでは、患者の意向のほうを常に優先させるべきだとする見解について、論証を必要とするほど強い主張ではないとみなすこともできる可能性がある、とだけ評し、検証と吟味をさき送りしてあった。もちろん、このように評したのも、学術的討議と政策的決定の場を見るかぎり、前段落までに示したような現状があるからに他ならない。

さて、しかし、代理決定をするときの家族が、患者の利益と意向を代弁する役割に常に忠実であるべきだ、とする以上の見方にかんしては、その正しさを疑う余地がある、というべきだろう。すくなくとも、現実の臨床ではこの見方が必ずしもよく浸透し、受けいれられているとはいえない可能性がある。こうした可能性を示唆するのは、たとえば次に示すような事例の報告である。朝日新聞の記事から引用しよう。

事例⑬　介護の負担を理由に治療を拒否する家族

新潟県大和町は、越後三山のふもとの豪雪地帯にある。

二月七日夜、この町に住む九十一歳の上村カツさんは三十九・七度の高熱を出した。かぜをこじらせたらしく、起き上がれなくなった。

食べられなくなり、腕の静脈への栄養点滴を施された。しかし体は衰弱していった。意識は遠のき、幻覚症状も出るようになった。

二週間ほどたつと、点滴のしすぎで血管が硬くなり、針が入らなくなった。細った腕に、看護婦《ママ》が何度も針をさし損なうのを見て、三女の愛子さん（五十九）は、いたたまれなくなった。同時に家庭の事情が頭をよぎった。

カツさんの夫の鉄次郎さん（九十七）は痴ほう症《ママ》である。長岡市の老人保健施設に入っているが、四月には家に戻ることになっている。

「二人も介護できない。これ以上お母さんに長引かれても……」

愛子さんは「点滴をやめてください」と医師に申し出た。ほかの家族も同じ思いだった。

治療は打ち切られた。[67]

この事例の家族が口にしているのは自分たちの負担や希望である。さて、家族の主な関心が、患者の利益だけでなく、自分たちの負担にあったことを、この事例の医師らは知っていただろうか。この点、記事の文面からは必ずしもあきらかといえない。しかし、家族との話し合いをあるていど以上重んじる医療者だったとすると、こうした家族の考えについても察することができていた可能性はある。家族の意図を承知のうえで、治療を差し控えたのかもしれない。右に述べた支配的な見解によれば、家族は患者の利益や価値観について推定するつもりがなければそもそも決定権を委ねられるべきでさえない。この見解にしたがうなら、医療者は、家族にそういう役割を自覚するよう促すのが望ましいとも考えられるが、記事を読むかぎりそうした働きかけがあったとは考えにくい。ここには、原則と現実のあいだのズレがある。

また、たんに原則が守られていないことも現実にありうる、というだけでなく、こうした事例を見ると、そもそも原則がまちがっているのではないかと疑問を抱く人さえあるかもしれない。病人の世話や介護を引き受ける家族の負担は決して軽いものではないことがある。そのことを考慮すると、たとえば今の事例で患者の娘が自分にかかる負担を理由に治療の打ち切りを希望したり、医師がそれを聞きいれたりすることも問題とはみなせないと思われるかもしれない。

この問題の広がりと意義については精確に理解しておく必要があるだろう。実際、これは、患者に判断力が欠けている場合だけにかかわる問題ではない可能性がある。たしかに従来は、終末期医療の倫理とのかかわりで家族の役割に論が及ぶとしても、ほとんどの場合、患者に判断力が欠けているケースを検討する場面に限られてきた。しかしこれは、家族には、判断力を欠く患者のために代弁する以上の役割は与えられているべきでないとする見方の正しさが自明視されてきたからに他ならない。もしも前段落で述べたように、この見方が正しくない可能性もあるとすれば、その場合、家族の役割をどう捉えるかの問題は、患者に判断力があるかないかにかかわりなく常に考察されてよいテーマとして浮上してくるというべきだろう。家族と患者の利益や意向が対立、衝突することは、患者に判断力がある場合でも生じうることだからだ。そのとき、家族の利益や意向は、どこまで考慮し、重視されるべきか。これは臨床判断の全域にかかわりうる大きな問題である。

加えて、家族の問題を本書で取り上げることの意義について述べるうえでは、とくに強調しておくべき点がもうひとつある。いわゆる安楽死、尊厳死、自殺幇助の是非と、患者の家族の問題とのあいだにある特別な関連である。実際のところ、この関連があるために、家族の問題は、安楽死や尊厳死の是非を論じるさいには今や是非とも押さえておきたい重要なポイントのひとつとなっているようにも思われる。

安楽死や尊厳死や自殺幇助が許されているべきだ、のようにいう人はすくなくない。しかしそうした考えが公にされた例を見ると、病人や高齢者の世話と介護にかかる家族の負担が根拠の一部になっていることが稀ではない。たとえば、本書第Ⅰ部の冒頭に引用した新聞投書の書き手は、「[自分が]もし認知症になり、不治の病にかかった場合、[…]周囲に迷惑をかけたりしてまで生きたくない」ことを安楽死が合法化されるべきだと考える理由のひとつに挙げていた。

また、脚本家の橋田壽賀子氏が二〇一七年に出版した『安楽死で死なせて下さい』の冒頭には次の文章がある。「身の回りのことが自分でできなくなって、下の世話から何からしてもらって迷惑をかけるなら、そうなる前に死なせてもらいたい。[…]人に迷惑をかける前に死にたいと思ったら、安楽死しかありません。でも日本では、安楽死は認められていません。だからできれば、法律を作って認めてもらいたいと思っています」。尚、新聞の投稿者と橋田氏はどちらも、安楽死ということばを、オランダ等で合法化されている致死薬の処方または投与の意味に用いている。

すでに合法化された国を見ても、周囲に迷惑をかけたくないからという理由で自分の死期を早めようとする患者の割合が実際にすくなくないことを示唆するデータがある。オランダには、一九八六年から一九九〇年の五年間における致死薬の処方と投与の実態をあきらかにする目的で、主に総合診療医（general practitioners）を対象に実施されたアンケート調査がある。患者に致死薬を処方または投与したことのある医師の回答によると、そのどちらかの手段で実際に死亡した患者の七四パーセントが「［周囲に］依存していること（dependency）または無力感（helplessness）」に深刻に苦しんでいた。これは「疼痛（pain）」に深刻に苦しんでいた患者が五七パーセントだったのと比べてもより大きい数字となっている。[68]

右のコメントやオランダの数字から推すなら、患者の死期を早めうる医療者のふるまいの是非について判断するとき、家族など患者の身近にいる人々の利益も考慮に加えられるべきだとする見方は、多くの人にとってはとくに受けいれがたい見方ではない可能性がある。むしろ、家族の利益は、重要な考慮事項のひとつと理解されていることがすくなくないようにも見える。そこで、この見方の妥当性について、言及し、本書の立場をあきらかにして示しておくことには、小さくない意義があるように思われるのである。

本節では、まず次の項（［9－2］）で、患者の家族にも自分たち自身の利益を表明する機会が与えられているべきだと主張しているジョン・ハードウィッグ（John Hardwig）の議論を紹介する。ハードウィッグの考えでは、医師には臨床で患者と家族の双方の利益を天秤にかける義務がある。また、周囲に大きな負担をかける高齢者には、ときとして家族の利益のために延命を諦める義務が生じるという。フェリシア・アッウィッグのこの主張にたいしてはしかしすでに重要な批判が提出されてきている。

カーマン（Felicia Ackerman）による秀逸な批判も併せて紹介しよう。そのあとの［9－4］項では、アッカーマンの批判の不足を補いながら、問題についての本書の立場を示す。最後に、［9－5］項では、もういちど患者のリヴィング・ウィルと家族の利益との対立の問題に戻ってコメントする。ここではひとつまえの第8節で示した代理決定のありようにかんする大枠の考えかたに、一点だけ、ごくマイナーな修正を施す。

次項へ移るまえに最後、二点補足しておこう。第一に、右のふたつのコメント（新聞投稿と橋田氏の文章）はどちらも、自分が患者になったなら、家族に迷惑をかけたくないから早く死にたいと述べているにすぎない。いわば患者の視点にたって家族の利益を慮っているのである。念のためにいえばこれは、家族の立場にたって、迷惑をかけられたくないから患者に早く死んでほしいと述べることとはちがう。したがって、論理的に考えるなら、かりに前者のように理由を述べて死のうとする患者を第三者が止めるべきではないことを認めるとして、そこからたとえば、患者の周囲の人が後者のように述べているからという理由で第三者が患者に延命を諦めるよう働きかけるべきだとする結論が直ちに導けるということではない。ひとことでいえば、橋田氏の主張と、次項で紹介するハードウィッグの主張とのあいだには隔たりがある。[69]

他面、この隔たりについては、実際それほど大きくないとする見方もありうる。これは重要な点である。今かりに、橋田氏がいうように、家族に迷惑をかけたくないという理由で患者が死ぬのは許されているべきだと考えるとしよう。当然これは、家族にかかる負担がそれだけ深刻な問題だと思うからそう考えるのだろう。さてしかしそう考えるなら、患者の家族には最初から自分たちの負担や不安について自ら述べる機会が与えられているべきだとする見方を否定する強い理由は一目して見つからないように思われる。また、かりに負担にかんする家族の自己申告にも最初から耳を傾けるべきなのだとすれば、患者を死なせることが正当化できる理由として家族の負担はどこまで重視されるべきなのか。これはすくなくともいちど真剣に検討されるべき問題として出てくるというべきだろう。

ふたつ目の補足点に移ろう。病人やケガ人の受ける医療の内容によって家族が大きな影響を受けるのは、たんに福祉的な社会制度が不十分だからにすぎない、と思われるかもしれない。目指すべきは制度の不備をなくすことであり、これができれば、家族の負担は解消し、患者と家族のあいだの対立について考察する必要も生じないはずだ。こう考えられるかもしれない。これがきわめて重要な指摘を含む考えであることは疑いえない。しかし、この考えにもいくつか誤りがある。

まず、現行の制度に不備があることは認めても、それはなくそうと思えばすぐにすべてなくすことができるような不備ではない。すでに現状で家族に負担がかかっているとすると、その原因が社会制度にあることをただ指摘するだけでは、問題を解決したことにはならないはずである。たしかに制度上の問題も検討するべきだ。しかし、臨床レベルの課題についても、政策レベルの課題と同時並行的に検討していく必要がある。

また、たとえ理想的な制度が実現しても、だれかが深刻な病気をしたときに家族に及ぶ影響が完全になくなるということは考えにくい[70]。たとえば、医療費や介護費にかかる患者の本人負担分をゼロにすることが理想的であるとはかぎらない。もしもゼロにするべきでないなら、患者と家計を同じにする家族には必ず経済的な影響が及ぶ。また、生活のスタイルやサイクルを変えること、病人やケガ人が見せる気持ちの揺れや落ち込みに長くつきあうこと。これらのことも家族にとっては大きな負担になりうるが、同時に、この種の負担はお金が十分にありさえすれば完全に回避できるものとは考えにくいだろう。

[9-2] 病人には家族のために死ぬ義務があるか

ジョン・ハードウィッグは、病人の世話や介護のために家族にかかる負担が大きく、またとくに当の病人が高齢である場合、病人には家族のために延命を諦める義務があるという。ハードウィッグの論文の中で病人に死ぬ義務が生じると主張されているのは、具体的には次のような状況だ。

病人の家族は「一週間のうち七日間、一日の二四時間、介護するか、そうでなくても介護の全般について指示を出す役割を担ったりするか」しなくてはならないことがある。ハードウィッグの考えでは、こうした状況が何年も続けば、家族は「自分のための時間も、自分の人生もなく、消耗する」。また、病人は介護していると「だんだんよそよそしく、無口に、反応もすくなく、他人のように、心が通わなくなってくる」ことがある。そのような相手とは「ただ一緒に住んでいるだけでも、感情的に荒んでくる」[71]。

中には、介護のために「仕事を辞めたり、ライフスタイルを大きく変えたり」しなければならない家族もある。その結果「貯金が底をつく」ことや「主な収入源を失う」こともある。尚、ハードウィッグはこの点について、単純に経済的な問題としてのみ理解されるべきではないという。いちど仕事を辞めた人にとっては多くの場合、再就職は容易でない。このことは「介護者の残りの人生の質を低くする」だろう。また、医療や介護にお金がかかると、家族の中の若い人が「大学へ進む機会を失う」ことさえあるかもしれないが、そういうことがあれば「［その若者の］人生の全体が決定的な影響を受ける」といってよい。[72]

以上のような状況では、ハードウィッグは病人のほうに死ぬ義務があるという。ハードウィッグの考えでは、「家族や愛する人を持つ人には、常に、自分の人生にかんして自分勝手あるいは自己中心的（selfish or self-centered）な決定をしない義務がある。私たちには、愛する人の人生を深刻な脅威や質の大きな低下から守るよう努める責任がある」[73]。そこで、「たとえ本人が生きているほうがよいと思う場合でさえ、死ぬ義務（a duty to die）は生じうる」という。[74] 尚、ハードウィッグによれば、この義務は、生き続けたときに家族にかかる負担が大きいほど、また患者が高齢であるほど、大きくなるとされる。[75]

以上の主張については、批判を紹介するまえにひとことコメントしておこう。ハードウィッグは、本人が死にたくないといっていても、患者には死ぬ義務があるといえる場合があるという。さてしかし、現実にそのような場合がおきたとして、この義務は具体的にはだれに何をすることを要求するのか。ハードウィッグの議論は実のところこの点がややあいまいであるように思われる。

もちろん、患者が自分にはハードウィッグのいう死ぬ義務があると自ら悟るのであれば、問題は生じないだろう。自分から、生命維持に必要な治療を拒否したり、致死薬を服用したりしてくれるなら、当該義務は滞りなく遂行される。問題は、本人があくまで死にたくないという場合である。通常、ごく一般的なこととして、だれかに何らかの行為をする義務がある、といわれるときは、周囲の人々には、本人がそのことに納得して自ら義務を履行しようとするのを期待して見守る以上のことが正当化されたり要求されたりするはずである。たとえば、私には無銭飲食をしない義務があるはずだが、これはもちろん、たんに私が自分でもそのとおりだと納得できる場合だけ無銭飲食をしなければそれでよい、ということではない。私が納得せず、どこかの店で無銭飲食しようとしたら、当然、店の人には私を拒否することが許されるだろう。警察には私を捕まえることが要求されるにちがいない。さてハードウィッグは、周囲に多大な負担をかけている患者には死ぬ義務があるという。しかしでは、当の患者がそのことに納得しない場合、具体的にはだれが何をすればよいのか。

この点についてハードウィッグは、右記論文と同じ本に収録された別論文の中で、医師の役割に言及しながら、ただ次のようにだけ述べている。家族にかかる負担について患者が一顧もしていないように見える場合、医師は、「治療選択によって家族に及ぶ影響を患者にもはっきりと分かるよう示す」べきである。つまり、患者があくまで死にたくないという場合、医師の側にもするべきことがある。具体的には、患者に向かって、あなたがあくまで生きようとするとあなたの家族にこれこれの負担がかかるということを伝えなくてはならないというのである。また医師に要求される仕事は他にもある。ハードウィッグの考えでは、「家族のメンバーが、自分たちの訴えによって患者の決定が変わることを願いながら、意見を表明」できるようにすることも多くの場合適切である。そこで医師にはこの目的のための場としての「家族会議（family conference）」を設けることが要求されるという。[76]

しかし、以上のように述べるだけでは問題が解消しないことはあきらかだ。医師があいだに入って家族会議を開き、家族の意向や負担が患者にも知られるようにするとして、それでもあくまで患者が死にたくないといったらどうするべきか。この点が問題として残るだろう。実際、ハードウィッグはある時点では、医師が「患者に、健康と幸福と、ときには命そのものさえ犠牲にするよう促す」べきであることを示唆している。[77] これはかなり踏み込んだ提案だといってよいように思われるが、しかしではさらに、そう促しても尚、依然として患者が命を諦めようとしない場合は、どうするのか。

この場合についてハードウィッグはあきらかに明言を避けている。一目するかぎり、ハードウィッグの以上の議論の延長線上にあると思われるのは、生命維持医療の強制的な差し控えや中止が場合によって正当化できる、という結論である。具体的にいえば、医師は、中立の立場から見て、家族の負担のほうが大きすぎると思われたなら、たとえ患者が生命維持に必要な医療を求めていても、それを提供するのを拒むべきである。あるいはまた、家族が望むなら、たとえば患者が眠っているあいだに致死薬を投与して速やかに殺すことでも容認できる、とする結論さえ導かれるように思われる。（すくなくとも、作為と不作為の区別がそれ自体で道徳的に重要であるとする見方を受けいれないとすれば、この結論を否定する理由は一目して見つからないというべきだろう。）

ただし、実際のハードウィッグはそこまで述べていない。もしかすると、ハードウィッグは何かしらもっと穏当に見える別の結論が擁護できると考えていたのかもしれない。たとえば、患者と家族でどうしても折り合いがつかない場合、最終的には患者の決定にしたがう他ないといった結論である。[78] しかしいずれにしても、この点についてハードウィッグは明言していない。このことは留意しておこう。

さて、ハードウィッグの以上の主張については、すでに重要な批判がいくつか提出されてきている。[79] ここでは、とくに秀逸と思われる批判をひとつ紹介し、次項でハードウィッグの主張の妥当性を検討するための準備をしておこう。

フェリシア・アッカーマンは、ハードウィッグの主張が、「高齢者と病人（the old and ill）のことを低い価値しかないとみなす徹底した社会的偏見」に基づいているという。端的にいえば、高齢者と病人は、自分の家族にたいしてであっても負担をかけるようなことをしてはならない、という理解が前提になっているというのである。[80]

この理解がどれだけ不当なものかの点について、アッカーマンは、既婚女性にたいする社会の偏見とのアナロジーに訴えて説明している。以前から、既婚女性たちは、自分の家族にたいしてであっても負担をかけるようなことをしてはならない、と教え込まれてきた。女性は「男性に服従しなければならない」という考えかたが、長いあいだ広く無批判に受けいれられてきた。そのため「多くの結婚した女性は、自分の家族にとって負担になる生きかたはしたくない」と考える。たとえば、「すこしでも家の外へ働きに出るのであれば、自分が仕事をしているために家族が不便な思いをすることは避けるようにしなければならないという社会的な圧力」がかかる。また、こうした見方を受けいれない女性たちは「直ちに自分勝手だと非難されるリスク」を負う。ところが、同時に、男性が仕事で家を空けることについては家族に負担をかけていることとして認識されることさえあまりない[81]。

アッカーマンは、米国では一九五〇年代まで社会を支配していた以上のような考えかたも、今日では「リベラルな人々に不快感を与える」ようになったという[82]。日本の場合、同様の考えかたが今も社会に蔓延《まんえん》しているというべきかもしれない。とはいえ、純粋に女性だからというだけで生きかたの選択の幅がこのように狭められてしまうことにかんしては、国内でも正当化できない偏見だということが今日までに徐々に了解されつつあるはずだ。

アッカーマンの理解では、かつて既婚女性を苦しめたのと同じ類の偏見が、今日の高齢者と病人に社会的な圧力をかけている。高齢の病人には家族の迷惑になるまえに死ぬ義務があるとするハードウィッグの主張は、この誤った社会の態度を反映しているにすぎない。正当化できないのはこのためだというのである。

アッカーマンによれば、「お互いに相手の世話をすることにともなう負担を受けいれあうことは、家族であるということそのものの一部」である[83]。したがって、男性と子どもだけでなく、女性と高齢者にも、自分の家族に負担を強いることが許されていなくてはならない。だれにでも、「家族に負担をかけることになるなら申し訳ないとは思うが、それでも私は自分の人生を第一に考える」のようにいえるときが同じだけなければならない[84]。病気の高齢者がこのようにいう場合だけ、自分勝手だと非難したり、かれらには死ぬ義務があるなどといってかれらの選択を阻んだりするのは、高齢者だけに過分の自己犠牲を強いることであり、不適切である。

ハードウィッグは、病人の世話や介護で家族にかかる負担が大きすぎると考えられる場合の例として、生活スタイルの変更を余儀なくされること、仕事を辞めなくてはならないこと、主な収入源を失うこと、進学を諦めること等を挙げた。アッカーマンはこれらの具体例をひととおり確認したうえで、これを受けいれがたいというハードウィッグの主張は「仰天するほど説得力に欠ける（astonishingly weak）」と一蹴している。[85] たとえば、シングルマザーや、非協力的な夫を持つ専業主婦の母親は、「一週間のうち七日間、一日の二四時間」、乳児や幼児の世話にかかりきりの場合がある。子どもが生まれたら、親の一方が仕事を辞めたり、「主な収入源を失う」ことになったりすることも、稀なことではない。[86] しかしもちろん、子どもを世話するためにその家族にこうした負担がかかることは一般に受けいれられていることだ。だから高齢者の介護が同じていどの負担を家族に強いる場合だけ大きすぎるとなじるのはまちがっている。アッカーマンがいいたいのはそういうことだろう。

尚、アッカーマンが挙げたのは、子どものために親が引き受ける負担の例しかないが、他の組み合わせも考えうるだろう。たとえば、配偶者の勤務地が変わったから。姉妹兄弟が多いから。これらの理由でも、家族のだれかが仕事を辞めたり、進学を諦めたりしなければならないといったことはおこる。

ハードウィッグの主張に問題が含まれていること、またそれがどこにあるかを指摘するアッカーマンの手並はいかにもあざやかである。しかし、この指摘の正しさについても、さらにいくつかの疑問や反対意見が生じうることを予想できる。次項では、予想できる反対意見に応酬を試みながら、アッカーマンのアナロジーにまちがいや綻《ほころ》びがないかすこし丁寧に点検してみよう。そうすることが、争点をより的確に把握し、ひいてはより確実なしかたで解決していくことにもつながるはずである。

[9-3] 延命と進学

アッカーマンの指摘はいかにもあざやかだが、いくつかの疑問あるいは反問を招くことが予想できる。ここでは疑問を大きくふたつ挙げて検討しておこう。アッカーマンは、私たちの社会では高齢者が若者よりも冷遇されており、そのことが道徳的に問題であるという。しかし第一に、実際のところ、私たちの社会で高齢者が若者よりも冷遇されているという理解は正しいだろうか。また、かりにこの理解が正しいとして、第二に、高齢者を若者よりも冷遇することは本当に道徳的に問題のあることだといえるだろうか。以下の論述の主眼は、このうち第二の疑問に答えることにあるが、これを十全なしかたで行うためにも、本項ではまず、ひとつ目の疑問から検討しておこう。

アッカーマン自身が指摘するとおり、子どもの世話や養育が家族に強いる負担は、ときに、高齢者介護の場合と比べても見劣りしないほど大きいことがある。このため、子どもの世話にかかる負担についても、家族が引き受けなかったり避けたりすることは十分におこりうる。またそうした家族の態度は、すくなくともあるていどまでは、社会的に容認されてもいると考えることができるだろう。

たとえば、親は、子どもの食事や入浴の世話に時間をかけようとしないかもしれない。養育や教育にかかる費用を出し渋るかもしれない。実際、月々の生活費を切り詰めたり借金したりしてまで子どもを大学に行かせられない、のようにいう親の選択は、社会的にも許容されていないとはいえないにちがいない。（ハードウィッグは、大学へ進む機会を子どもから奪うくらいなら、高齢者が高額の生命維持医療を諦めるべきだと主張していた。しかし、大人が子どもに進学の機会を諦めさせるのは何も医療費のためだけとはかぎらない。）そこで、私たちの社会において、高齢者介護にかかる負担の場合だけ他の場合より特別に忌避されているだとか、その場合だけ忌避することが社会的にも容認されているなどと考えるのはまちがっているのではないか。と、このような反問が出てくるかもしれない。

さてしかし、この反問は、出てくることを予想することができるものの、応酬することも可能である。たしかに、子どもでも冷遇されることがある。しかし、すくなくとも前段落に述べたていどの冷遇では、今問題にしている高齢者への冷遇と比較して同等とみなすことはできないはずである。

もういちどいえば、高齢者の介護や治療にともなう出費や不便を避けるために家族がするかもしれないこととして今その是非が問題になっているのは、高齢者に生命維持を諦めさせることである。ハードウィッグは、死にたくないという高齢者に命を犠牲にするよう説得することがときに正当化できるという。この態度を、たとえば子どもをときどきお風呂に入れないことや進学させないことといったふるまいと同列に扱うのは無理がある。たしかに私たちは、学費の高い学校を志望する子どもにたいして、家族の負担になるから諦めなさい、のようにいうかもしれない。しかしこのことと、まだ死にたくないという高齢者に向かって家族の負担になるから諦めなさい、のように諭すこととが同じレベルのことであるとは決して思われない。両方を比較すれば、高齢者だけにより大きな自己犠牲を強いていることになるのはあきらかだろう。

念のために強調しておけば、子どもにとって進学を諦めることの不利益など取るに足りない、ということがいいたいのではない。教育には一般にきわめて大きい価値がある。教育が個人の幸福に寄与するということは、たんに学歴が偏重される社会でだけ成り立つ現象でなく、人間にかんする普遍的事実だと思われるし、また、人によっては学費の高い学校で受けられる教育が最適の場合もあるにちがいない。

しかし、このことを認めても尚、学費の高い学校に進むのを諦めることと、死にたくない人が生きるのを諦めることとを並べて両者同等の事態であるかのように考えるのはあきらかにおかしい。次の状況を想像してみよう。同じ年齢の人がふたりいて、ひとりが進学を諦めるか、そうでなければもうひとりが命を諦めなければならない。この状況では、だれでも前者が進学を諦めるべきだと考えるだろう。さてでは、この例をすこし変えて、後者だけが高齢者だとすればどうか。その場合だけ、前者が進学を諦めることと後者が命を諦めることとは同ていどの犠牲になるはずだと考える人があるとすれば、そう考える人は、若者と高齢者のそれぞれにたいする態度を変えているということになる。

もっとも、子どもの世話にかかる負担を避けようとする大人のほうも、もっと残酷なことをする場合がある。ほとんど食事を与えなかったり、小学校にさえ通わせなかったり、撲りつけて殺したりする親さえいる。このようなケースなら、高齢者に命を諦めさせることと同等視しておかしくないかもしれない。しかし、いうまでもなく、このようなケースは、育児放棄（ネグレクト）や虐待として、社会的にも強い非難に晒されている。したがって、これと高齢者を死なせることとを類比させて、一方が許されるから他方も許される、のように主張することはできないのである。（ハードウィッグは、病人を介護していると「他人のように心が通わなくなって」きて、「感情的に荒んでくる」ことがあるという。しかしこのことは、高齢者を死なせてよいと考える理由にはならない。育児放棄や虐待をする親も、子どもを世話しているときに同様のことを経験するはずだが、だからといって育児放棄や虐待が正当化できるわけではないからだ。病人の介護がだれにとっても常に過酷な経験であるわけでないのと同様に、子育てもまたすべての人に幸福をもたらすわけではない。）

［9－4］高齢者の命には小さな価値しかないか

続けて、さきのふたつ目の疑問に移ろう。アッカーマンは、高齢者や病人を若者と異なるしかたで扱ってはならないという。しかし、これは本当にそういえるだろうか。

アッカーマンによれば、高齢者にたいする社会の態度は、女性にたいする社会の差別的な態度と同質のものだという。たしかに、女性にたいしては周囲の迷惑になることをするなといいつつ、男性が同じことをしても大目に見るというのでは、いかにも筋がとおらない。しかし、性差と年齢差とは別問題ではないか。若者が周囲の負担になるのはかまわないが、高齢者はそうでないと考えることは、本当に正当化できないことだろうか。子の養育のために家族の生活が影響を受けるのはしかたのない（あるいは当然の）ことなのだが、高齢者の世話のために家族が同様の影響を引き受ける必要があるとまでいうことはできない、と考えてよいのではないか。と、このような趣旨の反問がおきるかもしれない。

子どもと高齢者を異なるしかたで扱うことに問題がないと思われるとすれば、それはなぜか。想像できる理由はいくつかあるが、ここではもっとも直接的と目される理由に検討を加えておこう。[87] アッカーマンのアナロジーに違和感を覚える人は、次のように考えるかもしれない。子どもと高齢者を異なるしかたで扱ってよいのは、若い人の命が支援に必要な負担を引き受けるに値する一方で、高齢者の命はそうでないからだ。子どもの命と成長にはあきらかに大きな価値がある。つまり、保護や支援のために必要な負担が相当ていど大きくても、その負担を周囲が引き受けるに値する。しかし、高齢者の命と生活にはそこまで大きな価値があるといえないのだ、と。こうした考えは、人まえで口にすることは憚《はばか》られがちと思われるが、内心では否定できないように感じている人がすくなくないかもしれない。高齢の病人には死ぬ義務があるという主張にいくらかでも説得力を覚える人があるとすれば、それはこのように考えているところがあるからなのかもしれない。

この考えは妥当だろうか。以下、この考えについて、すでに本書中に述べてきたことを一部くりかえすことで、いくつか難点があると思われることを指摘して終わりにしよう。

今の課題は、ごく一般的なレベルでいえば、人の命になぜ、どのていど価値があるかという問いである。さて、人の命に価値があると考えられる理由についてはいくつか説明のしかたがあるが、実のところこのうちの有力な見解のひとつは、高齢者より若者の命のほうが価値が大きい（あるいは、より大きな負担を引き受けてでも保護するに値する）という主張をたしかに支持するように見える。当の有力な見解によれば、人の命に価値があるのは、生きることが喜びや幸福をともなうからであり、またそのかぎりにおいてである。また、本人が幸福であるほど、別言すれば、生きていく中で本人の経験する幸福の量が多いほど、人の命はそれだけ大きな価値を有する。

この見解が正しいとすると、高齢者より若者のほうが一般に命の価値が大きいという結論は否定しがたいように思われる。誤解のないようにさきに断っておけば、これは、事実として若者のほうが高齢者より日々を幸せに生きていることを否定できないから、ではない。内閣府は近年、高齢者を対象とする各種の意識調査を数多く実施してきたが、これらの調査の結果は、一貫してくりかえし、高齢者のほとんどが自分の生活に満足しているらしいことを示してきた。たとえば、六〇才以上の男女を対象に実施された平成二七年度の「高齢者の生活と意識に関する国際比較調査」の結果によれば、「現在の生活に満足しているか」の問いにたいし、約九割の人が「満足している」かまたは「まあ満足している」と答えている。[88] こうした結果を見るかぎり（あるいは、これと反対の結果を示す他のもっと信頼できる調査があるというのでないかぎり）、高齢者が日々を幸せに生活していないとする見方は事実に反するといって差し支えないと思われる。

それでも、幸福の量で比べたときに高齢者より若者のほうが命の価値が大きいと結論しなければならないように思われるのは、単純に、両者のあいだでこれから生きていく時間の長さに差があるために他ならない。若者には前途があるが、高齢者の老いさきは短い。調査を見ると、高齢者は事実として日々を満足に暮らしているらしい。それでも、その日々は長くは続かない。若者と高齢者について、両者がこれから経験するはずの幸福の量の累積で比較すれば、ごく一般的な傾向として、若者のほうが今後より多くの幸福を経験していくだろうことは疑いえない。

さてしかし、肝心なことは次の点にある。以上で述べたことがかりに正しいとしても、そのことは、家族に大きな負担のかかる高齢者には死ぬ義務があるというハードウィッグの主張を直ちに正当化するものとはみなせない。なぜか。理由はふたつ挙げることができる。第一に、ここで今取り組んでいるのが、高齢者の命か若者の命かの二者択一の問題ではないからである。また第二に、人の命に価値があると考えられる理由については、生きることの喜びや幸福だけによって説明する右の見解以外にも、有力な見解がいくつかありうるからである。

第一点目から順に敷衍しよう。今取り組んでいるのは、高齢者の命か若者の命かの二者択一の状況ではない。念のためにいえば、二者択一の状況は、医療政策上のマクロ的な課題としてなら、現実にも生じうる。たとえば、お金や人や設備などの資源にかぎりがあって、若い病人と高齢の病人のどちらか一方にしか生命維持に必要な医療を施せない。あるいは、生命維持のために同じ治療を必要とするさまざまな年齢の患者が合わせて一〇〇人いるが、資源が不足していて五〇人しか救えない。こうした状況では、命の価値が幸福の量によってのみ決まるとする右の見解にしたがうと、若者の命を（あるいはより若い人の命から順次）救うべきだという結論が正当化されるといってよいかもしれない。[89]

今の問題はしかし、これとは別の状況である。高齢者を生かしたときに若者が失うかもしれないとされているのは、あくまで（ハードウィッグのことばでいえば）「残りの人生の質」の高さであるにすぎない。具体的にいえば、貯金や主な収入源、自分のための時間、また学費の高い学校で学ぶ機会等である。命まで失われるわけではない。したがって、すくなくとも、各人について単純にどちらのほうがこれから長く生きるかを比較するだけでは、今の問題にたいする答えは出てこない。ハードウィッグの主張が直ちに正当化できるわけではない、とすぐ右で述べたのはこのためである。

もちろん、この状況でも、個人の命にはその人に経験できる量の幸福とちょうど同じだけの価値しかないとするさきの見解にしたがうとすると、その場合、高齢者の残りの命に含まれる幸福の全量よりも、収入源や進学の機会を失うことによる若者の幸福の減少分のほうが大きいときには、常に、若者に我慢しながら生きてもらうより高齢者に死んでもらうほうがよいと結論されなくてはならない。では、はたして、この比較で若者の幸福の減少分のほうを大きいと考えることが正しいということは、ありえるか。この問いを考察しなければならない。

一方では、そのような考え（若者の幸福の減少分のほうが大きいという考え）をする人がたとえいるとしても、ほとんどの場合それは、高齢者の生活の価値を不当に低く評価する差別的でまちがった社会的偏見の影響下にあるにすぎないように思われるだろう。すくなくともアッカーマンならそう断言するにちがいない。また実際、たとえば進学のような例で考えるなら、アッカーマンの指摘はきわめて強力であるように思われる。端的にいえばこれは、あくまで死にたくないという祖父や祖母に死んでもらうか、それとも孫が学費の高い学校を諦めるかの選択である。たとえ人の命の価値はそこに含まれる幸福の量だけで決まるとするさきの見解にしたがうべきだとしても、この選択で祖父や祖母に死んでもらうほうがよいという人の主張については、高齢者の日々の満足度を低く見積もりすぎているか、学歴を偏重しているか、あるいはその両方の理由でまちがっていると結論してよいように思われる。一般に、今の問題に取り組むときには、自分の判断が社会的偏見によって歪められていないか、何度も省みる必要がある。

他方で、しかし、アッカーマンの指摘の重要さを十分に留意したうえであえていえば、介護負担のありようにかんするあらゆる可能性を考慮した場合、右の比較で、若者の幸福量の減少分のほうをより大きいとみなす判断が、常に例外なくただの誤った偏見にすぎない、とまでいいきることはできないように思われるかもしれない。介護にかかる負担はときとしてきわめて大きくなることがある。もちろんこれは介護の経験が常にただつらいものでしかありえないということではない。たいていの介護は、喜びや楽しみもともなうだろう。絆の深まりにつながる場合もあるにちがいない。しかしまた、家族の利益を全体として見たときに大きく損なう介護もまたありうることは否定しにくいかもしれない。国内では、介護疲れが原因と思われる殺人や心中の事例は、一九九八年から二〇一一年の一四年間で、すくなくとも五五〇件あったとされる[90]。身内を実際に殺すほど精神的、体力的、経済的に追い詰められた人の数がこれだけあるということである。こうした事例に注目すれば、中には、高齢者に生きるのを諦めてもらったほうが家族全体の利益が増すといえるほどの場合もあるという見方さえ、否定しきれないように思われるかもしれない。

そこで、人の命の価値の大きさが当人の経験する幸せの量によってのみ決まるとするさきの見解にしたがうなら、高齢者には家族のために死ぬ義務があるというハードウィッグの主張は、もしかするとその妥当性を最終的に否定できないかもしれない。しかし、それでもこの主張を受けいれるべきでないとすれば、それは、第二に、人の命の価値の根拠にかんするさきの見解が、そもそもまちがっているかもしれないからである。

命の価値が生きることとの喜びや幸せによってのみ説明できるとするさきの見解には、いかにも極端で受けいれがたい含意がある。ハードウィッグは、家族会議を開いて高齢者に延命を諦めるよう諭すことでも正当化できるかもしれないという。しかし、かりにさきの見解に忠実にしたがうとすると、正当化できるのは、家族会議の開催だけでは済まなくなる。あくまで死にたくないという高齢患者の生命維持に必要な医療を強制的に中止することや、あるいはまた、家族が直接に手を下す介護殺人でさえ、正当化できると結論しなくてはならない場合が出てきうる。（介護殺人が家族全体の利益になりうるという前段落の理解が正しいとすれば、これはそこから論理的に導かれる結論である。）これらの結論はしかし、あきらかに受けいれがたい。それは、ハードウィッグもあえて首肯しなかった結論だ。

人の命に価値があると考えられる理由については、生きることとの喜びや幸せによって説明できるとするさきの見解の他に、まだ有力な見解がいくつか存在する。他の見解にしたがえば、今述べたあきらかに受けいれがたい結論を避けることができる。ひとつは、当人に生きていたい、まだ死にたくないという意向がありさえすれば、そのこと自体が、個人の命に、それを破壊してはならないと考えるに足りるだけの価値を付与するとみなす見解である。平たくいえば、死にたくないという個人の意向や自己決定には特段の重みがある、という見方である。[91]

また、本書の第Ⅱ部の後半では、さらにもうひとつ、人の命や存在に内在する価値のアイデアを導入する。このアイデアが正しいとすれば、人という存在はそれ自体で内側に価値を宿すため、たとえ本人が不幸でも、また生きる意欲さえなくしていても、依然としてその命にはこれを破壊してはならないといえるだけの価値がある。

これらふたつの見解のうち、どちらか一方でも正しければ、生命維持医療の強制的な中止や介護殺人が正当化されるという結論は回避可能である。孫の学費を残すために死にたくないという祖父や祖母を殺したり死なせたりすることはあきらかに不正である。しかしなぜそれが不正であるか説明するに当たっては、祖父や祖母がどれだけ幸せに生きているかの点を力説することは必要でない。かれらが死にたくないといっているということ自体が重要だと考えるほうがおそらく適切である。また、かれらの命や存在そのものに価値があるため、当人が幸せかどうか、死にたくないといっているかどうかにかかわらず、死なせてはならないのだと考えることのできる余地も残っている。

[9-5] リヴィング・ウィルと家族の利益との対立

以上の議論を踏まえて、もういちど、患者が判断力を失っていて今の意向が不明である場合に戻って考察しておこう。この場合、家族の利益や意向はどこまで重視されるべきだろうか。

結論からいえば、この場合も、とくに患者の知覚と意識が不可逆的に失われているというのでないかぎり、基本的な考えかたは以上述べてきたと同じ(すなわち、家族の利益が患者の利益に優先されるべき場合はない)でよいように思われる。治療にかんする選択が、患者にとっては生きるか死ぬかの選択でありうる、という点に変わりないからである。たとえ患者の意識レベルが一時的に低下していて、その場では死ぬことを嫌がったり恐れたりできない場合でも、回復後に患者は死ななくて良かったと思うかもしれない。もちろん、意識や判断力のない患者がかりに意識や判断力がありさえすれば希望するはずのこと（あるいは今どのような処置を選んでおけばあとで意識や判断力を回復したときの本人が満足したり苦しんだりするか）を周囲が推し量るのは難しいことかもしれない。しかしすくなくとも、患者が生きたいと思うだろうことがあきらかであるにもかかわらず、家族がもっぱら自分たちの負担だけを理由に患者の死期を早める処置を選択することが許されるとは思われない[92]。

ただし特別な論点もある。かりに判断力が失われていないなら、たいていの患者は、家族の負担や懸念や不安についても感じとるなり話し合うなりして、最終的な選択をできるだけ家族にも納得のいくものにしようとするにちがいない。ほとんどの場合、家族が安心して楽しく生きていけることは、患者にとっても重要なことであるはずだからだ。ところが、意識や判断力のない患者は、その場で具体的に発生する家族の懸念まで考慮して自分の意向を新しく形成することができない。これでは家族の利害が完全に省みられなくなる可能性もある。それは患者にとっても本意ではないかもしれない。

しかしこのことは、家族が自由に自分たちの不安について述べるのを医療者がそのまま聞きいれるべきだと考える十分な理由にはならないだろう。医療者の心づもりとしては家族にあくまで患者の代弁者としての役割を自覚するよう促すのがおそらく正しい。すなわち、患者にリヴィング・ウィルがあればそれにしたがい、なければその意向を忖度するべきだと理解してもらうようにするのがよいだろう。ただし、家族の抱える懸念についてもやはり無視できないと感じるなら、「自分たち（家族）の負担についても考慮するはずの患者がそう考慮したうえで何を希望するかにかんして、信じるところを述べる」よう家族へ働きかけるとよいのではないか。「自分たち（家族）の負担を直接に考慮して考える」こととの差は僅かかもしれない。しかしその差の意義を家族が了解しているとすれば、最終的な選択の中に実質的なちがいとして現れる場合もあるだろうことは想像にかたくない。

最後に、もうひとつ別に検討を要するのは、本人の（判断力だけでなく）知覚と意識が今失われており、しかも回復を見込めない場合である。これは次の事情から特別な検討が必要である。すなわち、この場合、今の治療方針の選択が患者の利益を増したり損なったりするといえるかがあきらかでない。たとえば患者の意向や価値観を尊重した治療方針の選択がなされたとして、そのことを当人が今後も決して知りえない場合、そのようなしかたで本人の価値観を尊重することがどのような意味で患者の利益を守ることにつながるといえるのか、一見して不明である。

この点については本章の［8―3］項で考察した。考察の結論を再確認しておこう。［8―3］項における考察が正しいとすると、患者の知覚と意識が不可逆的に失われた場合でも、患者の意向にそくした治療方針の選択を支持する理由がないわけではない。これは事実多くの人が、末期に意識を喪失する可能性とその場合の死にかたについて（否、それをいうなら死んだあとの葬式や墓地についてさえ）、まだ意識のある時点で想像したり好みを有したり不安がったりするためである。不思議なことかもしれないが、これは止めろといわれてもそうそう止められることではない。そのため、人の死に際や死んだあとの扱いについては、本人の意向にしたがうべきとするルールを設けておくことには若干の利点がある。つまり自分の死に際や死後について思いを巡らせるすべての人が安心して死んでゆくための助けになるという利点である。

今の問題は、この利点が家族の利害と衝突しうるという点にある。この衝突についてはどう考えるべきか。自分の死に際や死後について思いを巡らせる人々が安心していられることにある良さは、たとえば死にたくないという人が生きるのを諦めなければならない状況をなくすことにある良さと比べると、小さい。そこで今、患者が、もしもの場合も技術的に可能なかぎり生命を維持してほしいという趣旨のリヴィング・ウィルを事前に用意していた場合を考えよう。しかしこの指示にしたがうことは、家族にとって経済的あるいは心理的に大きな負担になるかもしれない。この場合、家族の利益のために患者が書面上に残した意向を覆すことは、場合によって許される、と結論してよいように思われる。患者の意向の代弁者としての家族の役割を否定することができるのはおそらくこの場合のみである。

結語

この章では、患者の利益になるからという理由で、患者の死期を早めうる医療者のふるまいが正当化できるとするタイプの議論について、妥当性を検討した。最初のふたつの節（第6節、第7節）では、究極的に人の利益のみが重要であるとする功利主義者による容認論を取り上げた。続く第8節では、とくに患者の判断力が失われていて本人の自律的な意向を聞くことができない場合に注目した。この場合にかんしても、やはり患者の利益に訴えて生命維持医療が差し控えられたり中止されたりしてもよいと主張されることが多いからである。また、最後の第9節では、患者の利益と家族の利益とのあいだの対立、衝突の問題に検討を加えた。

功利主義者の容認論については、まず、緩和ケアの技術の向上と普及により、生命短縮的な処置が患者の利益を守るためにベストな選択肢である状況は以前よりすくなくなっていることを指摘した（「6－1」項）。また、功利主義を前提とした場合、論理的に考えていくと、患者が生きたいと希望している場合でさえ患者を死亡させること（いわゆる強制的な安楽死）が正当化できると結論しなければならないように見える。これが、たんにそう見えるというだけでなく、よく検討してもおそらくそう考えなければならないだろうと思われる理由があることをあきらかにして述べた。

本章第7節の考察の結果が正しいとすると、患者の死期を早めうる医療者のふるまいを擁護するためには、患者の自己決定だけに訴えてもうまくいかないのと同様に、患者の利益のみに訴えて議論を組み立ててもうまくいかない。容認論をつくるのであれば、バランス型が最善というべきだろう。バランス型を採用するとすると、患者の死期を早めることは、患者が真に自律的に死にたいと希望しており、かつ、死んだほうが患者の利益になることがあきらかと思われる場合で正当化できることになる。この立場の妥当性をさらに追究することが、本書第Ⅱ部における論述の目的となる。

患者の自律的な意向を確認することができない場合の問題については、まず、患者の知覚と意識が不可逆的に喪失している場合と、そうでない場合とを区別する必要があることを述べた。前者については、生命維持に必要な医療の差し控えや中止がおそらく正当化できると考えてよいことを述べた。後者については、家族など患者本人の価値観や意向についてよく知る人による代理決定を本人の自己決定の代わりとみなすべき点以外、基本的な考えかたは本人に判断力がある場合と変わらないと思われることを述べた。

患者と家族のあいだの衝突の問題については、患者と家族で話し合っても折り合いがつかない場合、患者が判断力を欠いている場合、患者が知覚と意識を不可逆的に喪失している場合の三つに分けて論点を整理するとともに、いくつかの重要な問いに答えた。とくにこのうち折り合いがつかない場合にかんしては、延命が家族の大きな負担になるなら医療者があいだに入り患者に延命を諦めるよう諭すことも正当化できると述べているジョン・ハードウィッグの主張の正しさを否定した。

さてしかし、最後に検討した患者と家族の対立の問題にかんしては、今いった三つの場合以外にも、ごく重要な場合が実はもうひとつある。患者が家族と話し合って折り合いをつけることのできた場合である。この第四の場合については本章では考察しなかった。

第四の場合でとりわけ問題になるのは、家族と話し合った患者が、家族の利益のために死んでもいい（迷惑をかけるくらいなら死んでしまいたい）という場合である。論点のひとつは、患者が心の底からそのように思っているとして、それでもはたしてこのような理由で個人が死のうとするのを許すべきかの点にある。もうひとつの論点は、上辺ではそのようにいう患者が、実のところ心の底では延命したいという希望を持っており、ただ家族から受ける心理的圧力のまえで本音を出せないでいるにすぎないという可能性についてどう評価するかの点にある。さらに、これらふたつのケースが呈する論点は、両ケースを見分けることが現実の臨床では難しいという事実のために、一層複雑な問題を構成する。これらの諸点は、後段の第II部第4章の全体をとおして考察する主題になる。

註

〔1〕Rachels, 1986, p.153［＝一九九一年、二九二−四頁］から孫引。引用元はAlsop, 1974, p.69。訳文は一部変えてある。

〔2〕本文では「個人」と書いたが、厳密にいえば、利益や福利の主体でありうるのは、人間だけではない。他の動物、あるいはおそらく生き物の全般について、本文で述べたごく広い意味における利益や福利があると考えうる。

〔3〕Rachels, 1986, pp.156-7［＝一九九一年、二九九頁］. レイチェルズは他にRachels, 1975; 1993でもいわゆる安楽死の倫理を論じている。

〔4〕Rachels, 1986, p.157［＝一九九一年、二九九−三〇〇頁］.

〔5〕終末期医療の倫理にかんしてレイチェルズと同様、功利主義を前提とした議論を展開している研究者は多い。Glover, 1977; Brandt, 1978［＝一九八八年］; 1992b; 1992c; Singer, 2011, Ch.7［＝一九九九年、七章］; Feldman, 1992等。各論者の議論の細かな異同については、有馬、二〇一二年、第2節で詳述した。

〔6〕死んだほうが本人にとって良いこともある、という主張の妥当性にかんしては、本文で検討した点とは別に、より根本的な疑義がもうひとつ生じうる。この主張は、生きていることと死んでいることとを比較して後者の

ほうが良いこともあるとみなす主張であるように見える。しかし、死んでいるという状態はだれにも経験することができない状態である。（すくなくとも、あの世が存在し、そこへは行って帰ってくることもできるというのでないかぎり、生きている状態と比較することはだれにもできない。）そのため、死んだほうが良いこともある、という主張は、そもそも比較不可能なふたつの状態を比較することができるという仮定に基づいており、この点であやまっているように見える。平たくいえば「死んだほうが良いなどということはありえない。死んでしまえば自分がいなくなるのだから」というわけである。この疑問あるいは批判については他の論文（有馬、二〇一二年、第2－5節）で検討した。

〔7〕World Health Organization, 2002. 日本ホスピス緩和ケア協会、二〇一七年bに定義の全文の日本語訳がある。ただし、本文では訳文を一部変えてある。尚、WHOの定義は「死を早め［…］ることを意図」した処置は緩和ケアに含まれないと明記している。したがって、たとえレイチェルズのいうように致死薬の使用や延命措置の見送りが死に直面した患者のQOLを向上させるものだとしても、それが患者の死期を早めることを意図したふるまいであると理解できるかぎり、WHOの定義する緩和ケアの一部とみなすことはできない。

〔8〕柏木哲夫、二〇〇九年。一九八〇年代は、緩和医療学を専門とする学術団体が英米豪や欧州で組織された時期である。日本の緩和医療学会の設立はそれよりさらにあとの一九九六年である。

〔9〕日本ホスピス緩和ケア協会、二〇一七年b。

〔10〕厚生労働省、二〇〇三年。

〔11〕Miyashita et al., 2007.

〔12〕Coyle et al., 1990, pp.85-7.

〔13〕World Health Organization, 1996, p.14.

〔14〕森田、二〇〇七年、二六頁＆資料一九頁。

〔15〕Hare, 2009, p.87. 引用した文章は、ミル、二〇一〇年、三四二頁にあるが、ミル自身はこれをベンサムが述べたことばとして紹介している。

〔16〕有馬、二〇一二年、一四九－五八頁。（ア）と（イ）の区別それ自体の道徳的意義を否定する研究者たち（必ずしも功利主義者ばかりではない）の手になる文献のうちとくに重要なものとしては、Rachels, 1975［＝一九八八年］; Brock, 1992; 1993b; Tooley, 1994; Bennet, 1994a; 1994b; 1995等がある。これらの内容は、同論文の中で詳しく紹介した。ただし、これらの文献の内容には批判も数多く存在する。たとえば、Ramsey, 1978; Challahan, 1992; 1995; Kamm, 1989; 1996; Quinn, 1993b; 1993c; Weisberd and Siegler, 1998; Foot, 1994; 2002等である。両立場の主要なテキストをまとめた論文集としては、Steinbock and Norcross eds., 1994; Beauchamp ed., 1996; Woodward ed., 2001がある。

本文に挙げた四つの区別のうち、（エ）については右の論文でも検討しなかった。しかし、ありふれた治療を差し控えたり中止したりしてはならないが、大がかりな治療の場合は許される、という見方については、一聴するかぎりで妥当な印象を受ける人が多いとしても、すこし慎重に検討してみれば、それを擁護することはきわめて難しいということが直ちに了解できるだろう。ありふれた治療と大がかりな治療の区別はあまりにもあいまいである。具体的な治療がどちらに該当するかの判断は、ほとんど常に恣意的なものとならざるをえない。とくに特定の治療がありふれているように思われるかどうかは、時代や地域、あるいは治療を受けている病院の規模と設備環境などによってもちがってくる。こうした事情に左右される区別を倫理的な評価の基準とすることは、妥当とはみなしにくい。Beauchamp and Childress, 2013, pp.162-3; Veatch, 2012, pp.90-1; 清水、一九九七年、一九七一八頁等を参照のこと。

尚、本書の序論［d］項では、生命短縮的処置を倫理的に評価するさい注目されることの多いポイントとして、以上で述べたことに加え、患者の容体（苦痛のていどや予後の長さ）と、処置をとるのが医療の専門家であるかどうか（患者の容体や代替的な処置の可能性を正確に評価できる人かどうか）の点を挙げた。これらの点を重視することにかんしては、よく検討しても否定することのほうが難しいというべきだろう。またそれは功利主義者の主張とも矛盾しない。

〔17〕
ただし、作為と不作為や意図と予見の区別にかんする論争の進みゆきは、本書の最大の狙いからいってそこまで重要ではないにしても、患者の死期を早めうる医療者の各種のふるまいの是非について種類ごとに評価するうえでは依然として重要だといわなければならない。たとえば、今後かりに（他の研究者たちの努力によって）、作為と不作為の区別がそれ自体で道徳的に重要であること（つまりその点で功利主義者がまちがっていること）が判明するとしよう。もちろんその場合でも、作為に該当する致死薬使用と不作為に当たる生命維持医療の見送りの両方について、本文のすぐ右で述べたふたつの否定的側面が指摘できるという本書の結論は変わらない。しかし、とくに作為の場合（つまり致死薬の使用のほう）についてだけ、他のデメリット（つまり作為的に人の死期を早めることに該当するということそのものに付随する悪さ）を追加的に指摘できるようになるだろう。また、意図と予見の区別がそれ自体で重要であることが今後かりに判明する場合も同様である。本書の結論は変わらない。しかし、死が意図されているケース（つまり致死薬使用と生命維持医療見送り）について、死が意図されていないケース（つまり持続的で深い鎮静）には当てはまらないデメリット（つまり意図して人の死期を早めることに該当するということそれ自体に付随する悪さ）を追加的にもうひとつ指摘できるようになる。

尚、意図と予見の区別にかんしては、さらにひとこと言い添えておこう。本書中くりかえし述べてきたとおり、一般に、すくなくともこの区別を道徳的に重視する論者のあいだでは、生命維持医療の見送りは患者の死を意図したふるまいであるとみなされていることが多い。しかし、この点については重要な異見がある。清水哲郎によれば、生命維持医療の見送りには、患者の死が意図されている場合とそうでない場合がある。たとえば、「人工呼吸器を使うならばしばらくは命が保てると目されるにもかかわらずそれをしない」ことは、あくまで「患者のQOLを高めよう」とする意図のもとになされている場合があり、その場合、患者の死を意図したふるまいであるとはみなせない（清水、一九九七年、一八二―三頁）。あるいは、「強制的栄養補給を続けるとかえって患者の苦痛が増すので、これを中止した結果、死期は若干早まったと考えられる」といったケースも同様であるという（同、一七一頁）。清水はこのような場合の生命維持医療の見送りをとくに非意図的消極的緩和死と呼び、倫理的に許容できると述べている。かりに清水の理解が正しいとすると、意図と予見の区別それ自体が道徳的に重要であると判明する場合のインパクトは、前段落で述べたよりさらに大きいということになる。

〔18〕これは功利主義者たちが誤解を避けるためによく強調する点でもある。たとえば、Rachels, 1986, pp.111-4［＝一九九一年、二〇八―一四頁］; Tooley, 1994, p.107等。

〔19〕以上述べてきたことは、前掲の他の区別についても同様に指摘することができる。たとえば、だれかの死を意図したふるまいと、予めだれかが死ぬことになるだろうと分かっていながら何か他の目的のためになされたふるまい（イ）。相手の同意なしに殺すことと、同意があって殺すこと（ウ）。このうちどちらのペアについても、一般には前者のふるまいのほうが後者より不正だと考えられていることが多い。同時に、どのペアでも、結果する不幸の量で比較すると、やはりほとんど常に前者のふるまいのほうが後者より大きいと予想できる。（意図と予見のペアの場合、このことは納得されにくいかもしれない。しかし、予見のケースでは、予めだれか死ぬだろうと分かっていながらそれでもあえて達成したいと思われるほどの目的が他にあるというのだから、当の目的が果たされる時点ではだれか他の人が大きな利益を得ているものと予想できる。そこで、やはりだれかの死そのものを意図したふるまいと比べて、ほとんど常に、関係する人々の利益は大きくなるにちがいない。）

〔20〕Rachels, 1986, pp.108-9［＝一九九一年、二〇二―三頁］.

〔21〕Rachels, 1986, p.155〔＝一九九一年、二九七頁〕.

〔22〕もちろん正確にいえば、本文の前段落のケースでも、患者以外の人々の利益は問題になりうる。かりに患者の生命を縮めることで、患者以外の人々の利益が大きく損なわれるなら、たとえ患者本人にとっては死ぬほうが良くても、功利主義者は死の強要を容認しない。

〔23〕読売新聞、二〇〇二年七月六日。ただし、固有名詞をアルファベットで置き換えた以外にも、一部を省略するなど、原文の表記を変えた箇所がある。

〔24〕Rachels, 1986, p.156〔＝一九九一年、二九八頁〕.

〔25〕Ibid, p.47〔＝八七頁〕（ただし原文にはあった強調を除いた）.

〔26〕Ibid, p.49〔＝九一頁〕.

〔27〕他に客観的リスト説（objective list theory）と呼ばれる第三の有力な立場がある。この立場によれば、本人が快楽を覚えない事柄や、欲求しない事柄でも、人を幸福にすることがある。たとえば、健康であることや、知識が増すこと、自然の景観など美しいものに触れること。こうした事々にかんしては、それが客観的に、つまり本人の好みや感受性のありようにかかわらず、個人の福利を増すという見方が説得力をもつように思われるかもしれない。客観的リスト説とは、人を客観的に幸福にするとされる事柄を具体的にリストアップする立場である。しかし筆者の知るかぎり、客観的リスト説にもとづいて死ぬことの幸不幸が念入りに検討されることはあまりない。そこで本章の以下の論述では客観的リスト説については立ち入らなかった。

〔28〕Rachels, 1986, p.156〔＝一九九一年、二九八－九頁〕.

〔29〕Ibid.

〔30〕Ibid, Ch.3〔＝一九九一年、第三章〕.

〔31〕実際レイチェルズは「決してありえない」と明言はしていない。しかし分脈上レイチェルズの意図はそこにあ

るとしか理解できない。かりに、生きたいという人でも殺せば本人の利益になることがときおりある、と考えるべきだとすると、欲求説のもとでも強制的安楽死がときおり正当化できることを認めなければならなくなるはずだからである。

　尚、レイチェルズは、陽性の精神状態のことを「幸福」、欲求が実現することを「利益」と呼んで両者を区別するが、こうした語法は功利主義者のあいだでも一般的とは思われないので踏襲しなかった。

〔32〕Cf. Brandt, 1979.

〔33〕Singer, 2011, pp.176-8 [＝一九九九年、二四一－二頁].

〔34〕Singer, 2011, p.177 [＝一九九九年、二四一頁]（邦訳は第二版。訳語は一部変えてある）.

〔35〕Hare, 1981 [＝一九九四年].

〔36〕Singer, 2011, p.178 [＝一九九九年、二四一－二頁].

〔37〕湯原、二〇一三年。

〔38〕加藤（湯原）、二〇一〇年、六九－七〇頁。

〔39〕同右。

〔40〕同右、一四九頁。

〔41〕同右、六九－七〇頁。

〔42〕同右、二三五－九頁。

〔43〕Glover, 1977, pp.78-80.

〔44〕グラヴァー自身もこの点を課題と認識している（Glover, 1977, p.80）。また、レイチェルズとグラヴァーはふたりとも、福利一本でいくよりバランス型の立論をするほうが優れている可能性を認めている。

　グラヴァーの考えでは、「パターナリスティックな殺人を支持することをためらう理由が、たんにその副次的作用［…］にのみあるわけではないと感じる人々は、［個人の］自律が尊重されるべきことを独立の根拠として挙げたいと思う」はずである。その結果として出てくるのは、「自律と功利性の両方の原理が殺しの不正さにかかわっているとみなす」立場であるという（Glover, 1977, p.80）。

レイチェルズの議論については、本書ではここまでかれが一九八六年に出版した本（Rachels, 1986［＝一九九一年］）の第八章の論述にそくして紹介し、検討してきた。しかしレイチェルズは後年、構成はこれとほぼ同じだが議論の中身にちがいのある別の論文（Rachels, 1993）を出版しており、その中ではバランス型の議論を展開している。すなわち、後年のレイチェルズの考えでは「不幸に満ちた人生を送っているが、しかし死にたがってはいない人」を殺すことについて、「それがなぜ不正なのか、厳密に功利主義的な理由では説明するのが難しい」（Ibid, p.47）。そこで、安楽死の正当化のためには、「功利主義からヒントを得てはいる」ものの、それとは別の次に示す内容の議論が必要であるという（尚、レイチェルズはここでも安楽死のことばを致死薬投与の意味で用いている）。

1. もしもある行為が、関係者全員の最善の利益を実現し、かつ、だれの権利も侵害しないならば、その行為は道徳的に容認可能である。
2. すくなくともいくつかのケースにおいて、安楽死は関係者全員の最善の利益を実現し、かつ、だれの権利も侵害しない。
3. それゆえ安楽死はすくなくともいくつかのケースにおいて道徳的に容認可能である（Ibid, p.48）。

この三段論法は、本書の第2章の冒頭に引用した議論とほぼ同じ内容だが、ただ「だれの権利も侵害しない」ことを安楽死が正当化できるための条件に組み込んでいる点でのみ異なっている。レイチェルズはここで「権利（right）」の語を明確には定義していないものの、安楽死が任意で行われているケースでは「個人の権利の侵害が問題にならない」と述べている（Ibid）。文脈からいっても、ここでいう権利は、すくなくとも死にたくないという患者の自己決定が尊重されることを保障する内容のものと理解できる。

〔45〕功利主義者たちは、原理原則のレベルでは福利にしか価値がないというものの、実践的な臨床判断のレベルにおける生命短縮的処置の是非については、患者の利益になる場合だけ正当化できるとしつつ、同時に、患者の死にたくないという自己決定だけはどんな場合でも尊重されなくてはならない、と主張してきた。（現実の功利主義者たちはだれもが、強制的安楽死でさえ正当化できてしまうという結論だけは何としても回避しなければならないと考えてきたためである。）この主張だけ見れば、実はかれらの立場はバランス型の立場とまったく区別がつかない。もちろん本論では、功利主義者たちのこの主張がかれらの原理原則と矛盾する可能性を指摘した。しかし、かりにこの指摘がまちがっているとしても、かれらの実践的な主張がバランス型の立場と区別できないものであるかぎり、容認派が畢竟バランス型を支持するようにならざるをえないとしたここでの本書の主張の正しさには影響しない、と考えてよいだろう。

〔46〕脳死と植物状態の定義のちがいについては、有馬、二〇一四年。正確にいえば、一般に植物状態と呼ばれてきた病態は一様のものではなく、中には大脳の機能を完全には失っていないケースが含まれている。近年の研究では、他人に向けて意思表示できないだけで、そのかん内面で意識を保っている患者さえ含まれているらしいことがあきらかとなってきている。このため最近ではこれら多様な病態の全体を指すことばとして「遷延性の意識障害」の表現が好んでつかわれることもすくなくない。

〔47〕とくに脳死者や植物状態患者の利益を論じる文脈でこの理解に言及している文献としては、Buchanan and Brock, 1989, p.128; Dworkin, 1993, p.201がいずれも「経験的利益（experiential interest）」について検討している。ただし両文献とも検討したのちにこの理解の妥当性を否定している。

〔48〕脳死者や植物状態患者の利益を論じる文脈でこの理解を支持している文献としては、Buchanan and Brock, 1989, pp.129&164; Veatch, 1999, pp.145-6; Wilkinson, 2001, p.340等。Cf. Feinberg, 1984, pp.83-92.

〔49〕アメリカのRequired Request（「要求の義務化」政策）を参照せよ。Cf. Caplan and Coelho eds., 1998, Part II. 国内の法律はその後、二〇〇九年に改訂された。改定後の新しい法律は、脳死者がドナーカードを残していない場合でも、家族が拒まなければ、臓器は摘出できるとしている。新法が家族に認めているこの拒否権は、正確なところ、代理決定権とはみなせない。同じ法律は、脳死者が臓器の提供を希望する趣旨のドナーカードを残している場合、これを覆してでも臓器摘出を拒む権利まで家族に認めているからである。すなわち、日本の臓器移植法のもとでは、家族は、脳死者の意向が不明な場合にそれを推し量るだけでなく、脳死者の意向とは独立に自分たちの意向を表明することまでする権利を有していると考えるほうが適当である（ただし、この法律は、生前の脳死者が臓器の提供を拒んでいた場合、家族にこれを覆して臓器を提供することを決定する権利は認めていない）（有馬、二〇一四年）。

〔50〕脳死者の臓器を移植用に摘出するかどうかの問題と、脳死者の人工呼吸器を止めるかどうかの問題とのあいだには、一点重要なちがいがある。一般に、脳死者が装着している呼吸器を止めることは、まだ生きている脳死者を死なせる行為として理解されている。（念のためにいえば、脳死者は自発呼吸がないため、必ず人工呼吸器をつけている。呼吸器をつけていない脳死者はありえない。）しかし、すくなくとも国内においては、からだを切開して臓器を摘出することは、脳死者を殺したり死なせたりする行為であるとは考えられていない。いいかえれば、臓器を摘出するかどうかにかんする判断は、患者の死期を早めるかどうかにかんする判断ではない、とする理解が一般的である。以下の論述のうちこの判断の是非にかかわる部分が、患者の死期を早めうるふるまいの倫理性を問うという本書の主題からは逸脱していると本文中に述べたのは、このためである。
尚、脳死者の臓器を摘出することは脳死者を死なせる行為にはならないのに、呼吸器を止めることは脳死者を死なせる行為だと理解されているという事実は、やや奇妙ともいえる。本書の主題とはやはり直接に関係しないが、説明を補足しておこう。こうした事態が生じている理由を分かるためには、背景にある法制度から理

解しなければならない。

日本の法律によれば、手順を法的に定められた一連の検査によって全脳の不可逆的機能停止が確認された時点で初めて脳死者は死亡したものとみなされる。同時に、この検査は、臓器の摘出が目的である場合しか、実施することが認められていない。いいかえれば、検査を実施するということは、検査によって全脳の不可逆的機能停止が確認されさえすれば、必ずそのあとでは臓器の摘出が行われることを意味する。

反対に、たとえば家族が臓器の提供を拒否する場合など、臓器を摘出しないことが分かっている場合には、法的に定められた検査は決して実施されない。そのため、たとえ実際には全脳が不可逆的に機能停止していることのあきらかな患者であっても、法的に定められた検査を受けていないかぎり、まだ死亡しているとはみなされない。国内では、臨床医の見立てにより、全脳が不可逆的に機能停止していることはあきらかとみなされた患者は、とくに「臨床的脳死」の状態にあるといわれ、法的な検査によってそのことを確認された段階にある「法的脳死」から区別されることもある。

以上のことは、次のことを意味する。日本の制度のもとでは、同じように人工呼吸器をつけている脳死者であっても、臓器を提供する場合は、臓器の摘出よりもまえの時点ですでに死んでいるものとみなされる。したがって、臓器を摘出するという外科医の行為は、脳死者を死なせる行為とは見なされないのである。他方、臓器を提供しない脳死者の場合では、人工呼吸器を取り外すなどして心停止にいたる時点で初めて死亡したものとみなされる。そのため、人工呼吸器を取り外すという行為は、脳死者を死亡させる行為として理解される。

（51）もしかすると、冥福や成仏など、死者となったあとの人間の魂にもその時点に固有の利益があることを想像できるかもしれない。しかしここではこれらの利益については考えない。

（52）このことに触れた文献は多い。たとえばBuchanan and Brock, 1990, p.129。

（53）現行法下では、自分の臓器が摘出されずにおかれることを約束されて安心するためにドナーカードを残す必要はない。Presumed Consent（「同意の前提」政策）やMandatory Choice（「選択の義務化」政策）などの政策案と比較せよ。Cf. Caplan and Coelho eds., 1998.

〔54〕Veatch, 1999, pp.145-6.

〔55〕Feinberg, 1984, pp.89-90.

〔56〕カードに署名したあとで本人の気持ちが揺れることがあるため、署名した人がすべて安心していたとはいえない。もっと確実に人が安心できる仕組みがあったほうがよいかもしれない。しかし、家族が本人の（脳死するまえの）希望を常に誤りなく言い当てることができ、本人も家族に信頼しているというのでないかぎり、家族の忖度にしたがう、というルールを採用することはできない。（かりにこのルールを採用するとしても、利益の意味を本文のように前提した場合、その目的は、脳死した時点の本人の希望を実現することではなく、脳死するまえの本人が安心していたということを可能にすることにある。）

〔57〕現行法下では、ドナーカード上の意志を家族は覆すことができる（臓器の移植に関する法律、第6条、第3項）。本文の議論が正しいとすると、これが脳死者の利益を損なうのは、カードに署名した時点で人が安堵感を味わうことができなくなる、あるいはすくなくとも難しくなるからである。

〔58〕Buchanan and Brock, 1989, pp.129&164. さきのヴィーチ（Veatch, 1999, pp.145-6）も同様に前提していると考えるべきだろう。他にWilkinson, 2001, p.340。またロナルド・ドゥオーキンは、自分の人生の全体の（客観的な）善し悪しを左右する決断や行為に人は「決定的利益（critical interest）」を持つという（Dworkin, 1993, pp.199-208［＝一九九八年、三二二－三六頁］）。ドゥオーキンによれば、①これは何かを経験することの喜びや快楽にある利益（「経験的利益（experiential interest）」）から区別される。②人は自分の決定的利益の内容を誤解していたり、それが実現していることを知らなかったりする。③植物状態患者の決定的利益を守るための代理決定がありえる。本文の以下の議論があきらかにするとおり、これも法的に守りうる利益ではない。

〔59〕Feinberg, 1984, pp.84-9.

〔60〕Ibid, p.87.

〔61〕Buchanan and Brock, 1989, pp.129&164.

〔62〕生命倫理や終末期医療の文脈からは離れるが、快楽説の妥当性にかんしては、本文で検討した批判の他、ロバート・ノージック（Robert Nozick）が「経験機械（the experience machine）」の思考実験に訴えてつくった有名な批判がある（Nozick, 1974, pp.42-5［=二〇一二年、六七－七二頁］）。本文のここまでの議論にしたがえば、経験機械につながれている時点で個人の利益が損なわれていると考えることはできない。しかし、ノージックの議論が示唆するとおり、自分が経験機械につながれて生きることになってもかまわないと考える人は、おそらくほとんどいない。だとすれば、快楽説のもとでも、勝手にだれかを経験機械につなぐことがなぜ許されないかについては説明することができる。そのようなふるまいを許すことは、人々を不安にせずにはおかず、その意味で、人々の利益を損なうことだと考えることが可能だからである。経験機械の思考実験が暴露するとされる快楽説にともなう違和感のうち、すくなくとも一部分は、このようにして取り除くことができる。

〔63〕ある反事実的仮定命題「もしもpであったならばqだった（pは事実に反する）」について、それが真であることを何らかのしかたで知ることができると考えられる場合でも、qに対応する現実が存在するかどうかには、分析哲学系の形而上学者のあいだに論争がある。存在すると論じているのは、たとえばArmstrong, 2004, pp.137f.

〔64〕Arima and Akabayashi, 2016.

〔65〕たとえばBeauchamp and Childress, 2013, Ch.4-5［=二〇〇七年、四－五章］; Buchanan and Brock, 1990, pp.136-7. Hardwig, 2000aは、他にもこの立場を支持している文献としてChildress, 1982; Hastings Center, 1987; Pellegrino and Thomasma, 1988等を挙げている。

〔66〕この点で、日本の臓器移植法の規定は例外的だ。脳死者が書面上に残してあった臓器提供意思について、家族が覆すことを許しているからである。ここでの家族には、ただ患者の意向を代弁するより他の役割が与えられているとみなせるはずである。しかしもちろんこれは臓器摘出の可否にかんするルールであって、治療の選択について定めたことではない。加えて、脳死者は、臓器が摘出されるよりまえの時点ですでに死亡しているとみなされる（本章の註50）。生きている患者の治療方針にかんしては、文献やガイドラインなどでも、家族は患者の代弁者とする見方が支配的である。

〔67〕朝日新聞、一九九七年四月一二日。記事は、筆者が以前勤めていた東京大学大学院医学系研究科における生命倫理にかんする講義の中で、前田正一先生（現在は慶應義塾大学）がグループ・ディスカッションの資料として用いておられたものである。記事の文章を本書中に引用することを快諾してくださった前田先生に感謝する。尚、この記事の後半を本書の［9－4］項につけた註の中で引用したが、記事の前半と後半をここで切って別々に提示するのも前田先生の工夫である。

〔68〕Griffiths, Bood and Weyers, 1998, p.203.

〔69〕橋田氏と敬称をつけつつハードウィッグだけ敬称を略したのは、敬称を略する学術論文の作法が橋田氏には馴染みでないかもしれないと思われたからである。尚、敬称の有るなしによらず、名指して批判することはそれだけでも相手に失礼なことだと思われるかもしれないが、これはそう考えたくない。公にされた意見について他の人々がその真偽を検めることなしに難しい問題を解決することはできないからだ。批判する側とされる側とは、同じ主題について真理をあきらかにしていく活動に共同で参加している同士のようなものと理解されるのが適当と思う。私は批判の対象として本書中に名前を挙げたすべての人々をそのように理解しようとしている。

〔70〕Hardwig, 2000b, pp.34-5.

〔71〕Hardwig, 2000c, pp.122-3.

〔72〕Ibid, p.123.

〔73〕Ibid, p.123.

〔74〕Ibid, p.121.

〔75〕Ibid, p.129.

〔76〕Hardwig, 2000b, pp.40-1.

〔77〕Ibid, p.39.

〔78〕しかし実際、ハードウィッグの議論の枠組の中では、最終的に患者の決定にしたがうとする穏当な結論を受けいれることは難しいだろう。これには理由がふたつある。第一に、ハードウィッグの考えにしたがえば、医療者は、患者と家族のあいだであくまで中立を保たなければならない。すなわち、「患者と家族のメンバーの利益は、道徳的に等しく重視されなくてはならない」。伝統的には、医師は「患者の代理人」あるいは「患者の利益の擁護者」とみなされてきたかもしれないが、こうした見方はもはや必ずしも適当とみなせない。むしろ「治療の選択肢から影響を受ける多数の相対立する利益すべての外側に［…］たつ公平な助言者」として理解されるほうがおそらく適切であるという（Hardwig, 2000b, pp.36-7）。

第二に、ハードウィッグは、患者の受ける治療を、患者の人生にのみおこっていることとみなすべきではないという。あるいは、主として患者の人生におこっていること、と理解することでさえ誤りであるという。治療は、もちろん患者の人生を左右するが、しかしまた、家族の人生も同時に左右する。ハードウィッグの考えでは、同様のことは、とくに医療とかかわりのない日常生活一般にかんしていうことができる。たとえば、だれかの「夫であり父でもある私」が「サバティカル［研究のための長期休暇］をとったり、転職したり、またはたんに週末に旅行に出たりすることでさえ、純粋に私が自分のためにどうしたいかという基準だけで決めるべきだ、あるいはそうすることで責任のある決定をすることができる、などという人はいない」。転職や休暇は、働いている自分の人生だけにおきる事柄ではなく、家族の人生にも影響することだからである（Hardwig, 2000b, p.32. 強調は原文）。したがって、ハードウィッグの理解では、家族のある患者は、自分の受ける治療についても同様に考えなければならない。いいかえれば、どのような治療を受けるかは最終的には病気にかかっている私の問題だから私が決めて当然だ、のように考えることはできない、というわけである。

〔79〕以下で紹介するAckerman, 2000以外では、Blustein, 1993; Mappes and Zembaty, 1994; Callahan, 2000等。たとえばBlusteinは、ハードウィッグの提案する家族会議という方法について、患者が家族から生命維持を諦めるよう圧力を受ける場になる危険が大きいと批判している（p.7）。

〔80〕Ackerman, 2000, p.173.

〔81〕Ibid.

〔82〕Ibid, p.174.

〔83〕Ibid, p.173.

〔84〕Ibid.

〔85〕Ibid, p.174.

〔86〕Ibid, p.175.

〔87〕本文で検討した以外にも考えうる理由がある。ひとつは、親の視点にたった場合、子は、あるていど自分でつくろうと思ってした選択の結果できるものとみなすことができるから、という理由である。もちろん子が生まれたら自分の生活にどのような影響が出るかについても大体の予想はつく。それでもつくることを選択したのである。したがって、親には子が生まれたことのために自分の生活に生じる影響を引き受ける責任があると考えるのは当然だ。と、このように思われるかもしれない。

この反論についてはアッカーマンがすでに論文の中で言及し、二点コメントしているから紹介しておこう。まず、介護を必要とする高齢者と同居していることから生じる負担にかんしても、すくなくとも部分的には、自分の過去の選択の結果生じたものとみなせる場合がある。すなわち、当の高齢者の配偶者の視点にたてば、結婚して生活をともにしていることは自分の過去の選択の結果に他ならない。もちろんここでも、結婚した相手がいつか介護等を必要とするからだになるかもしれないことは、最初から十分に予想できることだ。したがって、すくなくとも配偶者にかんしていえば、高齢者介護にともなう不便を引き受けるのは、親が育児にともなう不便を引き受けるのと同じように、責任の一部と考えることができる（Ackerman, 2000, p.178）。

また、アッカーマンによれば、高齢者の子（娘や息子）についても、配偶者の場合とは別のしかたで、やはり介護等に責任があるとみなすことは可能である。すなわち、子の視点にたって考えるなら、自分がまだ幼かったとき当の高齢者が親として自分を長いあいだ一方的に世話してくれていたはずだという事実に注目するべきである。相手はかつて自分の世話にかかる負担を引き受けていた人だから、自分には相手が世話を必要としている今その負担を引き受ける責任がある、と考えることができる（Ibid, pp.177-8）。

〔88〕内閣府、二〇一六年、（8）「不安・関心・満足度」。対象国は、日本、米国、ドイツ、スウェーデンである。回答者数は各国約一〇〇〇人ずつだった。

〔89〕もちろん、医療政策の場面でも一般にこうした結論が妥当と考えられている、ということではまったくない。むしろ、本文で述べた結論を導くこと（あるいはすくなくとも一目してこの結論を必然的に導くように見えること）は、費用対効果分析に基づく医療資源分配が抱える問題点としてしばしば指摘され、批判的検討の対象となってきた。Harris, 1985, Ch.5; 浅井、二〇〇六年; Bognar and Hirose, 2014; Ch.4等の議論を参照のこと。たとえばジョン・ハリス（John Harris）は、すこしでも若い人から順に救命するという政策を批判して次のように述べている。「ふたりの人が、できるだけ長く生きたいと同じように望んでいるなら、この希望を尊重する私たちの義務は何よりも重要（paramount）である。このことは、［…］他人の命を価値あるものとみなすという

ことが意味することの中でもっとも重要な部分である」(Harris, 1985, p.101)。ただしハリスはまた、患者の年齢が医療資源分配の基準として一部使用されることを全面的に否定しているわけではない(Ibid)。

〔90〕湯原、二〇一三年。

〔91〕念のため断っておけば、この考えは、必ずしも本書の第1章で定義した自己決定至上型の立場を導くものではない。死にたくないという個人の意向に格段の重みがあるとみなすことは、死にたいという個人の自己決定まで常に優先的に尊重されなくてはならないとする立場と同じではないからである。

〔92〕[9－1]項に事例⑬として挙げた新聞記事(朝日新聞、一九九七年四月一二日)には続きがある。引用しておこう。

[…]しばらくして、意識が少しはっきりしたとき、カツさんは宙を見すえて話し出した。

「おれも長く生きたなあ」

愛子さんが言い返した。「死にたくなったかい」

しかし、戻ってきた言葉は、予想と違っていた。

「死にたくない。生きたい」

老母の生への意欲に、家族が気づいたのは、このときだった。その後、愛子さんら四人の娘は、何時間もかけて流動食を食べさせたりして懸命に看病した。カツさんは奇跡的に持ち直した。

カツさんは、実は危篤状態のときも、かすかな意識があった。

「あっちでもこっちでも、おれが死ぬようにいうから、死んじゃならん、良くなりたいと思った」と、死の床での執着を振り返る。

† とはいえ、治療しさえすれば知覚と意識だけでなく判断力まで回復することが十分に見込まれる場合は、そもそもここでの検討の対象にはならないこともあるだろう。とりわけ症状があまり重くないなら、家族の判断で生命維持に必要な医療を見送るかどうかを検討するよりもまず、すくなくともいちどは回復を待ち、本人の意向を改めて確認するべきだと思われるにちがいない。

第３章　医療費の高騰

第10節　医療費の高騰に訴える容認論

[10-1] マクロ・レベルの課題としての医療費適正化

いわゆる安楽死、尊厳死、自殺幇助などと呼ばれる一連の医療的ふるまいの是非について、それを支持する側にはいくつか重要な主張がある。ひとつは、死にかたを選べることに大きな意義があるという主張である。死は人生の重大局面である。だから個人には、結婚相手や仕事や宗教を選ぶ権利があるのと同じように、死にかたについても選択権が認められていなければならないはずだという。

もうひとつは、延命が激しい苦痛をともないうるという主張である。たとえば緩和ケアの効かないがん疼痛や、器械に依存して生きることの精神的苦痛。こうした苦痛から患者を解放するためには、延命措置の中止や、場合によっては致死薬投与といった手段をとることが許されてしかるべきだというのである。本書ではここまで以上のふたつのタイプの容認論について妥当性を検討してきた。

さて、容認派の議論には、これらに加えてさらにもうひとつ、患者の死期を早めうる医療者のふるまいの合法化が国の経済へ及ぼす効果に注目する主張がある。終末期にかかる高額な医療費は国の財政を逼迫しており、これをカットするためには延命治療の適切な差し控えと中止が欠かせないというのである。

また、詳しくみると、高額な医療の利用はとくに高齢者で多い。国内で治療や医学研究につかえるお金、施設、人手などの資源には限りがある。高齢者がこうした医療資源を制限なく利用し続けると、他の若い患者集団は将来の資源を失ってしまう。この意味で、患者の死期を早めうる医療者のふるまいを認めることは、公正な資源分配を実現するための重要な手段だと主張されることもある。一見するとこうした主張は、あくまで生命維持や延命に必要な医療の差し控えと中止（いわゆる消極的安楽死）についてのみ合法化（あるいは義務化）を要求するものだと思われるかもしれない。しかし、後述するとおり（[10－4」項）、致死薬の処方と投与（いわゆる積極的安楽死）の合法化が支持される根拠としても終末期医療におけるコスト削減の必要性は指摘されてきた。

今述べた三つ目の主張——国の医療費の適正化のために患者の死期を早めうる医療者のふるまいを合法化するべきだ——は、まえのふたつの主張と比べても、その妥当性がまともに吟味されることはこれまであまり多くなかった。そこでこの章では、この第三の主張についてすこし丁寧に検討することを主目的としたい。

さて、この三つ目の主張は、他のふたつの主張とは、重要な点で性質が大きくちがう主張である。そのため、三つ目の主張を吟味の対象とする本章の論述は、この本の全体において特殊な位置を占める。この章における考察は、他の章の論述とは相当ていど独立していると考えてよい。

ちがいというのは、解決しようとする課題のレベルにおけるちがいである。すなわち、他のふたつの主張は、主として臨床レベルの課題の解決を目指す主張として理解できる。これと比べて、第三の主張だけは、もっぱら政策レベルの課題を解決することに目的がある主張として理解するのが適切である。

本書では、このちがいを、医療倫理におけるミクロ・レベルの課題とマクロ・レベルの課題と呼んで区別してきた（第1章第2節）。ミクロ・レベルの課題は、各臨床で生じる課題であり、これに主体となって取り組むのは、医療者、患者、家族らである。これにたいして、マクロ・レベルの課題は、政策立案決定者が取り組む課題であり、その目的は国や地域の政策（ルール）を決めることにある。つまり、これらの課題は、それぞれが別の主体によって、独立に取り組まれなくてはならない。

国の医療費の適正化は、もっぱらマクロ・レベルにだけ現れる課題として理解するのが適切である。しかし、終末期にある各患者の自己決定や福利や尊厳を守ることは、多くの場合ミクロの課題である（すくなくともまえのふたつの容認論において想定されている文脈ではそうである）。つまり、国の医療費の適正化を目的とする生命短縮的処置にかんする容認論と、患者の自己決定や福利を守ることを目的とする容認論とは、それぞれ解決を目指している課題のレベルがちがう。そこで、両者の妥当性は独立に吟味されるべきなのである。

国の医療費の適正化は、ときおり、各臨床の医療者にとっても取り組む必要のある課題だと理解されているとがある。たとえば、一見してあきらかに無益と思われる治療を差し控えるべきかどうかが検討される場面などで、そうした理解は生じうる。しかし、第1章で述べたとおり、この理解はまちがっている。国の医療費の適正化は、各臨床をまたがって生じる多数の現象をいちどに見渡すことができる立場にいなくては正しい解決を望めないからだ。また、より重要なこととして、国の医療費を抑制するという目的は、目のまえの患者の自己決定や福利や尊厳を守るという臨床の医療者にとって第一義であるはずの目的と、正面衝突することがあるからである。

また、それぞれの課題がどう解決されるかは、内容によって、互いに影響を及ぼし合うと考えうる。たとえば、マクロ・レベルの解決は、臨床レベルにおける医療者の裁量の幅を極端に狭く限定する可能性がある。その場合、ミクロ・レベルで医療者がどのような判断をするべきかについて議論することの意味はほとんどなくなってしまうといってよいだろう。しかし、やはり第1章で述べたとおり、こうしたことが可能性としてありうることを認めても、ふたつのレベルの課題が各々で独立に考察されるべきだとする今の結論は変わらない。

まず、そうした可能性はこれまで現実化したことがなかった。また、かりに今後現実化することがあるとしても、医療費分配の適正なありようは、当然、その時々の人口や経済によっても変化しうる。そのため、一般に、各レベルでは、互いに相手の進捗状況をあまり気にせず、原理原則にかんして考察を整えていくほうがよい。

本章における以下の論述が、この本の他の部分における考察とは相当ていど独立であると右で述べたのは以上の理由による。マクロ・レベルの課題を扱うのは、本書ではこの章だけだ。第Ⅱ部で吟味する生命短縮的なふるまいへの反対論は、いずれも主として本書の最初の二章で検討した他の容認論を標的とする批判である。いいかえれば、それらの反対論は、それ自体が主として臨床レベルの課題にたいする解決案として理解できる。ひとつだけレベルの異なる議論をあえて本書の中程に置いたのは、容認論を一渡り見たあとに反対論の検討に移りたかったからにすぎない。

[10―2] 酷で不適切な印象――死ぬ義務と年齢差別

さて、前述したとおり、国の医療費削減のために患者の死期を早めうる医療者のふるまいを合法化するべきだという主張の妥当性は、これまであまりまともに検討されてこなかった。これにはおそらく理由がある。

まえの章で検討した他のふたつの容認論と比べた場合、この主張には特別に酷な響きがある。そのため、生命短縮的なふるまいを擁護する立場の人々も、あえてこの第三の主張を持ち出すことは稀にしかしてこなかった。またかりに持ち出されても、まえもって十分検討されたことがあきらかなしかたで論拠とともに提出されるのでないかぎり、主張は不適切な印象しか与えない。だから、やはり議題としてまともには取り上げられにくいのである。

たとえば、二〇一三年、麻生太郎副総理が、国の医療費を削減するために生命維持や延命に必要な医療の差し控えや中止が認められるべきだと主張しているともとれる発言をして、強く批判されたことがあった。新聞記事から引用しておこう。

事例⑭　延命医療にかかる費用の負担に言及する政治家の発言

麻生太郎副総理兼財務相は二一日の社会保障制度改革国民会議で、終末期医療について「私は少なくともそういう必要はないと遺書を書いているが、いいかげんに死にたいと思っても『生きられますから』と生かされたらかなわない。さっさと死ねるようにしてもらわないと」などと語った。

「政府の金で（高額医療を）やってもらっていると思うとますます寝覚めが悪い」とも述べた。記者会見では「私見で、一般論ではない」と釈明。その後、「適当でない面もあった」と文書で発言を撤回した。

民主党の細野豪志幹事長は二一日の記者会見で、副総理の発言に関して「社会保障について本当に温かいまなざしで国民を見ているのか」と批判。生活の党の森裕子代表も「到底許されることではない」と非難した。〔1〕

こうした発言、あるいは一般に国の医療費の高騰に訴えるタイプの容認論が、酷で不適切な印象を与えがちなことにはいくつか理由が挙げうるだろう。まず、人の生死にかかわる場面で費用を気にかけること自体、すでに不適切だと思われるかもしれない。終末期の医療費を切り詰めるということは、救えない患者が出てくることを意味する。こと延命にかんするかぎり、お金に糸目をつけるのはまちがっていると思われるかもしれない。

第二に、この主張は、患者について、権利だけでなく義務があると指摘する。この点が特別に酷に響きうる。他のふたつの主張――患者の死期を早めうる医療者のふるまいを合法化するべきなのは、人生の終わりかたについて患者に選択権を与えるためだ、また患者を終末期の苦痛から解放するためである――は、どちらもいわば患者の側にたつ主張だった。弱い立場にある患者の権利と利益を守ろうというのである。ところが、第三の主張はある意味でこれと反対の内容を含む。病人にも責任と義務があるというのだ。この主張にしたがえば、病人は、延命を際限なく求めることで、共同体の他の成員に経済的負担をかけるべきではない。打付に「死ぬ義務」という表現が使われることもある。[2] しかし、個人に死ぬ義務があるという主張は、多くの人には受けいれがたく思われるはずである。

第三に、この主張は差別的だとして非難されることがある。前項で述べたとおり、終末期にかかる医療費を削減するべきだという主張は、実質上、高齢者に治療を施すのは控えるべきだという主張と同じであることが多い。しかしなぜ他の患者集団は治療を受けてよいのに、高齢者だけ許されないのか。この点が説明されないかぎり、今検討しようとしている主張は高齢者にたいするいわれのない差別にすぎないと批判されるだろう。

ひとことでいえば、医療費削減のための生命短縮的処置の合法化というアイデアは、反発を受ける理由がある。持ち出すのであれば、すくなくとも、すぐに思い当たるようなこれらの批判には応える用意が必要だ。

さきに引用した麻生太郎副総理の発言は、強く批判された。批判された麻生氏はあくまで私見で一般論ではないと釈明しているが、これは社会保障の制度改革にかんする会議での発言だった。ただ自分の場合についてだけ深刻な病気にかかったらどうしてほしいか述べようとしたものとはたしかに考えにくい。

私たちの医療費を国が負担するのは社会保障の一部である。そのありかたについて私たちはどう考えるべきか。かりに麻生氏の意図がこの問いに答えることにあったと理解すれば、発言の主旨はこの章の冒頭に示した三つ目の主張に重なるところがある。発言がいかにも酷で不適切な印象を与えるのは、こう理解するのが一見して自然だからだろう。

他方、経済的な効果に注目するアイデアには、頷けるところがあるように感じる人もすくなくないかもしれない。患者の自己決定や福利を守ることがそれ自体として良いことであるのと同じように、医療費の高騰を抑制することについても、やはりそれ自体が良いことなのは否定できないというべきだろう。たんに印象が良くないというだけで、取り上げるのを避け続けていると、このタイプの主張の妥当性は不明のままだ。

批判に応えてこのアイデアを不用意なものでなくすることははたして可能だろうか。医療費適正化のために患者の死期を早めうる医療者のふるまいが合法化されるべきだという主張に、説得力を与えることはできるだろうか。実のところ、理論的な研究のレベルでは、そうした試みは過去にすくなくない。従来もっとも有力視されてきた試みは、自由主義者のノーマン・ダニエルズによる議論だろう。ダニエルズは、社会の資源が著しく不足している場合、個人の医療利用に年齢制限を設けることが正当化できるという。具体的には、七五才を過ぎた人には、透析、臓器移植、バイパス術などの高額な延命技術の使用を認めないといった内容だ。ダニエルズによれば、このような制限が「年齢差別（ageism）」だとする批判は当たらないという。[3] どのような根拠があるのか、［10－3］項で確認したあと、次の第11節以降その妥当性を検討しよう。

尚、経済的憂慮や社会的公正を根拠とするタイプの延命措置の差し控えや中止の合法化擁護論は、ダニエルズ理論以外にも多く存在する。[4] しかし、本書では、これらの他の理論は取り上げない。各理論は立論のしかたに共通するところがすくなく、一括りにして妥当性を検討することに適さないと思われたからである。そこで、医療費の高騰に訴えるタイプの容認論の妥当性を検討するという本章の目的は、あくまで部分的にしか達成できないといわなくてはならない。

それでも、数ある理論中、とくにダニエルズの論に注目することの意義はあきらかかと思われる。ダニエルズの議論は、この主題にかんして書かれてきた文献ではおそらく従来もっとも多く注目を集め、また影響力を有してきた議論である。また、経済に訴えるタイプの容認論の妥当性を考えるうえでとりわけ重要なことは、このタイプの論が、年齢差別を容認するように見えるという点にある。ダニエルズによる理論展開の特徴のひとつは、最初から一貫してこの点を指摘する批判に応えることを、第一義の課題としてきたところにある。本章の以下の議論の主な狙いは、この点でダニエルズの議論が成功しているかどうかを確認することにある。

〔10－3〕差別ではなく、分別

生命維持や延命に必要な医療の利用に年齢制限をかけることは、高齢者差別だと思われがちである。ダニエルズによると、これは、高齢期や小児期や青年期など、異なる年齢層に属する患者たちが、あくまでそれぞれ互いに独立した集団として理解されているために他ならない。[5] この理解の下では、諸年齢層集団は、限られた資源をめぐって対立し、各自の取り分を大きくしようと競い合っている。年齢制限は、高齢者だけがこの競争で不利になるよう他の人々とは異なるしかたで扱うことを意味するはずであり、そのため高齢者差別だとみなされかねない。

しかしダニエルズによれば、この理解は「誤解をまねく」ので不適切である（ND18）。私たちはみな年をとる。つまり、だれでも小児期から高齢期まですべての集団にいちど属するということである。そのため、第一に、年齢によって受ける扱いがちがうことは、現実のところ、ひとりひとりが別々のしかたで扱われることを必ずしも意味しない。とくに「ヘルスケアの制度が各年齢層集団を不平等に扱うとしても、長期的に見れば、個人間での不平等は生じない」（ND45）。ダニエルズが年齢制限を高齢者差別とみなさない理由はここにある。

また第二に、異なる年齢層集団を不平等に扱うことは、むしろすべての個人に利益をもたらす可能性がある。ヘルスケアの制度には、資源を「蓄える」という機能がある（ND44）。それは、人生のあまり資源が必要でない段階における消費を抑え、多く必要とされる段階に備えさせる。これを「合理的かつ分別ある（rational and prudent）」しかたで行うことができれば、ひとりひとりの人生は全体としてより良くなるはずだとされる（ND46）。

そこでダニエルズによれば、異なる年齢層集団は「互いに競合する別々の集団」としてではなく、それぞれが「私たちの人生におけるひとつの段階を代表する」ものとして理解されなくてはならない（ND45 強調は原文）。この「視点の基本的な転換」をともなう問題の捉えかたをダニエルズは「分別のある一生涯の捉えかた（Prudential Lifespan Account）」と呼ぶ（同）。集団間で財をどう分配するのが公正かという社会正義にかかわる問題は、人生のどの段階で財を消費するのが合理的かという個人の分別にかかわる問題へとおきかえて考えることができる。「分別が正義へのほぼ確実な手引だ」というわけである（ND47）。

さて、では延命治療利用の年齢制限は妥当か。ダニエルズによると、社会資源の著しく不足した状況では年齢制限の正当化される場合があるという。ダニエルズが具体的に想像しているのは次のような状況である。医療費高騰による資源不足のため、私たちは次のふたつの取り決めのうちどちらかを選ばなければならない。第一は年齢制限をかけることである。たとえば「七〇才か七五才」を超えた人は、透析、移植術、バイパス術等の高額な延命治療を受けることができない。

第二は、医学的に必要であればだれでも延命治療を利用する資格があるとする。しかし、資源不足のため、この場合すべての患者に高額な治療を受けさせることはできない。現実には、たとえば右の三つの治療であればそのうち必要な患者のすべてが利用できるのは透析だけ、といった状況である。移植術やバイパス術はたとえ若い患者の延命に必要でも使えない（ND87）。

ふたつの取り決めのちがいを端的にいえば、前者のほうが「七〇才か七五才」まで生きられる可能性は高い。ダニエルズはこの年齢をとくに「標準的な寿命（normal lifespan）」と呼んでいる。反対に、後者の取り決めを選べば、私たちが標準的寿命に達する可能性は低くなるだろう。ただし、いったん標準的寿命に達してしまえば、そこからさらに長く生きる可能性は後者のほうが高い（同）。問題は、どちらの取り決めを選ぶことが個人としてより合理的で、分別のあることかである。

ダニエルズが分別のある人なら前者の年齢制限に同意すると考える根拠はふたつある。ひとつは、高齢になると「病気と障害（disability）」が増えることである。「たとえば七五才を過ぎた人生の遅い時期における年月は、もっと早い時期における年月と比べて、何らかの機能障害（impairments）をともなう可能性がはるかに高い」。そのため標準的寿命に達するまえとあととでは、あとの年月が「割り引いて評価（discount）」されるはずだ（ND89-90）。つまり、分別のある人なら、標準的寿命に達したあとさらに長生きできることより、確実に標準的寿命まで生きられることのほうを好むだろうというのである。

もうひとつは、高齢期の延命が人生の成功とあまりかかわらないという理由である。ダニエルズによれば、たいていの人の人生計画において「成功に必要とされるのは［人生の］早期や中期における仕事と成果」である。「老後が輝く計画（Golden Age plans）」はあっても「非典型的」だ。そこで、人生が成功する可能性を大きくしようと思えば、人生半ばの段階で死ぬ可能性を小さくしておくべきである（ND90）。つまり、右のふたつの選択肢しかないのなら、やはり年齢制限を受けいれるほうが分別ある判断だということになる。

ダニエルズの議論の大筋は以上のとおりである。さてこれは、高齢患者の延命措置の差し控えを正当化するのに十分な議論といえるだろうか。

[10-4] 致死薬の使用も併せて解禁されるべきだとする主張

ダニエルズの議論の妥当性の検討に移るまえに、一点、この議論が持つとされる重要な含意に注目を促しておきたい。ダニエルズの結論は、場合によって、生命維持や延命に必要な医療の差し控えが正当化できるということだった。しかし、この議論は、すこし補うことで、致死薬の処方や投与の合法化を擁護する内容に仕立てなおせる可能性がある。

本書の序論で述べたとおり、患者の生命を縮めうる医療的なふるまいは、消極的（生命維持医療の中止と差し控え、いわゆる尊厳死）と、積極的（致死薬の処方と投与）の二タイプに区別されることが多い。前者は、病等ですでに死につつある患者をただ死ぬに任せることにすぎないとして、比較的多くの国や地域が許容している。これと比べて、後者は、直接に患者を殺すことだとみなされ、ほとんど合法化されていない。

ダニエルズの議論から直接に導かれるのは、このうち前者の消極的のケースだけが場合により道徳的または法的に許容できるということである。しかし、マーガレット・バッティンによれば、かりにダニエルズの結論が正しいとすると、後者の積極的のケースも同時に合法化されることが望ましいと考える他ないという[6]。

これは、かりにダニエルズの主張するとおり延命治療の差し控えが義務化されたらどうなるかを具体的に想像すれば分かることだとされる。バッティンはまず高齢者に一般的な病態を概観する。「心臓発作や急性腎不全等」は、治療しないと即死にいたりがちだが、これらの病が前ぶれなくいきなりくることは比較的稀である。むしろ高齢者に多いのは「アルツハイマー病、あるタイプの関節炎やがん、骨粗鬆症や脳卒中」等の慢性的な病態だ。さて、これらの病態は、治癒や症状緩和のために長期間の高額な医療措置を要する。と同時に、治療が得られなくても患者がすぐに死亡するということはない。すなわち、高齢者にたいする高額な治療を差し控えることは、たいていの場合、患者をただ死なせるのではなく、「長期に亘って不健康な状態のまま放置し、そのあと死なせること」を意味する。バッティンによればその間の生活は「制約があったり、痛みをともなったり、ゾッとしたり」する類のものだ[7]。

バッティンが致死薬の処方や投与の合法化も正当化できると考える理由は、このような長患いを避けるために合法化が不可欠と考えるからである。ダニエルズは、合理的な人であれば、社会状況によって、高額医療利用の年齢制限に同意するはずだといった。しかし、ただ年齢制限を受けいれるだけだと死ぬまえに長く苦しまなくてはならない。高額医療は利用できないという前提で、かつ長く苦しまずに死にたければどうすればよいか。バッティンの考えでは、苦痛や制約をともなう病態に陥るまえに、あるいは陥ったらすぐ、致死薬投与等の直接的な手段で殺してもらえばよい。そこで「合理的で自己利益の最大化を目指す人［…］は、死ぬに任せること（allowing to die）よりも、［…］直接的な殺し（direct-killing practices）のほうを好むだろう」というのである。[8]

ただしバッティンは、すべての高齢者に致死薬投与を受けて直ちに死ぬ義務があるとは考えていない。高齢者の義務はあくまで医療資源の利用を差し控えることにだけある。しかしその結果おこりうる長患いを避けたいと思う個人には、致死薬を使って速やかに死ぬという選択肢が用意されていなければならない。[9] そこで、バッティンの政策上の結論は、高齢者における延命措置不使用の義務化と致死薬使用の解禁ということになる。

次の節からさきでは、あくまでダニエルズ本人が展開した議論の内容にそくして考察を行う。妥当性が検討されるのは、ダニエルズの主張が、延命措置の差し控えや中止の義務化を正当化するかどうかの点である。しかし、ここでの検討は、海外で近年合法化の相次ぐ致死薬の処方や投与の是非を考えるうえでも重要な含意を有する。このことは念頭においておきたい。

第11節　前提とされている社会状況は日本の現状に当てはまるか

［11−1］著しい資源不足

本節以下、ダニエルズの議論を批判する。ダニエルズは、医療費の公正な分配のためには一部の延命措置の差し控えが正当化できると主張する。またこの主張は、年齢差別の容認にはつながらないという。

本章の最終的な狙いは、ダニエルズのこれらの主張に十分な根拠があるとは考えにくいことを示すことにある。

ダニエルズの論についてはすでにさまざまな批判がなされてきた。そこでダニエルズ本人が認める限界も含め、従来からある批判点を確認することから始めよう。第一に、ダニエルズの結論は、資源が著しく不足した厳しい社会状況でのみ成立する。[10] したがって、たとえば日本の状況がそこまで厳しいかどうかは事実問題として吟味されなくてはならない。

この点は、一方で、相当厳しいとする見方も存在する。内閣府の平成二四年度版高齢社会白書は「高齢化の進展等により今後も医療費の増加が見込まれる中で、〔…〕必要な医療は確保しつつ、効率化できる部分は効率化を図ることが重要」だと述べている。

同白書によれば「平成二一年度の後期高齢者医療費は約一一兆〇・一〇八億円であり、国民医療費に占める割合は三三・四パーセント」だった。ここでいう「後期高齢者」とは平成二〇年度に始まった後期高齢者医療制度の被保険者のことで、対象は七五才以上である。同じ年の一人当たり診療費で後期高齢者とそれ以外とを比べると、前者は後者の「四・七倍」だった。

加えて、国民全体の医療費についても近年の傾向として増え続けており、とくにその伸びは国民所得の伸びを上まわっているとされる。[11] これらのことは、日本でも医療費の高騰が切迫した問題であることや、高齢者医療の切詰が問題解決に有効であることを示唆すると思われるかもしれない。

高齢者医療を切り詰めることが国民医療費全体の抑制にとって有効または不可欠だとする理解につい

ては、しかし、批判的な意見もある。たとえば医療経済学者の二木立が二〇〇一年に出版した論考によると、そもそも日本で人口の高齢化が国民医療費を急増させているという事実はない。これは、高齢者が増える一方で、それ以外の若い人の数が減り続けている、つまり若年者にかかる医療費が減少しているからだという。[12] また、一人当たりの医療費を比べると、たしかに高齢者のほうが若年者より高い。しかし計算してみると、この比率は一九八〇年代から小さくなり続けていることが分かるという。[13] そこで二木によると「高齢ケア（医療・介護）費用［…］を抑制する「抜本改革」を実施しないと、わが国の社会保障・医療保険制度は破綻する」といった主張は、裏づけを欠く「神話」にすぎない。[14]

かりに二木の指摘が正しいとしよう。その場合、資源の著しく不足した社会状況を前提とするダニエルズによる生命短縮的処置合法化擁護論が日本で成立するとは考えにくい。

さらにいえば、たとえ二木のように主張する研究者らの計算に多少の不備があっても、今述べた結論は変わらない公算が大きいといってよいだろう。[15] ダニエルズにとって延命措置の年齢制限はあくまで「きわめて特殊な状況のもとでだけ正当化が可能」なものであり、コストを抑える必要がありさえすればいつでも使える仕掛ではない（ND96）。具体的に正当化できる状況とは、標準寿命をこえた高齢者に高額延命措置を提供しようとすると、同じものが若い人に提供できなくなる場合だった。さて、内閣府は医療が効率化されるべきだという。かりにその根拠にある数字が今の国内経済の様子を適切に表現できているものと仮定してみよう。しかしではその様子は、とくにダニエルズが年齢制限を正当化できると考える「特殊な状況」に該当するか。ここには控え目にいっても議論の余地があるはずだ。

ことである。

〔11-2〕人口サイズと経済環境

ダニエルズの論には、実際の社会の状況とのかかわりでその成立に欠かせない前提がもうひとつある。異なる年代に生まれた人々について、人口サイズや経済社会的環境等のちがいが無視できるほど小さいことである。

ダニエルズの考えでは、どの年代に生まれた人々も、ヘルスケアの制度から利益を受けると同時に、働いて収入のあるあいだ納税することで制度の維持に貢献する。問題を生じるのは、ある時期に生まれた人々の人口あるいは収入が、まえやあとの世代よりもきわだってすくない場合である。この場合、かれらの納める税だけでは、うえの世代が退職後の高齢期に必要とする医療、あるいは次の世代が小児期に必要とする医療を十分に賄えないかもしれない。さて、それでもあくまで制度を維持できるようすべての世代が貢献するべきだとすると、自分のした貢献と制度から得られる利益との比率が世代によって異なってきうる。つまり世代間で不平等が生じる。

ダニエルズによれば、一部の年齢集団を他より優遇するヘルスケアの制度が正当化できるのは、だれでも一生のうちで各年齢集団にいちどずつ属することになるので「長期的に見れば、個人間での不平等は生じない」と考えられるからだった（ND45）。しかし今述べたことから分かるとおり、常にそう考えることができるとはいいきれない。働き手の数や経済状況に大きな変化があれば、変化のまえに生まれた個人とあとに生まれた個人のあいだで不平等が生じるためだ。

ダニエルズはこの可能性をくりかえし検討している。[16] 事実、いわれているような状況は、多くの国においてすでにたんなる可能性ではなくなってきている。出生率の落ち込みで少子高齢化が進む日本は好例だ。ダニエルズは退職強制年齢の引き上げ[17]、就労を目的とする移民の受入拡大、生殖補助医療利用の促進[18]等の対策を提案している。しかし、これらの策さえあればダニエルズの立論を擁護するうえで現実の世代間人口格差がもはや問題にならないということには決してならないだろう。

まず、ダニエルズも認めるとおり、これらの対策は効果のていどがあきらかでない[19]。加えて、どの政策もそれ自体が倫理的妥当性にかんして論争のあるものばかりだ。不用意に実施すると、問題解決の途上で別の同じくらい深刻な道徳問題をもうひとつ、ふたつ引きおこすということにもなりかねない[20]。

第12節　年齢制限を受けいれることは合理的か

[12-1] 年齢制限を受けいれることはだれにとっても合理的なことか

ダニエルズは、「分別のある一生涯の捉えかた」にしたがえば、延命措置利用の年齢制限を擁護できるという。ここまで、ダニエルズのこの結論が、いくぶん特殊な社会状況でだけ正当化できること、またそのためとくに日本の現況では正当化しづらいと思われることを確認した。ただし、理論が特定の社会状況を前提していることは、ダニエルズ本人も認めていることである。さらに、このことは、状況の変化によって将来その結論が日本でも通用するようになる可能性を完全に否定するものではない。

そこで以下では、特定の社会状況を前提とせずになされている主張の部分について、ダニエルズの論の妥当性をもうすこし吟味してみたい。争点となるのは、ダニエルズのいう合理性や分別が主張されているほど普遍的なものといえるかどうかである。むしろ、高齢者や機能障害者にたいする差別的で偏った理解を表しているとはいえないか。この章の最初に述べたとおり、医療利用の年齢制限については高齢者差別に当たるとする懸念がある。ダニエルズの理論展開のそもそもの狙いはこの懸念を拭うことにあった。はたしてその目論見は成功しているといえるだろうか。

もっとも具体的なレベルで問題になるのは、次の二者択一にたいするダニエルズの回答の合理性である。――年齢制限を受けいれ標準的寿命まで生きられる確率を大きくするか、それとも、若いあいだに必要な延命措置が受けられなくなるリスクと引き換えで高齢期も措置の得られる可能性を残すか。すでに見たとおり、ダニエルズはこの二者択一なら前者に同意するのが合理的だという。しかし、これがだれにとっても合理的だとみなすことは実は難しい。

たとえば今すでに七五才を超えている人々。この人々にとってはこれから年齢制限を導入することはまったくメリットがない。ただ長生きできる可能性が小さくなって損なだけである。また、ダニエルズのいう「非典型的」な人生計画を持っている人も同様だ。たとえば、退職後の生活ができるだけ長く続くことにしか関心のない人があってもおかしくない。[21] この人にとって年齢制限に同意することが分別あることだという主張の妥当性も、自明ではない。

つまり、年齢制限の合理性はすべての人にあまねく受けいれられうるものではない可能性がある。むしろそれは、せいぜいのところ、たんに比較的若い人々のあいだで典型的に受けいれられている人生観の反映にすぎないかもしれない。だとすれば、年齢制限は結局のところ排他的で差別的な偏見に訴えることでしかもっともらしさを主張できないということにならないか。

ダニエルズのいう合理性の普遍性や妥当性はこれまでにも他の研究者たちが疑問視してきた。ダニエルズを批判する研究者たちは、生涯医療費の配分方法について、第一に、人々の合理的とみなす答えが一致するとは思えないと指摘してきた。良い人生についての考えかたのちがいや、年齢の差が、各人の答えを大きく左右するはずだからだというのである。[22] また批判者たちは、第二に、たとえ人々の答えが一致するとしても、それを真に合理的な答えとみなすことはできないと論じてきた。人々が一致して同意できるような答えは、高齢者福祉にかんして極端で受けいれがたい含意を有する、[23] あるいは、高齢者や機能障害者への差別的偏見に基づいたものとならざるをえない、[24] 等と指摘されてきた。

こうした批判はどこまで正しいだろうか。以下に検討しよう。しかしこのためにはまず、ダニエルズの議論の中身をさきに紹介したよりさらに詳しく理解しておく必要がある。合理性や分別にかんするダニエルズの議論には重要な補足点がある。

[12-2] 自分の価値観や年齢に拘ってはならない

ここでの課題をもういちどくりかえせば、一生分の資源を人生の各段階でどれだけずつ消費するべきかである。前述の二者択一はこのより一般的な問題の一部にすぎない。たしかに、今みた批判にいわれるとおり、各自が自分の価値観や年齢に拘るとすれば、人々の意見の一致は期待しづらいように思われる。さてしかし、ダニエルズによれば、私たちは、自分の価値観や年齢に拘ってはならない。拘ることは、それ自体、合理的なことではないからである。

ダニエルズの表現によれば、この課題に取り組む人は、「自分の人生計画」あるいは「人生の良さにかんする自分の考え（conception of what is good in life）」を考慮するべきではない。また「自分の実際の年齢」にも目をつぶらなければならない（ND56-63）。さて、かりにダニエルズのこの主張が正しいとすると、その場合、人生観や年齢のちがいが人々の意見を対立させるという右の批判はまちがいだということになるだろう。

ダニエルズがこのように主張する根拠はどこにあるか。これは、今という一時の自分の人生設計や年齢に基づいて一生分の予算をたてること自体、分別のあることとは思われないからである（同）[25]。

第一に、人生の良さや計画について、本当に分別ある人なら、自分の考えが今後いつまでも変わらないものと決めてかかることはしない。決めてかかると「未来の自分から［そのときの］自分が価値あると思っているものを追求する機会を奪う」ことになりかねないからだ。そこで「現在の自分から見ればとくに重要と思われない選択肢であっても排除しないよう、人生の良さにかんする自分の現在の考えは脇へよけておく」必要がある（ND58）。

第二に、年齢についていえば、そもそも一生分の医療費の振り分けかたは、若いうちにいちど決めたらそのプランにずっと従うべきであり、のちの変更は許されるべきでない。そうでないと、だれでも若いあいだは若年者に多くの医療費を割くプランに同意しつつ、歳をとったら高齢者優遇のプランに乗りかえようとするだろう。これでは資源を節約できない[26]（ND55）。

しかし、若いうちに決めることにすると、「年齢にかかわるバイアス（age-bias）」が影響するので、採用されるプランは人生の若年期を偏重したものになりやすい。自分の人生計画に加えて、自分の現在の年齢についても考慮から外すべきだと主張されるのは、この問題を避けるためである。一般に、人は、遠い未来の経験よりも近い将来の経験を重視しがちだ。したがって、ずっとあとで高齢期の自分が経験するかもしれない健康問題に備えて適切な量の資源を今から確保しておこうとはなかなか考えることができない。ダニエルズによれば、人のこうした傾向は、非合理的である。ダニエルズの表現にしたがえば「重要なのは、経験の中身（quality）であり、人生のどこでそれがおきるかではない」からである（ND56）。

そこで、ダニエルズの考えでは、各自が自分の価値観と年齢を度外視することは、「一個人の分別を他の個人に押しつけることを避けるための方法」（ND56）であると同時に「分別それ自体が要求すること」（ND57）でもある。いいかえれば、人生観と年齢を考慮から外すことで、人々の判断は真に合理的となり、かつ一致するというわけだ。年齢制限の正当性の根拠は、この意味で真に分別ある人々の判断が一致してそれを支持するという点にあるとされる。

この章の残りでは、ダニエルズのこの主張の妥当性を、前述の批判とつきあわせながら検討することにしよう。

[12−3] 成功を重視する人生観

一生のうちに個人の利用できる医療資源にはかぎりがあるとして、では人生のどの段階で節約するべきか。ダニエルズによれば、この問題を検討するとき人は自分の人生観や年齢を度外視しなければならない。そうすることで初めて人々は年齢制限という真に合理的な答えに一致してたどりつくという。

しかしこれは本当にそういえるだろうか。ダニエルズの議論には疑うことのできる点がすくなくともふたつある。ひとつは、自分の人生観に目をつぶったままで生涯医療費の最適な節約方法を見つけることができるという主張の正しさである。またかりに今いった主張に誤りがあるとすると、その場合、年齢制限を設けるという具体的な方法が高齢者差別に当たらないという主張の正しさにも疑う余地が出てくる。これらのことを指摘して本章の考察を終えることにしたい。

そこでまず、今述べた第一点について。医療費を人生のどの段階で節約するかという選択がそもそも問題になるのは、この選択が個人の人生のありように大きく影響すると考えられているからだ。たとえば、新生児期にかける医療費を削れば、新生児のうちに死亡する個人が増えると予想できる。高齢期医療費を削減すれば高齢期に入ってからの延命が難しくなる。つまり、選択はまず、それぞれの段階で個人が死なずに生き延びるチャンスを左右する。

また、左右されるのは延命の可能性だけではない。医療費の配分は、個人が人生の各段階で受けることのできるリハビリや介護や緩和ケアまた手術の種類等にもかかわりうる。したがって、それぞれの段階で経験する疼痛や機能障害また生活上の不自由のていどにも影響するはずだ。

つまり、医療費節約段階をめぐる選択は、人生のどの段階を確実に生き切りたいか、あるいはどの段階で生活上の自由をより多く享受したいかにかかわる選択である。たとえば、青年期や壮年期をより確実にかつ不自由なく生ききることができるようにするためなら、老後を長く生きる見込みは小さくてもよいのか。それとも、短くしか生きられなくなるリスクを高齢期だけに集中させる理由はないのか。あるいはむしろ、人生半ばで死ぬかもしれないのはしかたないとして、しかしいったん老後までたどりつくならそこからさきの人生はできるかぎり長くなければならない、と考えるか。

これは、すくなくとも一見するかぎり、どのような人生が良いかにかんする自分の意見（人生観）を省みずに下すことのできる類の選択だとは考えにくい。しかしダニエルズはこれができるという。

くりかえせば、ダニエルズによると、真に分別ある人々は、自分の人生観や人生計画に目をつぶったままでも、高齢期の生活の意義を「割り引いて評価」する。これはまず、一般論として、高齢期の生活が高い率で「身体的また知的な機能障害」をともなうからだった。また、自分が具体的にどんな人生を計画しているかにかかわらず、やはり一般論として、高齢期の生活がその計画の「成功に必要」であることは稀だと考えられるからだった（ND90）。ダニエルズの想像にしたがえば、真に分別ある人々は、このような推論に基づいて高齢期の医療費節約に同意する。かりにこの想像が正しいとすると、人は自分の具体的な人生計画を考慮しなくても医療費の節約に適した段階を選択できるということになるだろう。

これは、しかし、妥当な議論だろうか。結論からいえば、今述べたダニエルズの想像には現実味を欠くところがある。そのため、分別さえあれば皆がそう推論するはずだというダニエルズの主張は十分に説得的といえない。

問題は、具体的な人生計画だけが人生観のすべてではないということにある。たしかに、右の推論は、特定の具体的内容の人生計画を前提したものではないかもしれない。つまり、自分の人生計画の中心にあるのがたとえば出世でも、子育てでも、道楽の追求でも、右のように推論することは可能だろう。しかし、右の推論が説得力を維持するためには、すくなくとも、何かしらの計画を持ちその成功に向けて生きられた人生でなければあまり意義がないという見方は大前提としてまず受けいれられていなければならない。

今いった大前提は、第一に、具体的な人生計画ではないものの、どんな人生が良いかにかんする意見（ダニエルズのいう「人生の良さにかんする考え」）とみなしうる。その意味でこれもひとつの人生観に他ならない。また第二に、より肝心なこととして、すべての人がそのような見方（計画の成功に向けて生きられた人生でないと意味がない）を受けいれているとはかぎらない。それとは別の人生観があることを否定する主張は、あまり現実的と思われない。

医療資源の分配をめぐるダニエルズの論が「良い人生にかんする特定の見方（a particular conception of the good life）」を前提していると指摘したのは、エゼキエル・エマニュエル（Ezekiel Emanuel）である。エマニュエルはそれを「自律重視観（the Autonomous Conception）」と呼んだ。自律重視観にしたがえば、人生の価値は主として「［自分の］人生計画［…］を構想することができるだけの知的能力と、社会的また政治的な生活へのとりくみ、そしてそのような計画や目的を実現するための身体機能や活気」にある。[27]（エマニュエルは、これが一九世紀の哲学者J・S・ミルの肯定したのと同様の人生観だと述べている。）

エマニュエルによれば、このような人生観には、もっと具体的な含意がある。すなわち、ダニエルズの枠組のもとでは、まず「自立的（independently）に生活できない人々〔…〕は、ケアをあまり受けられずに早死にするか、あるいは、生きても病苦を和らげるための支援サービスをあまり受けることができない」。他方、同じ制度は「自立的に生活し、自分の課題や計画を追求できる個人には、医学的介入によってより大きな機会を保証」する。[28] ひとことでいえば、患者に医療を受ける資格があるかどうかのおもな基準は、その患者に自立的生活や課題追求が可能かどうかという点にある。

エマニュエルの解釈の正しさは自明ではない。すくなくとも、医療利用資格のあるなしについて、ダニエルズ本人は「自立的生活」や「課題追求」ができない人とそうしたことをできる人という表現では区別していない。[29] ダニエルズが区別するのはあくまで高齢者とそれ以外である。これらふたつの区別のつけかたは同じではないと思われるかもしれない。

とはいえ、これは自然な解釈だといってよいだろう。高齢期が低く評価される理由としてダニエルズはふたつ否定的な特徴をあげた。機能障害をともなう頻度の高さと、人生計画の成功に貢献する見込みの小ささである。つまり、ダニエルズは表面上あくまで年齢に注目しているが、より根本的な関心は加齢とともに現れるとされるこれらの特徴のほうにある。しかしこれらの特徴について、それはすなわち「自立的生活」と「課題追求」の妨げになることの多い特徴だといいかえても不自然だとはいえないだろう。あるいは、人生計画を構想し実現するための「知的能力」や「身体機能」や「活気」に欠けていることだと読み替えてもこれを誤読とはみなせない。

以上から、ひとまず次のように結論できるだろう。ダニエルズのいう分別ある人々は、結局のところ、自分の人生観を度外視したまま医療費節約段階を選択する人々の例になっていない。かれらには人生計画の実現と成功に向けて生きるべきだという信念がある。この信念はひとつの規範的人生観に他ならず、それを共有しない人々のあいだでは年齢制限を正当化できない可能性がある。[30] したがって、人生観抜きの選択が可能だというダニエルズの主張は根拠薄弱である。(尚、ダニエルズ理論における医療利用資格にかんする大本の基準があくまで自立的生活や課題追求の可能性にあるとすると、その場合、高齢者にたいする利用制限は、この基準を具体化して得られる結論の一例にすぎないということになるだろう。いいかえれば、患者の将来に自立的生活をもたらさない技術は、たとえ対象となる患者が高齢でなくても、一般に利用を禁止される。エマニュエルはそうした例として具体的に人工心臓移植術と超低体重出生児集中治療をあげている。[31])

[12-4] 知覚や運動そのものの快さ

さてしかし、では今いったような信念を共有しないとは具体的にどういうことなのか。人生の価値をプランニングと成功に求めるのでなければ、他にどのような理解がありえるか。この点があきらかでないと、以上の批判を十分とはみなしにくいかもしれない。そこで、有力な対案になると思われる人生観をひとつ紹介しておこう。それは、ただ生きているだけで良い、ということに約言できるやはりごく直観的な立場である。この立場をよく表現する例として、トマス・ネーゲル（Thomas Nagel）の文章を挙げることができる。[32]

［…］知覚、欲求、運動、思考といった［…］ものは、人間の生の全体に行き渡っており、それを構成している当のものだと言えるほどである［…］。生が内含しているそのような良いものは、幸福の条件であると同時に不幸の条件でもある。また、ひょっとすると、個々に生起する悪があまりにも多いために、そのような良いものの持つ価値を上まわることもあるだろう。それにもかかわらず、その種の良いものは、それ自体としては巨大な益であると広く認められているのである。思うに、このことが、たとえつらい人生であっても、生きることはそれだけで良いことである、という考えの意味するところであろう。事情は大略次のようなものであろう。それがおこることで人生がより良くなる要因が存在し、逆に、それがおこることで人生がより悪くなる要因も存在する。しかし、これら二種の要因を取り去ったとき、後には単に価値中立的なものが残るわけではない。残るのはあくまでも積極的な価値を持ったものなのである。だからこそ、たとえ悪い要因に満ちあふれ、良い要因がすくなすぎて単独では悪い要因を凌駕《りょうが》できない状況にあっても、やはり人生は生きるに値するのである。付加される良さは、人生の経験それ自体が与えてくれたものであり、何らかの経験の内容に与えられたものなのではない。[33]

この見方にしたがえば、計画の実現や成功、また社会的政治的活動への取り組み等は、「それがおこることで人生がより良くなる要因」のひとつにすぎない、ということになるだろう。また反対に、病気や機能障害のために挫折したり依存したり苦しんだりすることは、「人生がより悪くなる要因」のひとつにすぎない。ネーゲルによれば、人生が「生きるに値する」かどうかはこれらの要因だけでは決まらない。これらの要因がおこるかどうかのまえにまず、人生の全体には「巨大な益」とみなしうるものが行き渡っている。したがって、人生は、たとえ計画どおり進まなくても、また挫折や依存や苦痛に満ちあふれていてさえ、生きるに値するという。

もちろん以上のように考えることが正しいといえるためには、ネーゲルのいう「巨大な益」の正体が問題となるだろう。ネーゲルはその正体の例として、知覚それ自体、運動それ自体、思考それ自体等をあげている。たとえば何か見たり触れたりすること、からだと筋肉を動かすこと、何かを考えたり理解したりすること。こうしたごく単純な生活の構成要素が快さをともなう。これをネーゲルは「経験それ自体」と呼び、成功や挫折などを意味する「経験の内容」から区別している。

「経験の内容」は、人それぞれどんな人生を生きているかで異なり、それが個々の人生をより良くしたりより悪くしたりする。これと比べて、生活の単純な構成要素は、生きてさえいればほとんどどんな状況にあっても失われないという意味で、どんな人生においてもその全体に行き渡っている。またそれはそれ自体が快く、主体にとっての益である。人生がただ生きているだけで良いとされるのはこの益が巨大だからだというのである。[34]

同様の人生観を表現していると思われる例をもうひとつ挙げておこう。立岩真也は、ALS（amyotrophic lateral sclerosis 筋萎縮性側索硬化症）が進行した状態で生命を維持することの是非を論じる文脈で、とくに単純な知覚にともなう快の意義を強調している。

ALSの場合には感覚は残りつづける。［…］つまり世界を受信することは可能であり、この状態は続く。声が聞こえたり、ものが見えたり、あるいはさらに別の仕方で世界が感受できたら、それでだいぶよいようには思う。理由はわからないのだが、世界は美しいと人は思う。［…］その人自身にとってその世界があるのは、さしあたりその人が生きている間だけのことだから、その時間はやはり長い方がよい[35]。

立岩はまた知覚的経験の対象として「花鳥風月や富士山[36]」、「陽光[37]」等の例をあげている。これも、生活のごく単純な構成要素が、それだけで、すでに大きな快であり益であるという理解だといってよいだろう。

このような人生観をもつ人々にとって、年齢制限に同意することを合理的で分別のあることとは考えにくいだろう。知覚や思考といった生活のごく単純な構成要素は、ほとんどどんな状態の生活においても失われず、むしろその全体に行き渡っている。高齢期の生活も例外ではない。したがって、これらの単純構成要素にきわめて大きな価値をおくとすれば、高齢期の生活をとりたてて低く評価する理由は存在しなくなる。エマニュエルによれば、ネーゲルの表現したのと同様の人生観は、高度延命技術の利用と開発を重視する(米国の)現行保健制度の前提となっているという。[38]

ただし、厳密を期していえば、この人生観はあくまでひとつの類型として理解されるべきだ。同様の人生観の持ち主のあいだでも細かな考えのちがいは生じうる。

たとえば、生活を構成する単純な要素のそれぞれにどれだけ大きな価値があると考えるか。ネーゲルは、経験の内容がきわめて悪い場合、その悪さが、生活の単純な構成要素によってもたらされる巨大な益の「価値を上まわる」かもしれないという。また立岩は、他のさまざまな単純構成要素が失われても知覚を中心とするごく一部の要素さえ残っていれば、生きるに値する人生のために十分であるかのように述べている。

たとえ大枠で同様の人生観が共有されていても、さまざまな可能性にかんして主張されるこのような具体的意見のひとつひとつに全員が同意するとはかぎらない。またここで意見が一致しなければ、どのような状況でどこまで延命技術の利用を許すかについても合意は得られにくいかもしれない。したがって、当の人生観から導かれる政策上の具体的結論をあきらかにすることは必ずしも容易ではないというべきだろう。しかしダニエルズを批判する今の目的のためには、人生観にかんしてこのような対案があるということを大枠で示すことができればひとまず十分といってよいはずだ。

第13節　高齢者差別

[13－1] 差別的な人生観

人生観や年齢のちがう人々が、一致して医療利用にかんする年齢制限を受けいれることは可能か。ダニエルズは各自が自分の人生観と年齢を度外視すれば可能だという。しかし、だれにでも自分の人生観を度外視するべき理由があるとするダニエルズの主張は、説得力を欠くように思われる。前節でこのことを指摘した。さてかりにこの指摘が正しいとすると、年齢制限は高齢者差別に当たらないとするダニエルズのもうひとつの主張の妥当性にも疑いの余地が出てくる。

疑いの生じる理由はふたつに分けることができる。第一に、前節の考察から得られた結論のひとつは、合理的でありさえすればだれでも老後を軽視するはずだとはいえないということだった。老後軽視は、たとえば人生計画の成功を生活の単純な構成要素より重視するような人生観が前提にあって初めて出てくる態度だ。

ここで重要なのは次の点である。人生観というものは一般にさまざまなしかたで優れていたり劣っていたりするはずだが、なかんずくその差別的でないかどうかは、優劣にかんする重要な基準のひとつだと思われる。人の人生観はときとして差別的だ。ダニエルズは老後軽視を合理的な態度だという。本当にそれが合理的といえるかどうかに注目しその点だけを検討しているかぎり、その態度が差別的かどうかという疑いは生じにくいかもしれない。しかし老後軽視を人生観の表れとして見るべきだとすると、その態度は差別的でないかどうかが改めて問題になるだろう。

ダニエルズのいう分別ある人々が年齢制限に同意するさいの根拠にある考えかたについて、それが差別的偏見を体現しているとする指摘はこれまでにもなされてきた。たとえば、ナンシー・ジェッカー(Nancy Jecker)はダニエルズの「分別のある一生涯の捉えかた」を次のように評している。「老年と障害を否定的に捉える文化的な態度が、分別ある考察者(a prudent deliberator)に影響を与え、分配の原理にかんする選択を歪めうる。分別ある考察者はそのようにして老いた自分を低く評価し、もっと「生産的」な時期における自分の健康を保証するためにより多く資源を充当したいと思うかもしれない。結局のところ、「分別のある一生涯の捉えかた」のデザインでは、分別に基づく考察のなかに偏見が入り込むのを防ぐ仕組みは何もないのである」[39]。つまりジェッカーの理解では、非生産的だからという理由で高齢期の生活に小さな価値しか認めないことは、老年と障害にかんする偏見そのものに他ならない。

また、デニス・マッカーリー(Dennis McKerlie)は、ダニエルズのいう分別の手引にしたがって得られる結論を極端で受けいれがたいという。マッカーリーによると「分別」とは、「人生全体が含む福利の総量を最大化することをめざす」ものであり、ここでとくに「福利」とは「人生に価値を与えるすべてのもの」を意味する[40]。しかしほとんどの人は「子育てや出世等、人生の中年期で追求される目的がもっとも重要」だと考えるため、分別にしたがうと、中年期に資源を優先的に配分しなければならないと結論する。マッカーリーによればこの結論は「高齢期を蔑ろにすること」であり、受けいれがたい[41]。

尚、マッカーリーはダニエルズ理論の誤りがつまるところ「分別［…］を正義の指標として用いる」点にあると断じているが[42]、前段落にみた指摘を基礎にして考えるのであればそのように断じる必要は必ずしもない。マッカーリーが受けいれがたいとみなす結論を避けるためには、政策論で分別に訴えるのを止めればよいのはたしかだが、その他にも「子育てや出世［…］がもっとも重要」だとする人生観に訴えるのを控えるという選択肢があるからだ。

たとえばマッカーリーの考えでは、高齢者に「まともな家具とテレビのついた部屋を提供すること」は大きな意義がある。ところがこれは費用がかかるうえに「利益の大きさは不明」だ[43]。つまり、そうすることを分別のあることとはみなしにくいというわけである。

さてしかし、家具テレビ付の部屋があくまで提供されるべきだからといって、マッカーリーのように分別だけを悪玉とみなす必要はない。部屋が不要だとする受けいれがたい結論を導くのは、利益追求型の分別ではなく、そもそも人の利益とは何かということについて偏った理解しか持ち合わせていない成功重視の人生観のほうだとも考えうる。たとえば、まともな寝具やキッチンやテレビがあれば日々の生活の中のありふれた知覚や運動は快い。それら自体を巨大な利益だとみなす人生観もありうる。この後者の人生観が分別と結びつけば、部屋を提供するべきだという結論を否定せずに済むかもしれない。

疑いが生じる理由の第二に移ろう。年齢制限という制度の下では高齢者だけが他の年齢集団より冷遇される。それでもダニエルズはこれを差別的とみなすべきではないという。その最大の論拠は、だれでもいずれ高齢者になるので「長期的に見れば、個人間での不平等は生じない」からということにあった

(ND45)。疑いが出てくるのはこの論拠の妥当性についてである。

年齢制限を受けいれることはだれにとっても合理的で分別のあることだというダニエルズの主張が、ひとつまえの節で述べた理由により、誤っているものとしよう。その場合、厳密に考えて、年齢制限下でも個人間の不平等が生じないとはいえないように思われる。不平等が生じると思われるのは、年齢制限を合理的とみなす個人と、そうみなさない個人とのあいだにおいてである。前者は高齢期の延命を軽視する個人であり、後者は軽視しない個人である。延命技術利用の年齢制限が導入されると、このうち後者だけ、自分の人生観にそくして生きることを許されなくなる。この状況を平等とはみなせないだろう。

以上まとめていえば、年齢制限については、高齢者や機能障害者にたいする偏見を前提としており、またそのため一部の高齢者や機能障害者に不利益を強いる不平等な制度に他ならない、という疑いが残る。これはつまり制度についての差別的だとする懸念が十分に払拭できないことを意味するのではないか。

[13-2] 手続き的な公正

ダニエルズのより最近の著作では、「分別のある一生涯の捉えかた」にかんする中心的な主張がいくつか撤回または補足されている。[44] とくに注目するべき点として、合理的で分別のある人ならだれでも医療利用の年齢制限に同意するはずだとする主張が、撤回された。この章の考察を締めくくるまえにひとことこの点についてコメントしておきたい。

ダニエルズの最近の見解によれば、年齢制限の是非は現在「道徳的見解が対立する主要なポイントのひとつ」となっている。[45] 従来のダニエルズが提出してきた説の正しさについても「道理の分かる(reasonable) 人々」のあいだでさえ「根強い意見の不一致」は続くだろう。[46] とくにまた「人生を可能なかぎり良くするものを測る基準は私がかつて考えていたほど明白ではなかった」だけでなく、「年齢にかんする偏見がないとはどういうことか」をめぐっても「合意の欠如」があるという。[47]

ただし、「分別のある一生涯の捉えかた」を根拠とする年齢制限の正当化をダニエルズが完全に諦めたということではない。どのような分配を公正とみなすかについて全員の合意が得られない場合でも何らかの分配はなされなくてはならない。そこでダニエルズの考えでは、政策的決定は、決定にいたる手続きが公正であれば、たとえ決定の内容を全員が公正だとみなさなくても、正当化できるという。

これはいわゆる手続き的な正義の発想である。ここでとくに手続きが公正であるといえるための条件として、ダニエルズは、決定の根拠が公にあきらかとされていること、その根拠が証拠に基づいていたり適切だと人々に認められていたりする等の点で理性的なものであること等、四点あげた。[48]「分別のある一生涯の捉えかた」は「こうした公正な手続きの中で行われる審議に影響する重要な議論のひとつ」となりうる。[49] つまりダニエルズの新しい見解にしたがえば、「分別のある一生涯の捉えかた」は、年齢制限という政策決定を支持する根拠として公にあきらかにされ、審議の俎上に載せられるべき有力論のひとつである。年齢制限はこの手続きを経て正当化される可能性があるという。

最後に、これはしかし可能性として望み薄ではないか。すぐ右で述べたことが正しければ、「分別のある一生涯の捉えかた」を根拠とする擁護論は年齢制限にたいする差別的だとする懸念を十分に払拭できない。念のためにいえば、年齢制限が「すべての人々を生涯に亘って平等に扱う」制度だとする主張は今も撤回されていない。ダニエルズはあくまで「分別のある一生涯の捉えかた」にしたがって視点を転換すればこのことが理解できると主張して譲らない[50]。しかし、人々の人生観のちがいが当初ダニエルズによって想定されていたより大きいことを併せて考えれば、この主張を押しとおすのは難しいように思われる。

年齢制限の根拠にある考えかたの差別性を否定しきれないとすると、ダニエルズのより控え目な新しい結論のほうも批判は免れないだろう。ここでの批判は二段構えである。第一に、年齢制限支持派から提出される根拠は差別性を疑われるという点ですでに「適切（relevant）」とはいいがたく見える。とくに延命重視型の現行制度にかんして同様の疑いはないのだから、あえて年齢制限へ切り替えるという選択が審議と手続きを経て正当化されるとは考えにくい。もちろん、実際の社会で人々がどのような根拠を適切とみなすかについてたしかなことは分からない。しかし第二に、もしも年齢制限が手続きを経て正当化されることもありえるとすれば、その場合、そもそも手続き的に公正でありさえすればよいという見方がここでは誤っているという可能性も考慮されるべきだろう。

かりに年齢制限の根拠が大勢によって適切とみなされうるとして、そうしたことがおこるのは、老年軽視の差別的偏見が広く社会に浸透しているためにすぎないとも考えられるからである。すなわち、ダニエルズの構想する手続き的正義にしたがうかぎり、大勢の意見と一致する政策でありさえすればたとえ内容が差別的でも正当視されかねない。右にみたジェッカーもこの点を指摘して次のように述べている。「その構成員が、高齢者や障害者〔…〕にたいする否定的偏見をもっていながら、しかも〔…〕公正な手続きの要件はすべて満たされているため、あからさまに差別的な分配原理へと辿りつく社会を想像するのは容易である[51]」。

結語

人々が患者の死期を早めうる医療者のふるまいの合法化を支持する理由のひとつは医療費の高騰にある。生命維持や延命に必要な医療の差し控えを義務化あるいは医師による自殺幇助を自由化することで、高齢期にかかる医療費が抑制できる、ないしはそうするべきだと主張されてきた。

最初に断ったとおり、ダニエルズ理論以外でも、経済的憂慮や社会的公正を根拠とするタイプの延命措置差し控え、中止合法化擁護論はすくなくない。しかしこのタイプの擁護論一般にかんしては、まず、高齢者にたいして差別的だとする批判がおこることを予想できる。ダニエルズによる論展開の特徴のひとつは、最初から一貫してこの批判に応えることを第一義的な課題としてきた点にある。ダニエルズによれば、社会資源が著しく不足している場合、高齢者だけを対象とする延命治療差し控えの義務化は、高齢者差別に当たらない。この章でやや詳しく検討してきたのはこの主張の正しさである。

さてでは、医療費の高騰は患者の死期を早めうる医療者のふるまいの合法化を正当化するか。考察から得られる結論をまとめておこう。第一に、ダニエルズによれば、年齢制限が差別的な考えに基づかないしかたで正当化できるためにはまず社会資源の不足が前提であり、しかもその不足は著しくなければならない。具体的にいえば、高齢者に高額延命措置を提供しようとすると、同じものが若い人に提供できなくなるほどの不足でなければならない。かりにこの前提がないとすると、年齢制限を受けいれるかどうかは各人の分別によって解決されるべき問題だといえなくなる。いいかえれば、年齢制限の導入は「互いに競合する別々の集団」としての諸年齢集団のうち、高齢者集団だけをかれらにとって不利なしかたで扱うこととしてしか理解できない。これでは差別のいわれを否定できないだろう。この章で最初に指摘したのは、この前提が今の日本でも成立するとはいいがたい、ということだった[52]（第11節）。

また第二に、ダニエルズによると、かりに社会資源の著しい不足が現実化した場合、年齢制限を受けいれることは、自分の人生をできるかぎり良くしたいと思う各個人にとって合理的で分別ある選択である。この意味で年齢制限の正当化は「ある年齢の人生のほうが他の年齢の人生よりも価値があるという道徳的前提」や「年寄ではなく若者を救うほうが社会にとってより大切で価値があるといった判断」には基づかない[53]。このこともダニエルズの考えでは差別的な考えかたを根拠とせずに年齢制限が正当化できると思われる理由のひとつだった。

本章では今述べた第二の主張にも批判を加えた。ダニエルズがだれでも分別さえあれば年齢制限を受けいれると考えたのは、人生の成功にとって高齢期の延命が役に立つことは稀であるはずだからだった。しかし、この議論は、まず、人生の価値が成功にあるとする人生観に訴えている。すなわち、これと同じ人生観を共有していない人々にとって説得的ではない（第12節）。

また、成功に役立たないからという理由で高齢期や機能障害のともなう生活に小さな価値しか認めない人生観は、老年と機能障害にたいする差別的偏見そのものだとも考えうる。年齢制限の前提に差別的な考えはないというダニエルズの主張は疑いうる。差別性を疑われない制度が対案として他にあれば、あえて年齢制限のほうを支持する強い理由はないというべきだろう（第13節）。

最後に、バッティンは、ダニエルズのいうように延命措置の差し控えや中止の義務化が正当化できるなら、致死薬の処方も解禁されなくてはならないと論じた（［10－4］項）。本章のここまでの議論が正しいとすると、バッティンの主張もまた根拠を失うことはいうまでもない。

註

〔1〕日本経済新聞、二〇一三年一月二二日。

〔2〕Battin, 1994c.

〔3〕Daniels, 1983; 1985, Ch.5; 1987; 2008a, Ch.6等。メインの議論はどの文献でも大筋一致しているとみなせるが、もっとも詳細な議論が見られるのは1987の文献である。本書では主としてこの文献にそくしてダニエルズの議

〔4）論を紹介する。ただし、とくに2008aの文献などで、議論の前提にいくつか重要な修正が加えられている。こうした異同については必要のある範囲でそのつど言及する。

とくに重要な文献としてHarris, 1985, pp.87-110; Callahan, 1987〔=1990〕; Veatch, 1993; Menzel, 1990; Kamm, 1993等がある。代表的な理論の特徴を整理、分類した文献としてはMenzel, 1993。

〔5〕Daniels, 1987. 以下、この本からの引用は本文中に（ND＊＊）〔＊＊は頁番号〕のように示す。

〔6〕Battin, 1994b. バッティンが参照しているのはDaniels, 1983である。

〔7〕Battin, 1994b, pp.65-6.

〔8〕Ibid, p.69.

〔9〕Ibid, p.74.

〔10〕Daniels, 1988, pp.86-9&96.

〔11〕内閣府、二〇一二年、第3節―2―（5）「高齢者医療制度の改革」。

〔12〕二木、二〇〇一年、一八二頁。

〔13〕同右、一八七頁。

〔14〕同右、一八一頁。

〔15〕筆者に医療経済学分野の主張を評価する能力はないが、二木と同様の指摘はこの分野で国内外の研究者が多数してきたようである。筆者はとくに以前の同僚である坂本徳仁のまとめ（坂本、二〇〇九年）およびそこで参照されている諸文献から概況を学んだ。

〔16〕Daniels, 1985, p.97; Daniels, 1988, Ch.7; Daniels, 2008a, pp.181-90; Daniels, 2008b, pp.491-3. これらの論への批判としてBrauer, 2009, pp.29-30.

〔17〕Daniels, 2008a, p.184.

〔18〕Daniels, 2008b, p.492.

〔19〕Ibid.

〔20〕生殖補助医療の倫理については、有馬、二〇一三年。

〔21〕これはダニエル・カラハン（Callahan, 1987, p.68［＝一九九〇年］）が高齢期の延命を重視する人として挙げた例である。

〔22〕Emanuel, 1991, Ch.4; Posner, 1995, Ch.11; Brauer, 2009; Schefczyk, 2009等。

〔23〕McKerlie, 2002.

〔24〕Jecker, 2013等。

〔25〕ただし、従来この点にかんするダニエルズの説明には変遷がある。初期の論文（Daniels, 1985, Ch.5; 1983）によれば、私たちはまず自分の価値観や年齢について知らない「仮想上の人物」を想像し、この人物が分別をもって検討すれば採用するだろう予算配分にしたがうべきである。またとくにこのような思考の手順をたどるべき理由として、それが（特定の価値観の人々や一部の年齢層だけを優遇することにつながらないという意味で）「手続的に「公正」（procedurally “fair”）」であることを挙げている（1985, p.103）。しかし、Daniels, 1988ではこの議論は不要だからと棄却されている（p.62）。また後述（［13－2］項）のとおり、より最近の論文（Daniels, 2008a, Ch.6; 2008b）は、各自が価値観と年齢を度外視すれば全員の判断は一致するという主張を撤回している。

〔26〕この主張をみるかぎり、ダニエルズの論では、年齢制限の導入検討時点ですでに高齢（たとえば七五才以上）の人々から同意を得ることは想定されていないようにみえる。だとすれば、導入時すでに高齢の人々は年齢制限の対象から外す必要があるのかもしれない。この点に関連してJecker, 2013, p.4は、制度開始時に生じる不公平の可能性に言及している。

〔27〕Emanuel, 1991, p.141.

〔28〕Ibid, pp.127-8. エマニュエルは本文中この制度をたんに「第三の枠組（scheme 3）」と呼んでいる。これが「かれ［＝ダニエルズ］の理論から導かれる具体的政策」であるとする記述はIbid, p.283, n.97にある。

〔29〕エマニュエルの本で参照されているのはDaniels, 1985; 1988だが、これらを含めダニエルズのどの論考でも、資源不足時における医療利用資格の要件が自立的生活等の可能性にあるとする主張は見られない。エマニュエルはしかし自分の解釈があくまで「かれ［＝ダニエルズ］の見解と整合的と思われる」と述べている（Emanuel, 1991, p.283, n.97）。

〔30〕ダニエルズを批判するSchefczyk, 2009も同様の結論にいたっている。Schefczykは、未来の自分からそのときの自分が価値あると思っているものを追求する機会を奪うことにならないよう（現在の自分から見ればとくに重要と思われない選択肢であっても排除しないよう）に人生の良さにかんする自分の現在の考えは脇へよけておくことについて、ほとんどの人にとってはそれが合理的なことかもしれないと認めつつ、しかしそれが「分別それ自体が要求すること」であるとするダニエルズの主張を否定している。Schefczykによれば、この点で意見の対立があるかぎり、若年者と高齢者とのあいだの資源の分配にかんする問題は「道徳上の深い対立」である（p.34）。さらにBrauer, 2009, p.29にもやはり同様の批判がある。

〔31〕Emanuel, 1991, pp.126-7.

〔32〕Emanuel, 1991, p.140の他にFoot, 2002, p.37も生命短縮的な医療的処置の是非とのかかわりでネーゲルの論文を引用している。なおエマニュエルは、自律重視観とネーゲルの人生観（エマニュエルは「身体性重視観（the Physical Conception）」と呼んでいる）以外にも、D. Callahan, 1987の議論を具体例とする「関係性重視観（the Relational Conception）」と「功利主義的人生観（the Utilitarian Conception）」を含む全部で四つの人生観を比較している。エマニュエルによれば後二者も何らかの年齢制限と整合的である。

〔33〕Nagel, 1979, p.2［＝一九八九年、二－三頁］（強調は原文）. 訳文は一部変更を加えた。

〔34〕ただし、もちろんこの理解はいわゆる植物状態の患者等には当てはまらない。

〔35〕立岩、二〇〇四年、三八七頁。

〔36〕同右。

〔37〕立岩、二〇〇八年、三四八頁。

〔38〕Emanuel, 1991, pp.126&140.

〔39〕Jecker, 2013, p.7.

〔40〕McKerlie, 2002, p.159. マッカーリーの分別理解についてダニエルズは、それが標準的であり、また自身も従来それに倣ってきたところがあると認めつつ、しかし近作では、人生の良さにかんする判断は福利量の多寡の評価より「もっと複雑または木目細かな判断を要するかもしれない」と見解の変化を表明している（Daniels, 2008b, p.486）。本文の以下で述べるとおり最近のダニエルズは分配問題にかんする合意形成について楽観視しなくなったが、その主な理由のひとつもここにある（Ibid, p.490）。

〔41〕McKerlie, 2002, p.160.

〔42〕Ibid, p.161.

〔43〕Ibid.

〔44〕Daniels, 2008a, Ch.6; 2008b.

〔45〕Daniels, 2008a, p.177. 対立の例としてダニエルズはD. Callahan, 1987［＝一九九〇年］やKamm, 1993ら研究者間の論争をあげている。

〔46〕Daniels, 2008a, p.181.

〔47〕Daniels, 2008b, p.490. 考えを改めた理由としてダニエルズは、マッカーリーから受けた批判や、イギリスの国立医療技術評価機構（ＮＩＣＥ）の下部組織が延命措置年齢制限の導入を否定した事実等に言及している。

〔48〕Daniels, 2008a, pp.118-9; Daniels and Sabin, 2002, Ch.4.
〔49〕Daniels, 2008a, p.178.
〔50〕Daniels, 2008b, p.488.
〔51〕Jecker, 2013, p.8.
〔52〕資源が著しく不足した状況にかんするダニエルズの説明はややあいまいである。一方で、それは、若年期の課題追求が要する健康維持のために十分な量の資源を確保しようとすると、高齢期の延命は諦めざるをえない状況として理解しうるだろう。若年期の生活の価値は課題を追求できることにあるというダニエルズの主張に注目すればこの理解は自然である。他方、これとは別の理解もありうる。別の理解にしたがえば、それは、若年期でも延命を差し控えるか、または高齢期だけでそうするか、厳密に二者択一の状況である。著しい資源不足の例としてダニエルズが具体的に描いた状況（［10－3］項）は、後者に近い。
ふたつを比べると、前者のように解釈された状況のほうが、後者の場合よりも資源の残量はやや多いと考えうる。前者の場合、若年期で課題追求の機会がいくらか失われるリスクを引き受ければ、若年と高齢のどちらでも延命措置を受けられるかもしれないと考えられるからだ。エマニュエルやマッカーリーのダニエルズ批判はあきらかにこの前者の解釈に基づいており、本章でもそれにしたがってきた。

さてしかし、生命短縮的なふるまいの是非を検討するという本書のもともとの目的に照らしていえば、後者のように解釈できる余地があるということは看過できない点である。かりに後者の解釈が正しいとしよう。その場合、ダニエルズは、延命措置の差し控えがいずれにしても避けられない状況になって初めて年齢制限が正当化できると主張していることになる。いいかえれば、患者の死期を早めうる医療的処置の合法化が正当化できるのはいつか、という問いにたいするダニエルズの答えは、患者の死期を早めうる医療的処置が不可避の場合だけである（ただしその場合、順序としてまず高齢者から延命措置の不使用を義務化するべきだ）、というものになる。実質上これは患者の死期を早めうる医療者のふるまいの合法化を擁護する立場とはいいがたい。社会資源は無尽蔵にあるわけではないから、延命措置の差し控えや中止が不可避の状況もおこりうることは否定できないだろう。ダニエルズ理論から導かれる答えは（括弧で括ったただし書きを除くと）もはや批判の対象ではない。（Daniels, 2008b, p.489に今述べた解釈のちがいにかんするダニエルズ自身のコメントがある。）

〔53〕 Daniels, 2008a, p.179（強調は原文）.

第Ⅱ部　死ぬ権利の限界

第Ⅱ部の論述の目的は、患者の死期を早めうる医療者の各種のふるまいにかんし、決して認められるべきでないか、またはほとんど常に認められるべきでないとみなす立場から提出されてきた議論（反対論）について、妥当性を検討することにある。主要な反対論には大きくふたつのタイプがある。ふたつの反対論はどちらも、第Ⅰ部で確認したバランス型の容認論の中心にあるとみなすことのできるある問いにたいする答えとして捉えることで、その要点をもっともよく理解することができる。

第Ⅰ部で取り上げたのは、患者の死期を早めうる医療者の各種ふるまいにかんし、比較的広い条件下で容認できると結論するタイプの議論だった。より精確にいえば、死期を早めることが患者の意向か利益、またはその両方と一致している場合で正当化できると結論するタイプの議論である。しかしまた、いくつかの主張な容認論の妥当性を批判的に検討した結果、第2章第7節では、容認派にたつ人々が、畢竟バランス型の立場へと導かれていく他ないと考えられることも指摘した。患者の意向一方だけ、あるいは利益一方だけを絶対視するシンプルな立論には克服しがたい課題があるように思われたためである。

実際、たとえば患者の意向だけを絶対視して、本人が死にたいといっているのだからどんな場合でも死ぬのを許してやればよいのではないか、のように主張する立場は、すこし検討を加えるだけでも、やや乱暴なところがあるように思われてくるだろう。バランス型の立場からはこれほど強い主張は出てこない。バランス型の立場が正当化できると主張するのは、本人がよく考えたうえで死にたいといっており、かつ同時に、それ以上生きても本人の利益にはならないことがあきらかな場合である。バランス型の議論の中心には、この場合、その人が死んではいけないと考える理由がどこにあるのか、という問いがある。第Ⅱ部の論述はすべてこの素朴ではあるが重要な疑問にたいする回答として理解することが可能である。

第Ⅰ部の冒頭にも述べたとおり、容認派の議論の根拠にある理解や考えかたは、一目して明白で強力である。個人の自己決定が尊重されることと、人の利益が守られることに価値があることは、一見してだれの目にもあきらかだ。また、重い病気の患者の死期を早めることが、ときとしてこれらの価値を実現するのに役立つだろうことも、やはり想像するのが難しいことではない。

これと比べて、反対論の根拠はこれほど分かりやすい、あるいは目につきやすい根拠ではないというべきだろう。本書のここからさきの論述では、反対論の根拠として、社会的弱者へのリスクと、人の命や存在の内側に宿る価値を挙げる。ひとつ目の論点であるリスクは、すくなくとも、安楽死や尊厳死などと聞いた人がだれでもすぐに想像する類のリスクではない。また、ふたつ目の根拠である人に内在する価値にかんする考えかたは、アイデアとしては聞けばすぐに了解できても、根拠に疑いを抱く向きがすくなくないものと予想できる。右の疑問が容易には回答しづらい疑問であるのも、このためである。

ふたつの反対論の要点を、右の疑問（判断力を有する個人に死にたいという強い意志があり、かつ周囲から見ても生命維持が本人の利益にならない場合、なぜ死んではならないのか?）にたいしてどのような答えを提出するものとみなせるか、の点にそって確認しておこう。まず、ひとつ目の反対論の特徴は、本人に死にたいという強い意志があり、かつ死んだほうが本人の利益になることもあきらかな場合を個々に見ていけば、生命短縮的な処置が正当化できるケースもありうることを必ずしも否定しない、という点にある。この反対論にしたがえば、問題は、そうした場合以外の場合にあるからである。つまり、たとえ個々のケースでは患者の死期を早めてよい場合がありえても、いったんそうしたふるまいを容認すると、もともと想定されていたのとはちがう種類の患者まで死ぬことにつながる危険がある。一部の社会的弱者たちが、本人に死にたいという意志がないにもかかわらず、ただ周囲から死んだほうがよいと思われている等の理由から、生命維持を諦めるよう圧力を受けるかもしれない。生命短縮的な処置を全面的に禁止するべきなのは、そうする他に、後者の問題のあるケースがおこるのを防ぐ方法がないためだとされる。

第二の反対論の要点はこれと別のところにある。それはバランス型の主張を正面から否定する趣旨の反対論である。すなわち、たとえ本人から見て生きたいと思える命ではなく、また生きることが本人の利益にならない状況でも、その命には依然として大きな価値がある。だから命を縮めることが許されないと結論される。

以下、第4章で、このうちひとつ目のタイプの反対論を考察の俎上にのせる。社会的弱者へのリスクに訴えるタイプの議論の中には、リスクの内容をどう捉えるかの点で異なる複数の主張が含まれる。ちがいを整理しつつ、その中に、批判的な検討にも耐える強力な主張が見つかるか、検証する。

また、ふたつ目のタイプの反対論にかんしても、人の内在的価値のアイデアをめぐっては、当該価値の大きさや根拠について、数多く解釈の可能性がある。最後の二章（第5章と第6章）で主要な解釈を取り上げ、詳しく検討し、当のアイデアに十分な根拠を与えることができるか、解明を試みる。

第4章　社会的弱者への脅威

第14節　社会的弱者へのリスクに訴える反対論

[14－1] 日本の尊厳死法案について表明されてきた懸念

二〇一二年、超党派の国会議員からなる、尊厳死の法制化を考える議員連盟が「終末期の医療における患者の意思の尊重に関する法律案」(以下、連盟の名称にちなみ尊厳死法案と略す)を公にした。現在まで国会未提出だが、二〇一四年四月にも第一八六回国会に提出される可能性があると報道される等[1]、その後もくりかえし話題になってきた法案である。

法案の内容は、「回復の可能性がなく、かつ、死期が間近」(第五条)な患者の生命維持に必要な措置を差し控えるか中止するかした医師について、その法的責任が問われないようにする、というものである。ただしそのさい「患者の意思を十分に尊重」(第二条)していることが条件になる。[2]

この法案にはいくつか批判がある。本書ではその中でもとくに重要と思われる批判のひとつに注目したい。これは、主として病人や機能障害者等、法が実現すればそのルールに則って自分の生命維持や延命に必要な措置の差し控えや中止を要求する可能性のあることが予想された人々のうちから、寄せられてきた。文書で批判を公にした組織や団体には、ＮＰＯ法人ＡＬＳ／ＭＮＤサポートセンターさくら会、日本ＡＬＳ協会、日本脳性マヒ者協会「全国青い芝の会」、人工呼吸器をつけた子の親の会（バクバクの会）、全国委脊髄損傷者連合会、ＤＰＩ（障害者インターナショナル）日本会議等がある。[3]

これらの団体が懸念しているのは、次のような状況である。生命維持のために医療措置を要する人は、介護が必要だったり治療費がかさんだりするため、家族など周囲の人々に心理的また金銭上の負担がかかりがちである。また、重い病状の人には、機能障害のある人や高齢者がすくなくない。しかし、どの社会でも、機能障害者や高齢者の命の値にかんしては、それを不当に低く評価する差別的偏見が根強く存在する。そのため、病人の生命維持については、本人の意向にかかわらず、周囲が、病人の利益にならないと考えるかもしれない。

こうした状況では、かりに生命維持措置の差し控えや中止が合法化された場合、病人にたいして、生命維持を諦めたり死期を早めたりすることを促す周囲からの働きかけが生じうる。患者にもともと機能障害があったり、経済的に余裕がなかったりすれば、その可能性は小さくないというべきだろう。周囲としてはおそらく多くの場合はっきりと言葉にするわけでなく、また自覚的でさえないかもしれない。しかしそれでも患者には大きい圧力が加わりうる。

こうした働きかけのもとで人が自分の生命維持に必要な措置の差し控えや中止を要求する場合、それでも本人の意思を尊重するべきだといえるだろうか。尊厳死法が成立した場合、家族や社会の支援さえあれば、あるいは周囲の圧力さえなければ生命の維持を希望するはずの人まで、支援の不足や圧力のため生命維持を諦めかねない。法案に反対する人々の多くはこのことを懸念してきた。この懸念を理由に生命短縮的な医療者のふるまいの合法化に反対する見解をここでは、社会的弱者へのリスクに訴える反対論と呼ぶことにしよう。

社会的弱者へのリスクに訴える反対論は、国内外でいわゆる尊厳死や安楽死の合法化の動きがあるたび、くりかえし提出されてきた反対論である。米国では、個人の死ぬ権利について否定的な判決を下した連邦最高裁判所の見解に組み込まれるなど、政策にも比較的大きなインパクトを与えてきた。また、そのために、生命短縮的な医療者のふるまいの合法化を支持する側からもすでにさまざまな反論が提出されてきている。

以下ではそれらの反論にもひととおり目を通しつつ、社会的弱者へのリスクに訴える反対論がどこまで有効かすこし丁寧に検討してみたい。この第14節の残りの項では、まず、批判の構造を今述べたより詳しくあきらかにする。次の第15節の最初の項（［15－1］）では、この反対論にたいして過去に提出されてきたさまざまな反論を整理する。［15－2］項以降で、反論をひとつずつ取り上げて順に検討していこう。やや長い論述になるが、患者の死期を早めうる医療者のふるまいを合法化することの妥当性を議論するにあたって是非とも揃えておきたい材料の一部を整理できればと思う。

尚、近年国内で合法化が検討されてきたのは生命維持医療の差し控えと中止だが、国外にはこれとちがう事情も存在している（序論［g］項）。北米やベネルクス三国等では、致死薬の処方や投与についても合法化の動きがあった。たとえば、二〇一四年に米国で二〇代の女性が医師による致死薬の処方を受けて死亡した事例などは、世界的にも大きな注目を集めた（序論［b］項の事例⑤）。この女性は、脳腫瘍のために余命半年と診断されていたが、事前にインターネット上でした予告どおり、処方された薬をつかって自宅で自死している[4]。

こうした動きに応えて、社会的弱者へのリスクに訴える反対論は、海外では致死薬の処方や投与の合法化にたいする批判としても多く用いられてきた。また、批判の構造からいえばこれは、持続的で深い鎮静（セデーション）をかけることにたいする批判として使用することもできる議論である。この点については［15―4］項で触れたい。

最後に、ことばの用法についてひとこと述べておく。本書では、一般には障害ということばが多く使用されるところで、代わりに機能障害のことばを使用した。これは、ＷＨＯがかつて採択していたＩＣＩＤＨ（国際障害分類）における機能障害（impairment）、障害（disability）、社会的不利（handicap）の区別に倣った語法である。

ＩＣＩＤＨの区別の要点は、（ア）四肢や臓器の機能欠損または形態異常そのものと、（イ）日常生活上の不自由、および（ウ）社会的あるいは経済的な活動に参加するうえでの制約とを、切り離して理解できるようにすることにある。このため、（ア）を機能障害、（イ）を障害、（ウ）を社会的不利とそれぞれ呼び分けるのである。ここでとくに、四肢や臓器の機能欠損または形態異常とは、具体的にはたとえば、四肢のまひ、視覚障害、難聴、手や脚の欠如、ダウン症、ＨＩＶ／ＡＩＤＳなどを意味する。

一般的な語法では、（ア）、（イ）、（ウ）の三者は明瞭には区別されていない、といってよいだろう。障害ということばが一般に使用される場合、これら三者のいずれか、あるいはすべてをあいまいに指していることが多い。他方、現実には、四肢や臓器の機能欠損は、必ずしも日常生活上の不自由や、社会活動上の制約にはつながらない、と考えるのが妥当である。むしろ、四肢や臓器に機能の欠損を有する人が、日常生活で経験する不自由や、社会活動をするうえで突き当たる制約は、大部分、かれらの機能障害にたいする配慮を欠いた制度や社会や文化によって引きおこされているものと理解できる。たとえば、建物の入り口や内部にある段差をなくすだけで、車いす利用者が日常生活で経験する不自由の大きな部分は解消される。からだの機能の欠損を単純に障害と呼ぶと、この事実が理解されにくくなる。またそのため、より重要なこととして、機能障害者の生活上の不自由をなくすために社会的な制度を見直す必要がある、ということも見えにくくなる。本書で機能障害ということばを使用するのもこうした不都合を避けたいからである。[5]

【14－2】社会的弱者にたいする支援のすくなさと差別的な偏見

患者の死期を早めうる医療者のふるまいを合法化することが社会的弱者にリスクを強いると考えられている理由は、精確にはふたつある。第一は、社会的弱者が周囲の支援を他よりも多く必要とすることである。（この点は、あるいは、社会的弱者が支援を他と比べてよりすくなくしか期待できないこと、というほうがより適当な場合もあるかもしれない。）第二は、社会的弱者の生活や命の価値について、周囲の人々がきわめて否定的な評価を下しがちなことである。機能障害を持ちながら支援を受けて生きることや、社会的また経済的に不遇な生活を送ることについては、低い価値しかないと思われていることがすくなくない。

反対論によれば、これらふたつのことが相俟って社会的弱者にリスクを強いる。反対論の構造がこの点でよく理解できるようにするため、本項では、公にされてきた反対派の見解からいくつか具体的な議論を引用、参照することにしよう。

生命維持や延命に必要な措置の差し控えと中止の合法化が社会的弱者にリスクを強いるということは、ずっと以前から国内外で事あるごとにくりかえし指摘されてきた。そこでの重要な論点のひとつは、もともと周囲の支援を得にくい人々が、支援を得られないということのために生命維持を諦めることを合法化があと押しすることになるのではないかということだった。

一九七八年、日本安楽死協会（現在の日本尊厳死協会の前身である）が、末期医療の特別措置法案を公表した。「不治かつ末期」の患者について本人の望まない「過剰な延命措置」は中止できるとするもので、結局法制化にはいたらなかった。同じ年、作家の野間宏や水上勉ら五人からなる安楽死法制化を阻止する会が反対声明を発表している。

> 生きたい、という人間の意志と願いを、気がねなく全うできる社会体制が不備のまま「安楽死」を肯定することは、事実上、病人や老人に「死ね」と圧力をかけることにならないか。[6]

すでに述べたとおり、その後二〇一二年に尊厳死法案が公にされたときも同様の反応があった。たとえば、ＡＬＳの患者と家族でつくられたＮＰＯ法人ＡＬＳ／ＭＮＤサポートセンターさくら会の橋本操が法案を批判している。ＡＬＳ（筋委縮性側索硬化症）は進行性の難病である。発病すると運動ニューロンがすこしずつ壊れていき、たいてい数年で自力歩行できなくなるとされる。とくに口まわりや胸の筋肉を動かせなくなると、食べたり話したり呼吸したりすることに介助や器械が必要になる。さくら会の会長である橋本操によれば、

重度の身体障害を併せ持つ難病患者が［…］事前に治療を断って死ぬ覚悟を患者自らが表明してしまうと家族も医師も安心し、呼吸器の長期装着を勧めてくれなくなります。もし、治療を断るための事前指示書やリビングウィルの作成が法的に効力を持つようなことになれば、ますますこれらの患者たちは事前指示書の作成を強いられ、のちに治療を望む気持ちになっても書き換えはことごとく阻止され、生存を断念する方向に向けた無言の指導（圧力）を受け続けることが予想されます。[7]

人工呼吸器をつけた子の親の会（バクバクの会）も尊厳死法案を同様に批判している。

法律ができてしまえば、人工呼吸器や経管栄養の助けを借りて生きている人たちに対して『「自己

決定」のもと「尊厳死」を選択している人たちがいるのに、なぜそうしてまで生きているのか、なぜ死なないのか』という社会の無言の圧力がかかることは必至です。[8]

さてしかし、生命維持医療の不使用の合法化が社会的弱者にリスクを強いると考えられている理由は、もっぱら社会的弱者が周囲の支援を他より多く必要とする（あるいはよりすくなくしか期待できない）からという点だけにあるのではない。もうひとつの重要な論点は、機能障害があって周囲の支援を必要としながら生きることや、社会的また経済的に不遇な生活を送ることにたいする社会の差別的な偏見の影響のていどである。

たとえば、日本脳性マヒ者協会「全国青い芝の会」は、尊厳死法案の前提に「人間の命を尊厳のある状態と尊厳のない状態に分けて考える」見方があるという。法案はこのうち尊厳のない状態にあるとみなされた人にだけ死ぬことを許す内容だ。青い芝の会によればこの見方は「障害者差別」である。[9]

青い芝の会の理解にしたがえば、生命維持医療の不使用を容認する趣旨のルールは、それ自体が、一部の人の命には低い価値しかないとみなす差別的偏見を前提としたものである。これと同様の見方は、この問題にかんする国外の裁判所判決を批判した文献の中にも見つけることができる。

米国やイギリスには、機能障害者の生命維持に必要な医療措置の中止を容認した有名な裁判所判決がいくつか存在する。ヴィッキ・ミシェル（Vicki Michel）は、これらの判決が、機能障害者にたいする差別的な偏見を前提にしているという。[10] 経管栄養補給を拒んでカリフォルニア州の裁判所に訴えたエリザベス・ブーヴィア（Elizabeth Bouvia）は、脳性まひの患者で電動式の車椅子の使用者だった。死ぬために自分の呼吸器を停止してもらうことについてネヴァダ州の裁判所に許可を求めたケネス・バーグステッド（Kenneth Bergstedt）は、子どもの頃の水泳中の事故で四肢にまひがあった。ジョージア州のラリー・マカフィ（Larry McAfee）は、バイク事故で四肢まひとなり、やはり自分の呼吸器を停止してもらうことの許可を裁判所に求めた。裁判所はどの事例でも、機能障害者の生命維持に必要な医療の中止を許可している[11]。

批判されてきたのは、裁判所がこのように判断した理由である。そこでまず、最初のふたつの事例について、事例の概要および裁判所が下した判決の内容を、実際の判決文から一部引用することで確認しておこう。

事例⑮　人工的水分栄養補給を拒否した脳性まひ者（エリザベス・ブーヴィア）

原告［＝ブーヴィア］は二八才の女性である。生まれたときから重度の脳性まひがあり、苦しんできた。現在は、本件の利害関係者であるロサンゼルス郡の公立病院の患者である。［…］彼女は、知的で、精神的な能力にはまったく問題がない。大学まで出ている。結婚したことはあるが、離婚している。また、流産の経験がある。

原告は、スプーンで食べさせてもらわなければ自分で食べることができない。現在の担当の医療者と栄養士によると、彼女は十分な栄養をとることができていない。［…］体重がこのまま減ると命にかかわるかもしれないという。［今の病院に］来て以来、体重は六五から七〇ポンド［約三〇から三二キログラム］のあいだを上下している。そこで、医療者は、［治療を拒否するという］本人の意思および書面で用意された本人の指示に反して［人工水分栄養補給の］チューブをつけたのである。[12]

しかし、ブーヴィアはあくまで経管栄養のチューブをつけることを拒み、チューブを外してもらって死にたいと考え、病院を相手に裁判をおこした。ブーヴィアの要求を認めたのは、カリフォルニア州上訴最高裁判所による一九八六年の判決である。これは、患者の望まない治療を拒否して死ぬ権利が合衆国で最初に認められたケースであり、その点でとりわけ有名な判決でもある。裁判官は次のように述べている。

医学的な措置や延命の処置の中止を許容するすべての決定は、死の到来をいくらか早めるものである。これが許容できるのは、すくなくとも部分的には、残された時間における生活の質が著しく低いからだ。エリザベス・ブーヴィアの考えでは、彼女の生活の質は、希望がなく、何の役にも立たず、楽しみもなく、フラストレーションばかりになるほど、低かった。無力にベッドに横たわり、自分で自分の面倒をみることもできない患者として、彼女は自分の存在を無意味だと考えたのかもしれない。そのように結論する彼女がまちがっているということはできない。[13]

続けて、ふたつ目の事例についても内容を見ておこう。これもブーヴィアのケースと共通する点が多い事例である。

事例⑯　人工呼吸器の取り外しを求めた四肢まひ者（ケネス・バーグステッド）

ケネスは、まだ若い一〇才のとき、水泳中の事故で、四肢まひの悲運に見舞われた。その二一年後、病気の父親がもうすぐ亡くなると思われたとき、ケネスは、人工呼吸器の生命維持機能によって保たれてきたまひのある人生から解放されたいと考えた。ケネスは、読書したり、テレビを見たり、音声入力でパソコンをつかったり、ときどきは車椅子で動き回るのをすこしだけ楽しんだりすることができたものの、献身的な父親の気持ちのこもったケアと付き添いと愛がない今後の人生の見通しに絶望したのである。［…］

そこでケネスは、終末期にはない判断力を有する成人の四肢まひ者として、地方裁判所に申し立てを行った。だれか鎮静剤を同時に投与して死ぬときの痛みもなくすことのできる人によって、自分の人工呼吸器が取り外されることを許可する［裁判所の］命令を要求したのである。[14]

ここでも裁判所の判決は、人工呼吸器の取り外しを容認する内容だった。判決文ではその理由が次のように述べられている。

かれが生き延びてきた状況を思えば、我々には、かれの生活の質を評価するにあたって、ケネスの判断の代わりに我々自身の判断を用いることはできない。我々は、したがって、かれの生命を維持し続けたりかれの死を食い止めたりするために医学的な手段がどこまで使用されるべきかを決定することにあるケネスの自由のほうが、かれの生命を守ることにある州の利益よりも重要であると結論する。[15]

ミシェルは、これらの判決文の文言の中に、機能障害者が生きることの価値だけを低く評価する差別的な考えかたがはっきり表れているという。[16]

差別的だというミシェルの主張の趣旨をよく理解するためには、これらのケースを、機能障害のない人が死にたいという場合と比較することが有益だろう。機能障害のない人でも、たとえば流産や離婚、あるいは頼りにしていた人との離別がつらいから等の理由で、死にたいと思うことはありうる。実際そうしたことは稀なことではないというべきだろう。しかしその場合、当人の死にたいという決意について、周囲の人が「まちがっているとはいえない」などと評価するとは考えにくい。ミシェルのいうように、通常そのような人は「臨床的うつがあり、心療内科の治療にふさわしい対象だとまずみなされる」はずである。[17]

重要な点を確認しておけば、ブーヴィアとバーグステッドについて、かれらが死にたいと思った理由を、機能障害があったからだ、のように説明することは、控えめにいっても十分な説明とはみなせない。ブーヴィアは生まれたときからずっと同じ重度の脳性まひを持って生きてきた人だからである。そこですくなくとも、脳性まひがあること自体は、これまで彼女にとって死なければならないほどの理由ではなかったと考えなくてはならない。彼女が死のうと思ったきっかけは、直前の離婚とそのまえに経験した流産だった。バーグステッドにしても、一〇才の頃からずっと四肢にまひがあるという状況は変わらない。三一才で初めて深刻に生きていたくないと思ったのは、父親が危篤に陥り、頼ることのできる人がいなくなったからである。流産や離婚や離別によって生じたダメージさえ減らすことができれば、ブーヴィアとバーグステッドもまた元どおり生きる意欲を取り戻すかもしれない。かれらの場合だけ心療内科の治療やカウンセリングや社会支援等が有効でありうることを疑う理由はとくにない。

ところが実際の裁判所の判決は、ブーヴィアとバーグステッドの死にたいという意向をもっともなことだと評価した。ブーヴィア事例の判決文はこの点とくにあからさまである。「自分で自分の面倒をみることもできない」状況にある人にかんしては、本人が生きていてもしかたないと思うなら、死んだほうが本人の利益になると考えて差し支えない、というわけだ。また、バーグステッドの場合では、裁判所は、かれの生活の様子について「読書したり、テレビを見たり、音声入力でパソコンをつかったり、ときどきは車椅子で動き回るのをすこしだけ楽しんだりする」生活だったと総括したうえで、このような「かれの生き延びてきた状況を思えば」、自分の生活の質をきわめて低いとみなし、むしろ死んだほうがよいと結論したバーグステッド自身の判断について、妥当性を否定することはできないという。

ミシェルはこれらの判決文に表れている以上のような見方を不当だと強く非難している。「障害のない人なら自殺防止事業に紹介されることになるのにたいして、障害のある人が死にたいというとそれは理にかなった（reasonable）選択だと決めてかかるのはとんでもなく差別的だ（outrageously discriminatory）」というのである[18]。

実際、三つ目の裁判事例のラリー・マカフィは、周囲の支援を受けて死にたいと思わなくなった。マカフィは一九八九年、裁判所によって死ぬ権利があると認められたことをきっかけに、メディアを介して世の注目を集めた。その結果、リハビリテーション施設と機能障害者団体が支援に乗り出した。

事例⑰　死ぬ権利を行使しなかった四肢まひ者（ラリー・マカフィ）

ラリー・マカフィは「一九八五年にバイク事故で脊髄に深刻な傷を負い、四肢まひとなっていた」。[…]自分で人工呼吸器を外そうと試みたこともあったが、「酸素が切れたときに味わう強烈な痛みのせいで、そうすることができなかった」。裁判所は「人工呼吸器が外されるまえに鎮静剤[…]を投与してもらう権利は、自分の医学的治療を自分で決めるかれの権利の一部である」と結論した。[…]

［判決の翌年の］一九九〇年二月七日の『ニューヨーク・タイムズ』の一面で、ピーター・アップルホー

ムは、マカフィ氏が、アラバマ大学バーミンハム校傷害予防研究所の所長であるルス・ファイン博士と知り合いになったと書いている。[…]「マカフィ氏は、事故以来、「まるでじゃがいもの詰まった袋のように」あちこち移動させられたために、うつが悪化していた」。個人で加入していた健康保険が使えなくなると、「ジョージア州には呼吸器をつけた患者のための設備を有する入居施設がなかったため、オハイオ州の入居施設へ送られ、それからアトランタ州の病院へ、またその後は呼吸器をつけた患者のための設備があるアラバマ州の入居施設へと送られた」。[…]

ファイン氏はマカフィ氏と会ったあと、かれを「[…]重度障害者に仕事を与えることを目的とする革新的なプロジェクトを進めているグレイター・バーミンハム脳性まひ者の会」に紹介した。仕事を見つけるスペシャリストが、音声入力式コンピューターの訓練を手配した。ジョージア工科大のエンジニアの学位まであと二〇時間だけ足りなかったマカフィが、自分の技能を使えるような、コンピューターによるデザインと設計の仕事を見つけられればと考えたのである」。[…]

『ニューヨーク・タイムズ』の」記事の時点で、マカフィ氏はいっている。「呼吸器のスイッチを切ることはまだ私には選択肢として十分に生きています。[…]でも、まず何ができるかの可能性を見てみたい。試してみたいんです[19]」。

[14-3] 規則をつくるときだけでなく運用するときにも差別的偏見のつけ入る隙がある

さてしかし、次の第15節の論点の一部を先回りしていえば、社会的弱者へのリスクに訴える反対論の眼目は、必ずしも生命維持医療の見送りを容認するルールの前提に差別的な見方があるという青い芝の会がしたような主張である必要はない。あとで紹介する反対論への批判にうまく応えられるようにするためにもこの点は精確に理解しておきたい。

青い芝の会は、生命維持に必要な医療の見送りを容認する法案の規定そのものが、機能障害者にたいする差別的な見方を前提にしているという。かりにこの主張が正しいとすると、規定を現実につかったとき社会的弱者にリスクが及ぶことはあきらかと思われる。機能障害者は、死にたくなるほどつらいとき、死にたいと思わなくなるよう支援を受ける機会を奪われてしまう可能性が高い。しかし、実際には、生命維持医療の見送りを容認するルールは、たとえルールの内容そのものが差別的偏見を前提としていなくても、ルールの運用に携わる人々が差別的偏見を持っていると、それだけで同様のリスクをもたらす可能性がある。

ルールそのものが差別的見方を前提にしているという考えかたは、具体的なルールの内容によって、あまり説得的と思われない場合があるかもしれない。人が死にたいと願うことのある状況はさまざまである。周囲の人はその様子を見て、その願いを聞きいれてもよいと考えるかもしれないし、そうは考えないかもしれない。しかし、聞きいれてもよいと考えることが、死にたいという人の置かれた状況にかかわらず常に例外なく差別的だとする主張は、おそらくのところ、だれにでも納得のいくような主張とはいいにくい。

もちろん一方では、たとえば、車椅子の生活だからというだけで死にたいという人の自己決定でも容認する内容の規則をつくるとすれば、これが差別的だという指摘は大いに説得的といってよいにちがいない。この規則は、車椅子が必要になったらそれだけで死にたくなっても当然だという見方を前提にしているとみなせるためである。この見方は、あきらかに差別的だ。

しかし、生命維持や延命に必要な医療の不使用を容認するルールが必ずしもこのような内容であるとはかぎらない。たとえば、回復の見込みがない病気の末期で、疼痛や吐き気や呼吸困難などのつらい身体症状がある。緩和医療によってもこれらの症状を完全に取り除くことはできず、延命的な処置を続ければ、その分だけ長くつらい症状に耐えなければならない。ここでは、家族のサポートは献身的で、担当医療者との関係にも問題はない場合を考えよう。このような患者がつらい症状に耐えながら長く生きるより、治療を止めて速やかに死にたいといったとしよう。たとえばこのような状況を具体的に想像すれば、あくまでひとりの人間の死にかたとして捉えたときに、死にたいという本人の希望にそって個人の死期を早めることを問題がないとみなせることなど決してない、とまでは思われないかもしれない。

しかしまたそうだとすると、一部の人についてだけ死にたいという希望を聞きいれることが常に例外なく差別的だとする理解にかんしても、妥当性を再考する余地が出てくる。たとえば、車椅子でしか移動できないから死にたいという人の希望は素直に聞きいれるべきでないけれど、からだの痛みが耐えがたいから死にたいという人の希望は場合によって叶えてよい。こうした線引きを差別的だとまでいうことは難しいように感じられるかもしれない。

したがって、ルールそのものが差別的な見方を前提にしているといえるかどうかは、実際のところ、政策立案決定者や裁判官など、ルールをつくる人の意図がどこにあるかによるというべきだろう。前項で見たネヴァダ州の裁判所は、四肢まひで車椅子をつかう人の生活について、本人に生きていたいという意欲がなければそれだけでもう生きるに値しないかのような見方を示した。差別的だと批判されたのはこの見方である。しかし、ルールをつくる人がすべて、具体的に車椅子利用者を念頭におきながらルールをつくっているというわけではないだろう。具体的に想像されているのは、たとえば、つらい身体症状をともなう末期がんのような病態の患者であるかもしれない。ルールをつくるときの意図は、あくまで、そのような患者をつらい身体症状から解放することにあるのかもしれない。この場合、できあがったルールについて、差別的な見方を前提にしているという批判は当たらないと思われるかもしれない。

さてしかし、肝心の点は次のことにある。以上述べてきたことは、生命維持医療の見送りを容認するルールが社会的弱者にリスクを強いることはないと考える理由にはならない。なぜか。理由はふたつある。第一に、たとえ差別的見方を前提としていないルールがありうるとしても、差別的見方を前提としているルールもまた存在する可能性がゼロになるわけではないからだ。むしろミシェルが指摘するとおり、差別的見方を前提としていることがあきらかと思われる判例が現にいくつか存在する。同様の見方を基につくられたルールが採用されている国や地域では、社会的弱者はリスクを引き受けなければならない。[20]

また第二に、より重要なこととして、差別的偏見が忍び込む可能性のある局面はひとつとはかぎらない。差別的偏見は、ルールがつくられるときだけでなく、できあがったルールが運用される局面でもリスクの発生に寄与する可能性がある。このため、生命維持医療の見送りを容認するルールの存在は、たとえルールそのものの前提に差別的偏見があるといえなくても、社会的弱者にとっては脅威だとみなすことができる。

この点を理解するうえでも、四肢にまひのある機能障害者のケースを例にとったミシェルの具体的な考察を見ておくことは、非常に有益である。公正を謳う裁判所でさえああなのだ。患者の担当医療者や家族が同様のあきらかに差別的な考えを決して持たないとは考えにくい。だから、かりに合法化のもともとの意図に差別的なところがまったくなかったとしても、いったん生命維持医療の見送りが合法化されてしまえば、死の間近に迫った状況でだれもが十分な支援のもと真に自律的な決定ができるとはかぎらない。本来であれば死にたいという気持ちを小さくするための支援を受けるべきはずの人が、死にたくなって当然だとみなされるかもしれない。死にたいというのをだれも止めなかったり、むしろ生命維持を諦めるよう周囲から圧力がかかったりするかもしれない。

懸念される状況を具体的に考えておこう。たとえば、ルールの意図は、あくまでさきのがん患者のようなケース（末期で不治、つらい身体症状がある等）において、生命維持医療の見送りを容認することにあるとしよう。この場合、規定の内容も、見送りが容認できる対象について、不治で末期の容体にある病人の場合だけ、などと限定しているかもしれない。それでも問題はなくならないのである。これは、不治で末期の病人が、同時にさまざまな機能障害の持ち主でもあるということがありうるためである。たとえば、がんなどの慢性疾患やその治療の副作用のために四肢の自由が一部効かなくなったのかもしれないし、あるいは、もともと四肢まひや呼吸障害のあった人が新たに慢性疾患や感染症を患ったのかもしれない。（また、不治で末期の病人が、同時に、低所得者だったり、高齢者だったりする可能性もあることはいうまでもない。）いずれにしても、こうした状態の患者が、生きる意欲を失って死にたいと漏らすとしよう。

懸念されているのは、このとき、患者が必要なサポートを得られないという事態である。周囲の人は、介護にかかる負担を嫌って、患者がむしろ速やかに亡くなることを望むかもしれない。差別的偏見のために、これ以上生きても患者のためになるわけがないと早合点するかもしれない。そこで、今すぐ死にたいという患者の意向について、もしかしたら治療を受けてできるだけ延命するという選択肢についてもよく検討した末の決心ではないのではないか、（苦痛を完全に取り除くことはできないにしても）あるていど有効な緩和医療が受けられることを本人は理解していないのではないか、一時的なうつの状態にあるのではないか、といった疑いを周囲が持ってくれないという事態が生じうる。もしかすると、患者は、本心をいえば死にたくないのだが、家族の圧力のまえで生き続けていたいといい出せないだけなのかもしれない。あるいは、本当に不治で末期の容体であるかの確認がおろそかにされるといったことさえおきるかもしれない。そのまま、生命の維持に有効な医療があるにもかかわらず、見送られるとしたらどうか。このような事態は、合法化を支持する人々が見ても受けいれがたいと思うにちがいない。

そこで、規定の内容がそれ自体で差別的偏見を前提としていなくても、合法化は、社会的弱者にリスクを負わせると考えることができる。このリスクのあることが、生命維持医療の見送りを容認するルールを置くことに反対する強い理由を構成する。社会的弱者へのリスクに訴える反対論に含まれる主張のうちでさまざまな批判を凌《しの》ぎうるもっとも強力な主張はおそらくここにある。

本書の第I部では、死にたいという個人の意向が例外なく常に尊重されるべきだとする立場を自己決定至上型と呼んで、その誤りを指摘した。死にかたや死ぬタイミングが完全に個人の自由だと考えるのは、まちがっている。死にたいという個人の意向を尊重できることの良さは、第三者から見て当人の利益にならないことのあきらかな事態から当人を守ることとの良さと、比較衡量（バランス）されなくてはならない。いいかえれば、いつどのように死ぬべきか、死んでもよいかということは、部分的に、医療者や政策立案決定者、裁判官等の第三者による判断に委ねられなくてはならない。しかし、本節でここまで述べてきたことが正しいとすれば、患者の死期を早めうる医療者のふるまいを合法化することにかかわるより大きな課題は、実のところ、この比較衡量と判断の難しさにある。第三者による判断は、当の第三者の側に差別的偏見がある場合、その影響を受ける。医療者や政策立案決定者や裁判官がこの判断を適切に下せると信じることは難しいのである。[21]

[14-4] 致死薬の使用と持続的で深い鎮静にもリスクがある

社会的弱者にリスクを強いるとする懸念は、生命維持医療の見送り（いわゆる尊厳死、消極的安楽死）だけでなく、致死薬の使用（いわゆる積極的安楽死）を合法化することにかんしても過去くりかえし表明されてきた。また、持続的で深い鎮静（セデーション）の実施を容認することにかんしてもやはり同じ点を指摘する声がある。

社会的弱者へのリスクに訴える反対論は、構造上、批判の矛先をこの点でとくに選ばない。致死薬の使用を受ける患者と、持続的で深い鎮静をかけられる患者にも、社会的弱者が含まれうる。また、ここに含まれる社会的弱者の場合も、典型的に周囲の支援をより多く必要としたり、生きていることの価値を周囲から不当に低く評価されがちだったりする人があるという点で、変わりはないからである。

事実、この反対論が従来もっとも大きな注目を集めてきたのは、致死薬の処方と投与の合法化の是非が議論される文脈だったといってよい。この趣旨の反対論が公に展開されてきた例のうち、とくに政策上大きなインパクトを与えたケースをいくつか紹介しておこう。

まず、米国の機能障害者団体ノット・デッド・イェット(Not Dead Yet)らが一九九七年に連邦最高裁判所へ提出した第三者意見書がある。意見書によれば、機能障害者の人生は周囲から「依存と屈辱と無力の人生」だとみなされがちである。医療や法律の専門家も、機能障害者にとっての困難の真の原因が「うつや、ヘルスケアその他の支援の不足、徹底した差別に立ち向かうことからくる消耗」にあることを理解していない。そのため、死にたいという機能障害者の希望をすぐ「自然で理にかなっている」と考える。[22]

致死薬の処方や投与の合法化が機能障害者への大きなリスクをともなうのはこのためである。通常は死にたいという人がいればその原因を取り除こうとしたり、うつの可能性を疑ったりするはずだ。ところが機能障害者の場合「鎮痛剤を出さない、診断や予後評価や治療計画にまちがいがないことを確認しない、インフォームド・コンセントをしっかり得ない、といった医療ミス」がおきる。また「障害のない人にたいしては決して使用されない致死的な手段〔＝致死薬の処方〕が使用される」ことになる。[23]

もうひとつもやはり合衆国の例である。一九九四年、ニューヨーク州の生命と法に関する特別委員会が報告書『死が求められるとき――医学的文脈における自殺幇助と安楽死』を公表した。この報告書は、病人の死期を早めうる医療者のふるまいの是非にかかわる論点をより広範にあつかう内容で、社会的弱者へのリスクについての言及は比較的すくない。ただし重要な点として「貧しい人々、高齢者、社会的少数派に属する人々、または良質の医療ケアに手が届かない人々」等、リスクに晒されうる社会的弱者の範囲を広く捉えている点が注目に値する。[24]詳しくは紹介しないが、他の文献の中には人種的マイノリティや女性が同様のリスクに晒されると指摘するものもある。[25]

米国では、一九九七年、医師による致死薬の処方（医師による自殺幇助）を禁止している各州の法律が合衆国憲法に反していないかの点を争って裁判が行われた。最終的に連邦最高裁判所はこれを違憲とはみなせない（したがって、各州はそれぞれの判断で致死薬の処方を禁止してもよい）とする趣旨の判決を下した（ヴァッコー判決）。右の前者の意見書の文章は、この判決文の中で引用された。また、後者の報告書は、ニューヨーク州知事の命で組織された委員会が作成した州政府の公文書である。どちらも、社会的弱者へのリスクに訴える反対論の主張が政府側の意見に取り入れられた例であり、のちの政策への影響力の大きさからいって特別に重要なケースだ。たとえばディヴィッド・マヨ（David Mayo）とマーティン・ガンダーソン（Martin Gunderson）は、これらふたつの文書に代表される議論が「自殺幇助の合法化にかんする社会的論争において突出した役割」を果たしてきたと述べている。[26]

持続的で深い鎮静の実施を容認することにかんしても、同様の反対意見がある。序論でも述べたとおり、持続的で深い鎮静にかんしては、国内外の臨床ですでに広く実践されつつある一方で、是非をめぐる議論が政策のレベルで大きな注目を集めるということは従来ほとんどなかった。このため批判的な意見も決して多いとはいえないが、その一部はやはり社会的弱者に及ぶリスクに言及してきた。

持続的で深い鎮静は、患者の死期を早めることがあるため、患者の苦痛をなくすためならいつでも実施されてよいとはふつう考えられていない。むしろ比較的厳しい条件を満足する場合でのみ容認できるとする見方が一般的だ。たとえば、ヨーロッパ緩和ケア学会（EAPC）が二〇〇九年に発表したガイドライン作成のための提言は、患者に「肉体的症状に由来する耐えがたい苦悩」があること、苦痛を緩和するための手段が他にないこと、予後が「数時間かせいぜい数日」に限られていること、患者のインフォームド・コンセントが得られていること等の条件を挙げている。[27]

懸念されているのは、こうした条件を満たさない患者が持続的で深い鎮静をかけられることになる可能性である。同じ提言は、「表向きは症状を軽減するためとしながら、しかし死を早めようという隠された意図」の下に薬剤が投与される可能性に言及している。他の方法でも症状を軽減できるにもかかわらず持続的で深い鎮静がかけられたり、あるいは、比較的長い予後が見込まれているにもかかわらず死を早めるため「痛みを和らげるのに必要な量をはるかに超えた薬量」が使用されたりする危険があるという。[28] パウリーナ・タボアダ（Paulina Taboada）は、こうしたことがおきる原因として、治療の難しい患者や要求の多い患者のケアに医療者の側が疲労困憊している場合があると指摘している[29]。また、アンドリュー・ビリングス（Andrew Billings）は、とくに「低所得者、障害者、高齢者、社会的少数者」が、このような持続的で深い鎮静の不適切な使用の犠牲になるとする批判的な意見があると述べている[30]。

第15節　滑りやすい坂の議論

［15-1］反対論にたいする批判的論点の整理

社会的弱者へのリスクに訴える反対論は、あるていど成功し注目されてきた議論である。しかしまたそれだけに、この反対論にたいしては以前から多くの批判と反論も提出されてきた。本章の残りでは、これらの批判を整理し、順に吟味する。批判のいくつかは、比較的かんたんに誤りを指摘できるだろう。他の主な批判は、リスクとは別に、合法化がもたらすメリットを強調する。本章では最終的にはリスクとメリットをバランスさせて考える必要があると結論する。しかし、そのためにもリスクの大きさがしっかりと確認されなくてはならない。

そこでまず、考えうる批判や反論を以下の五つに分けて整理しておこう。批判を見ておくことは、社会的弱者へのリスクに訴える反対論の内容をよりよく理解することにも役立つはずである。

反論1：社会的弱者へのリスクに訴える反対論は、合法化の主旨や意図を誤解している。
反論2：社会的弱者へのリスクは、対策を打つことで現実化を防ぐことができる。
反論3：合法化にともなう社会的弱者へのリスクよりも、合法化のメリットや現状のデメリットのほうが大きい。
反論4：社会的弱者のリスクに訴える反対論の前提にある「重度機能障害はそれ自体で人を不幸にはしない」という考えが誤っている。
反論5：反対論の前提にある「周囲に負担を強いたくないからという理由で病人が死のうとするべきではない」という考えが誤っている。

■反論1：反対論者は合法化の主旨や意図を誤解している。

ひとつ目は、社会的弱者へのリスクに訴える反対論が、合法化の主旨や意図を誤解しているという批判だ。[31]

この批判によれば、反対論は、まるで死にたいと思えばだれでも生命維持に必要な医療の見送りや致死薬の使用の対象になりえるかのようにいうところにまちがいがある。実際のところたいていの法律や法案は、患者の死期を早めうる医療者のそうしたふるまいが許されるための条件として、患者の病が不治かつ末期であること、あるいは患者に耐えがたい苦痛のあることなどを明記している。したがってこの条件に合わない病人や機能障害者の生命維持に必要な医療が合法的に差し控えられるといったことは、かりに生命維持医療の見送りや致死薬の使用が合法化されたとしても生じえない。このように反論されうる。

次の［15－2］項で、この反論1の妥当性を検討する。検討してみると、むしろ反論のほうにこそ社会的弱者へのリスクに訴える反対論の主旨にかんする誤解があるらしいということが分かるはずである。詳しくは次の項で述べるとして、そのまえに他にどのような反論がありえるかひととおり見ておこう。

■反論2：対策によって、リスクの現実化は防げる。
■反論3：合法化のメリットと現状維持のデメリットがある。

反論2は、生命維持に有効な医療の見送りや致死薬の使用の合法化が社会的弱者にリスクを強いる仕組みがあることを認めつつ、しかし、予め対策しておくことでリスクの現実化は防ぐことができると主張する。そのため反論2によれば、たんに社会的弱者にリスクを強いる可能性が想像できることは、それだけでは合法化するべきでないと結論する理由にならないとされる。[32]

これにたいして反論3は、さらに合法化のリスクがときどき現実化することまで認めたうえで、しかし合法化のメリットや、合法化しないままでいる場合のデメリットを強調する。リスクが合法化のメリットや現状のデメリットを上まわるほどでないとすれば合法化は正当化できると主張される。[33]

ここでいう合法化にともなうメリットとは、いうまでもなく、死にたいという患者の自己決定を尊重することができることの良さである。また、死にたいと思うほどの痛みや苦しみから患者を解放できることの良さである。

患者の死期を早めうる医療者のふるまいが合法でないまま、あるいはかりに違法とされた場合のデメリットについては、まず、今述べたメリットを得にくいということが考えられる。とくに、全面的に違法とする場合では、たとえ延命を拒否する患者が真に自律的で、どれほど耐えがたい苦痛に苛まれているとしても、技術的に可能なかぎり延命しなければならない。前述のマヨとガンダーソンは、これについて「医療的バイタリズム (medical vitalism)」とでも呼ぶべき時代に逆行した考えを患者に押しつけるものであり、受けいれがたいと主張している。[34]

加えて、たんに法的ルールが存在しない状態のままでいる場合については、臨床におけるあきらかに不適切な判断がむしろ増えうるという指摘もある。ルールがないか、あるいはルールが指針等のかたちで存在していてもよく知られていない場合、生命維持に有効な医療の差し控えや中止は、まったくおきないというわけではなく、ただ施設ごとに独自の判断でなされている可能性がある。そのためたとえば終末期でないとか本人の意向を確認していないなど、あきらかに許されるべきでない状況で生命維持医療が中止されたり差し控えられたりすることも予想できる。つまり、合法化に反対する人々が社会的弱者に降りかかることを懸念してきたのと同様のリスクが、合法化しなくてもすでに存在しているというのである。合法化を支持する人々によれば、むしろ許される範囲を明確に限って合法化することで、この類のリスクはルールのない現状より小さくすることが可能だという[35]。

反論３の基にあるのは、合法化した場合のデメリットだけでなく、その場合のメリットやまた反対に合法化しない場合のデメリットも考慮するべきだとする主張である。この主張だけみればその正しさはおそらく否定できない。そこで社会的弱者へのリスクに訴える合法化反対論の強さを評価するためには、最終的にはこれらさまざまのメリットとデメリットを比較衡量する（バランスさせる）必要があるだろう[36]。

ここではしかし、まずは天秤の一方の皿にのる社会的弱者へのリスクについて、すくなくともそれが現実のリスクであると思われることや、決して軽微なリスクであるとは思われないことなど、衡量に役立つ材料をいくつかできるだけ確実なかたちで提示したい。次項以下（［15－2］から［15－4］）、反論の１と２についてすこし丁寧に検討するのはこの目的のためである。そのあと、［15－5］項ではメリットとデメリットの各要素を突き合わせて比較してみよう。

尚、たとえ周囲にかかる負担や支援不足が理由だとしても、判断力のある成人が生命維持医療の差し控えや中止に同意しているのであるかぎり、すべて自律的選択として尊重されなくてはならないと主張されることがある[37]。しかし、かりにこの主張が最終的に正しいとしても、それは今いったような比較衡量がまったく不必要だということを意味するものではない。

これは、周囲にかかる負担や支援不足を理由に人が延命を諦めることについて、まったく問題がないとはおそらくだれも考えないからである。もちろん、そうした理由で人が延命を拒否することはそれ自体として好ましくない事態だが、一方で、判断力ある個人の選択が尊重されることにはこのような事態の好ましくなさを上まわるだけの良さがあると考えることは、論理的にいって可能である。しかし、この考えは、個人が自律的にふるまうこと自体の価値と、社会的弱者へのリスクを回避することの価値とを比較したうえで、前者を優先した判断の結果に他ならない。この判断の正しさは自明ではない。判断が正しいかどうかは、社会的弱者へのリスクがどれだけ大きいかによる。

一般に患者の自律が医療でこれだけ重視されている中、こと死にかたと死にどきにかんしてだけ患者の自律を否定するのはおかしいと主張されることもある。[38] トム・シェイクスピア（Tom Shakespeare）は、生活のあらゆる場面で選択の自由とそのための支援を要求してきた機能障害者の団体が、この問題についてだけ機能障害者の死にたいという選択を許容しない様子を「理解しがたく一貫性に欠くようだ」と批判している。[39] これらの批判が正しいかどうかは、他の文脈で個人の自律を重視するべきと考えられているときの理由が、今の文脈でも同じように通用するかどうかによる。また、より大切なこととして、患者の死期を早めうる医療者のふるまいの合法化にかかわって本書で指摘してきた類のリスクが他の文脈でどれだけ存在するかにもよる。いずれにしても合法化の利点と問題点とを比較衡量しなくてよいということではありえない。

■反論4：重度の機能障害がある人の命は生き続けるに値しない。

■反論5：周囲に大きな負担を強いる病人には死ぬ義務がある。

他にも反論がありえる。[14−2]項で引用したミシェルのように、社会的弱者へのリスクを指摘する研究者らは、とくに機能障害者の生命についてそれが低い価値しかもたないという見方を否定してきた。反論4は、これに反対する意見である。つまり、重度の機能障害はそれ自体で命の価値を生きるに値しないほど低くしうるという意見である。[40]

かりにこの意見が正しいとすると、機能障害者の死にたいという意向は、機能障害のていどによって、真に「理にかなう」場合が出てくる。その場合、機能障害者の意向が素直に受けいれられるという事態は、そもそも望ましくないことではない、ということになるだろう。合法化のリスクあるいはデメリットともみなせない。

また、社会的弱者へのリスクに訴える反対論の基礎にある主張のひとつは、人が周囲や社会にかかる負担を苦にして死のうとするのをそのまま認めるべきでないということだった。最後の反論5はこの主張を否定する。たとえばジョン・ハードウィッグは、家族等の近しい人に大きな負担を強いる病人は死ぬ義務があると論じた。[41]かりにハードウィッグの主張が正しいとすると、周囲の圧力のために人が延命を拒むことは必ずしも望ましくないことでなく、そこでやはり合法化のデメリットとみなせない。

日本では、尊厳死法案を支持する人々が反論の4や5のようなことを声高に主張するといったことは、今のところ見られないようだ。そこでこれらの反論は措いておいてもよいかもしれない。しかし、機能障害があるのは常に不幸なことだとか、家族を介護等で疲弊させる病人は責められてしかるべきだといった考えは、こうして率直に表明されるのをきくと心の底で否定しがたい気持ちになる人も実はすくなくないかもしれない。

だから患者の死期を早めうる医療者のふるまいの合法化の是非を十分に検討したといえるようにするためには、おそらく今いった最後のふたつの反論もしっかりと吟味する必要がある。反論の5については、本書中すでに［9－2］項で検討を加えた。残りの4についてはこの章の最後の節（第17節）で取り上げる。

［15－2］合法化の意図と効果

最初に、批判者が合法化の主旨や意図を誤解しているとする反論1について検討する。この反論は、社会的弱者を死へ追い立てることは合法化の意図するところでないと主張する。この反論を退けるためには、社会的弱者が害を被りうるかどうかは、厳密にいうと、合法化の意図とは無関係である、という前述の論点（［14－3］項）をくりかえすことで足りるだろう。社会的弱者へのリスクに訴える反対論は、いわゆる滑りやすい坂の議論と呼ばれるタイプの議論のかたちをしている。

尊厳死法案を支持する日本尊厳死協会の理事である井形昭弘氏は、本章の冒頭に紹介した各団体からの法案にたいする批判に応えて次のとおり述べている。

各団体から法案に対して反対意見が出ていますが、法案の主旨が曲解され、論点がかみ合わずにいることは遺憾に思います。協会は豊かな生の延長線上に尊厳ある死が続いていると考えており、障害者ないし弱者の生命を疎かにする意図は全くありません。[42]

法案にも第十三条「適用上の注意等」の中に「この法律の適用に当たっては、生命を維持する措置を必要とする障害者等の尊厳を害することのないように留意しなければならない」とする文章がある。

事実、生命維持医療の見送りや致死薬の使用の合法化は、合法化された手段を利用することの許される対象を限定するためにルールを設けるのが常である。ルールを見れば、多くの機能障害者は、ただその機能障害があるというだけでは対象に含まれないことが一見してあきらかである。

日本の尊厳死法案はすでに述べたとおり「終末期」の患者だけを対象としている。「終末期」は、第五条で「行い得る全ての適切な医療上の措置（栄養補給の処置その他の生命を維持するための措置を含む［…］）を受けた場合であっても、回復の可能性がなく、かつ、死期が間近であると判定された状態」と定義されている。

この条件に照らすと、たとえばミシェルが引用していた裁判事例における生命維持医療の中止は、一見するかぎりどれも合法化の対象にならないように思われる。ブーヴィアは脳性まひ、バーグステッドとマカフィは四肢まひがあった。いずれも適切な医療上の措置と本人の生きるつもりさえあれば何年でも生きていけたはずである。実際、ブーヴィアとマカフィは死にたいという考えをのちに改めて長く生き続けた。こうした人が、離別や貧困に悩んでいるとか、介護を得られないといった理由で死ぬことは規定の内容からいって法案の許すところでない。

国内で法案を批判した組織はそれぞれＡＬＳ、脳性まひ、脊椎損傷、遷延性意識障害などの患者が死ぬことを危惧していた。しかしこれらはどれも栄養補給や呼吸器さえあればたいていの場合「死期が間近」とはいえない病気や機能障害ばかりである。

だとすると、合法化でこれらの患者がリスクを負うことになるというのは杞憂にすぎないということになるだろうか。

社会的弱者へのリスクに訴える反対論は、多くの場合、いわゆる滑りやすい坂の議論と呼ばれるタイプの議論のかたちをしている。あるいはすくなくともそのようなかたちの議論として理解できる場合があり、そう理解される場合にいちばん強い反対論となる。

滑りやすい坂の議論とは、一般に、Ａというふるまい（又はルール）を批判するために、Ａというふるまいをする（あるいはＡというルールを置く）こと自体が望ましくないと指摘するのではなく、代わりに、Ａを許すことで何らかの望ましくない別の事態Ｂが生じることを指摘するタイプの議論の総称である。Ａを許すとＢが生じるが、Ｂはあきらかに許されないのでＡを許すべきでない、というわけである。このかたちをした議論は、日常的な会話から学術的な議論まで、どこでも目にすることができる。

たとえば、減量に取り組んでいる私が、一口なら問題ないだろうといって久しぶりに板チョコの包紙をむくとしよう。そこであなたが、たしかにその一口は問題ないのだが、いちど食べ出すと止まらなくなるから止したほうがよい、という。あなたのこのひとことは、滑りやすい坂の議論である。

滑りやすい坂の議論は、政策批判の場面でとりわけよく用いられる。たとえば平和維持活動のための自衛隊の海外派遣にたいする批判がある。かつてこの政策を批判した人々は、必ずしも平和維持活動のための派遣そのものを問題視していたわけではなかった。しかしたとえそのようなしかたであっても海外派遣の前例をつくると、いずれ戦闘のための海外派遣まで許されることになりかねない。ここに大きな懸念があった。戦闘のための派遣が許されるべきでないとすると、初めから平和維持活動のための自衛隊派遣も許すべきでない。これも典型的な滑りやすい坂の議論である。

社会的弱者へのリスクに訴える反対論も、これと同じかたちをした議論として捉えることのできる場合がある。この反対論を展開する人たちは、ひとりの患者の死にかたとして、生命維持に有効な医療を見送ることがどんな場合でも例外なく常に望ましくないことだと考えているわけでは必ずしもない。たとえば、回復を見込めない病気の末期で、疼痛や吐き気といったつらい症状がある。緩和医療が完全に有効ではなく、延命的な処置を続ければ、その分だけ長くこの痛みに耐えなければならない。このような病態の患者が、家族や担当医療者の献身的なサポートにもかかわらず、痛みに耐えるよりむしろ速やかに死にたいというとしよう。たとえばこうして状況を具体的に示されれば、反対論を展開している人たちも、この患者個人の死にかたとしては本人の希望どおり延命的な措置を受けずに死期を早めることのほうが望ましい、という見方にあえて異論を唱えないかもしれない。かりに法律をつくろうという側の人々の意図が具体的にこうしたケースでのみ生命維持医療を見送ることもできるようにすることにあるというのなら、反対派の人たちはその意図が良いものであることを否定しないかもしれない。

もちろん、実際に意図が今述べたとおりのところにあるのなら、法律をつくる人々は、その意図を可能なかぎり精確に表現するしかたで規定の内容を慎重にまとめようとするべきである[43]。具体的には、(ア)病が不治であること、(イ)末期であること、(ウ)耐えがたいほどの肉体的な痛みがあって、それを取り除く手段が他にないこと、(エ)精神的な苦しみを軽減するのに有効な支援の可能性について担当の医療者と周囲が十分に検討し、試みたあとであること、(オ)患者は判断力があって他の選択肢についてもよく検討したあとであること、(カ)生命維持に必要な医療の見送りを希望する本人の意向が任意であり、周囲からの圧力や強制を受けていないこと、等の点を明記してあることが望ましい[44]。日本の尊厳死法案の規定は、このうち(ア)と(イ)と(カ)は含んでいる(第五条)が、(ウ)の苦痛があることは要件としておらず、また(エ)には言及していない。このことがすでにそれ自体で望ましくないと思われるかもしれない。

さてしかし、たとえ法律の意図が前述のとおりで、また、その意図が規定の内容に可能なかぎり精確に反映されていても、それで反対論が消えてなくなるとは考えられない。たとえ今述べた意図にそって慎重につくられたルールでも、いったん法律として成立し、運用が開始されれば、ルールをつくったときの意図から外れたケースでも、患者の生命維持に必要な医療が見送られることになる可能性がある。社会的弱者へのリスクを指摘してきた人々の懸念はここにある。

たとえば、生命維持や延命に必要な医療を拒否する不治で末期の病人は、同時に重度の機能障害の持ち主であるかもしれない。所得が低かったり、高齢だったりするかもしれない。この場合、患者の判断力が低下している可能性、患者が他の選択肢についてよく検討できていない可能性、支援の可能性、患者の容体の深刻さのていど、家族から圧力を受けている可能性等について、確認がおろそかにされる危険がある。そのまま、生命の維持に有効な医療があるにもかかわらず、見送られることになるかもしれない。こうしたことが心配されているのである。もちろんそうすると、次の問題は、このような心配がどれほど現実的といえるかである。続くふたつの項でこの問題を検討しよう。

[15-3] ルールの核心部分があいまいなことばでしか表現できない

では、今述べたような心配はどれほど現実的だろうか。法はもともと意図していたものとちがう好ましくない事態を招来しうるという懸念があることをまず認めたうえで、反論2は、対策によって、そうしたリスクの現実化を防ぐことができると主張する。以下ではこの主張の妥当性を吟味しよう。

合法化した場合の将来を確実に予測することはもちろん不可能だが、予測をよりたしかにするための手がかりならいくつかある。第一に、ルールのもともとの意図と一致しないケースでも患者の死期が早められる事態を生じかねないと心配されているそもそもの理由はどこにあるか。この理由について述べられてきた意見を（すでにここまででもいくらかは確認してきたが）改めて詳しく確認し、リスクの現実化は防ぎうるとする主張と突き合わせながら、どれほどもっともらしいか検討することがまず有益だろう。第二に、すでに合法化された他の国や地域におけるこれまでの実績が参照できれば、これも日本の場合を予測するのに役立つかもしれない。これら二点については多くの文献がある。とくに重要と思われるものを見ておこう。

そのまえにひとこと断っておく。この主題にかんする重要文献には英語で書かれているものが多い。その大半は、とくに致死薬の処方や投与を合法化すること（いわゆる積極的安楽死）の是非に注目したものである。国内で今問題になっている生命維持医療の差し控えと中止（いわゆる尊厳死、消極的安楽死）の是非を直接に論じたものはすくない。[45] そのためこれから参照する文献もほとんどは生命維持医療の見送りではなく致死薬の使用にかんして書かれたものである。このことは留意する必要がある。しかし［14－4］項でも述べたとおり、社会的弱者に及ぶとされるリスクの内容は、合法化されるのが生命維持医療の見送りであるか致死薬の使用であるかによって大きくちがってくる性質のものではないと考えうる。

そこで、第一に、ルールがもともと意図していた条件を満たさない状況で患者が死ぬことになると懸念されているのはなぜか。この点にかんしてもっとも目ぼしい説明は、ルールの核心部分があいまいなことばでしか表現できないからとする説明だろう。[46] ディヴィッド・ラム（David Lamb）は、安楽死を容認する法的なルールの規定の中で典型的に使用されているあいまいな概念の例を具体的に挙げている。「任意の」、「激しい痛みがある」、「回復の望みがない」、「合理的な希望」の四つである。[47]

日本の尊厳死法案にも、表現は多少ちがうところがあるものの、内容は同じと考えて差し支えない概念がつかわれている。第二条2の規定は、「患者の意思決定は、任意にされたものでなければならない」としている。第五条には「傷病について行い得る全ての適切な処置［…］を受けた場合であっても、回復の可能性がなく、かつ、死期が間近」の文言がある。実際、これらの概念をどれもつかわずにこの問題にかんする規定をつくるのは不可能だろう。ラムが挙げた例以外でも、「終末期」（あるいは「末期」、「人生の最終段階」）、「耐えがたい」、「十分な支援」、「よく考えて」、「判断力がある」など、国内外でこの問題にかんしてつくられてきた法律やガイドラインの規定には、目立ってあいまいな表現が数多く使用されてきた。このことが、一方では、法律の本来の意図に反する結果が生じるというリスクを生む。また他方で、リスクの現実化を防ぐための対策が有効に機能するのを困難にする。

これらのあいまいな概念を用いなければならないことによって生じると予想できるリスクの内容はさまざまである。必ずしも社会的弱者にだけ特別に降りかかるリスクであるとはかぎらない。たとえば、患者は「回復の望み」があるか。これは医師によって評価が異なりうる点である。他の医師であれば有効とみなす治療が、担当医の裁量で差し控えられたり、中止されたりするかもしれない。これが法律の本来の意図にそくした事態であるとは考えにくい（日本の尊厳死法案は第六条で「終末期に係る判定」が「二人以上の医師」による「判断の一致」に基づかなければならないとしている。これはそのリスクをできるだけ小さくするための規定である）。

だれがみても「終末期」であることのあきらかなケースもある、と反論されるかもしれない[48]。しかしこれは十分な反論といえない。そうしたケースもあるということが意味するのは、ただ、本来の意図にそくしたしかたでルールを難なく適用できる場合もある、ということでしかない。適用の難しい場合も同時に存在することや、そこでリスクが生じることを否定するものではない。

社会的弱者に降りかかると予想されるリスクとの関連でとくに重要なのは、「任意性」の概念である。ここまで論じてきた問題の主な所在のひとつは、周囲の支援にもかかわらずあくまで病気の症状のつらさのために生命維持に必要な医療を拒否する患者と、周囲の支援を希望しながらそれを得られないということのために生命維持医療を拒否する患者とのあいだの区別にあった。また、周囲の迷惑になりたくないからと納得ずくで生命維持医療を拒否する患者と、本心をいえば生きていたいが周囲の圧力のまえでそういいだせない患者とのあいだの区別でもあった。「患者の決定は任意でなければならない」という規定の本来の意図は、生命維持医療の見送りが許される対象をこのうちの前者に限定することであるはずだ。しかし、現実には両者は見分けにくい場合がある。そこで、後者の決定も臨床では「任意」とみなされる可能性がある。[49]

　この「任意性」のあいまいさがもたらすリスクについてよく理解するためには、支援の「十分さ」や選択の「合理性」といった他の概念のあいまいさとの繋がりに注目することが有効だろう。患者が周囲の支援を期待しつつ得られていない状態で生命維持に必要な医療を拒否する場合、その選択をどこまで「任意」とみなすべきか。支援がどれほど強く期待されていて、またどれほど容易に提供できるとしても、本人の選択であるなら常に任意とみなす、というのでないかぎり、この問題は結局のところ、支援はどれだけあれば「十分」で、どのような状況であれば死にたいと思うのが「合理的」なのかということを評価しなければ答えられない問題だ。

　生命維持に必要な医療の差し控えや中止が許される場合もあると考えるのであれば、だれかがどこかでこれらの点について評価することは避けられない。しかし、十分な支援や合理的な選択の内容を、最初から完全にあいまいさを排したしかたで法律の規定に盛り込むことはまず不可能である。つまり、どうしても部分的にこれは臨床の判断に委ねられなければならない。

問題は、この臨床判断が差別的偏見に大きく左右されうると考えられることである。たとえば、周囲の支援は「十分」か。たいていの場合、死にたいという患者には、家族の介護や心理的経済的サポート、メンタルヘルスの治療やカウンセリング、緩和医療といった支援が有効である。支援を受ければ死にたくなくなるかもしれない。しかし支援を受けても患者の意向が変わらなければ、そのときは最終的な手段として生命維持に必要な医療の使用を見送ってもよい。「患者が十分な支援を受けていること」という規定が意図しているのはこのことを保障することにあるはずだろう。ところが、患者に機能障害があると、周囲はすぐに患者が死にたいというのももっともだと思うから、患者の生きようとする意欲を高めるのに有効な支援はこれ以上ないとかんたんに諦めてしまう可能性がある。今以上の支援の可能性をいろいろ探ろうとする努力を惜しむかもしれない。機能障害をともなう生活の価値にたいする差別的な偏見が、このようにして、どこまで支援すれば十分かにかんする周囲の判断を左右しうる。

また、患者の死にたいという意向をいつ「合理的」とみなすか。前述（［14－2］項）したとおり、たとえば機能障害のある人が死にたいというと、周囲はすぐにそれをもっともなこと、理にかなったこと、しかたのないことだとみなしがちである。死にたいというなんて本当に状況をよく理解しよく考えたうえでの決心だろうか、といった疑いは持たれにくい。だから、たとえ合法化の本来の意図はそこになくても、たとえば自分の病態や治療の選択肢についてよく理解しよく検討していない患者の生命維持に必要な医療が見送られることになる可能性がある。

ルールをつくるときは、どれだけ慎重にまとめようとしても、これらの点で規定のあいまいさを完全に排除することは不可能だろう。対策をたててリスクの現実化を防ぐことは難しいにちがいないと思われるのはこのためである。

[15－4] 死亡者のうちに占める社会的弱者の割合は問題か

かりに合法化がおきた場合、社会的弱者へのリスクはどれほど現実的か。この問題を検討するには、また、過去すでに合法化がなされた国や地域の実績を参照することが役立つかもしれない。この点については、マーガレット・バッティンら米国ユタ大学のグループによる重要な調査研究がある。

バッティンらのグループは、社会的弱者へのリスクに焦点を絞りながら過去の統計を改めて分析し、その結果、リスクがあると考える根拠はまったく見つからなかったと報告している。ここでは、バッティンらの報告の内容を紹介するとともに、その主張の妥当性についてかんたんに批判的なコメントを加えておきたい。

バッティンらが分析したのは、致死薬の処方や投与(いわゆる積極的安楽死と医師による自殺幇助)が合法化されてからすでにあるていど年月の経過したオランダと米国オレゴン州の統計である。オランダは実施状況について政府主導で全国調査をこれまでに複数回実施している。米オレゴン州も同様の政府統計を毎年公開している。

バッティンらは、これらの二地域で致死薬の処方あるいは投与によって死亡した者の中に「社会的弱者集団（persons in vulnerable groups）」が含まれる割合を調べた。ここでいう「社会的弱者集団」とは、高齢者、女性、高等学校（high school）を卒業していない者、低所得者、人種的少数者、身体障害者、未成年者、精神疾患患者等である。するとこの割合は、全人口を母集団とした場合の社会的弱者集団の割合や、致死薬の処方か投与以外のしかたで死亡した者のうちに含まれる社会弱者集団の割合と比べて、とくに高いということがなかった。そこでバッティンらは「死の幇助の合法化のリスクにかんするいわゆる滑りやすい坂の懸念、すなわち、社会的弱者集団の人々がより頻繁にそのような死にかたをするという懸念を裏づける事実は、今のところ存在しない」と結論している。[50]

バッティンらのこの結論は妥当だろうか。これには、妥当とみなせない理由がふたつある。ひとつ目の理由から述べよう。患者の死期を早めうる医療者のふるまいの合法化について反対派は社会的弱者へのリスクを危惧してきた。バッティンらはこれを死亡者に占める社会的弱者の割合の大小の問題として理解している。しかし精確にいえば、危惧されているのは、合法化された手段の利用者の中に社会的弱者が特別多く含まれるという状況では必ずしもない。

たしかに、合法化された手段による死亡者の全体に占める社会的弱者の割合が大きければ、周囲の支援不足で死亡した人の数もそれだけ多くなる可能性があるといえるだろう。したがって、割合が大きいとすれば、そのこと自体は憂慮されてしかるべきである。しかしたとえ割合が大きくないとしても、心配の種が消えてなくなるわけではない。

たとえば今かりに全人口における機能障害者の割合が一〇パーセントの社会で生命維持医療の見送り

が合法化されたとしよう。しばらく後に調べたところ、生命維持医療の見送りで死亡した人のうち機能障害者の割合が一〇パーセント以下（たとえば五パーセント）だったとしよう。第一に、当然のことだがこれはその五パーセントに当たる人々がすべて周囲の圧力とかかわりなく、いわば真に任意で生命維持に必要な医療の見送りを選んだということを意味しない。実は生命維持医療を希望しており、合法化さえなければ死を選ばずに済んだはずの機能障害者も相当数含まれる可能性がある。このことがまずそれ自体で憂慮に値する。

また第二に、割合は、機能障害者以外で生命維持医療の見送りを選ぶ人々の数が大きければ、それだけ小さくなる。これらの人々がどのような理由でそうするか、たしかなことは不明だが、疼痛の他でも、たとえば体力や能力の衰えを特別強く否定的に捉える感覚、死にかたをコントロールしたいという強い意欲、あるいは育った環境の中にそういった感覚や意欲を強める要素があったことなど、多くの理由が考えうる。何かこうした理由で選択される生命維持医療の見送りが、機能障害者にたいして周囲から圧力がかかることと比較しても尚より頻繁だとしたらどうか。この場合、圧力のもとで死んだ機能障害者の数がすくないということはまったくいえない。つまりやはり割合はそれ自体あまり重要でないのである。

バッティンらの結論が妥当でないと思われることには、もうひとつ、きわめて重要な理由がある。問題は、バッティンらの統計における機能障害者のカウントのしかたである。バッティンらが調べた機能障害者とは、精確にいうと、右記の二地域で致死薬の処方または投与を受けて亡くなった人のうちに含まれる、「終末期にない身体障害者（people with non-terminal physical disabilities）」の数と割合だった。「終末期にない身体障害者」とは、具体的にいえば、たとえば四肢まひや視覚障害、聴覚障害など、余命には大きく影響しないタイプの身体的な機能障害がある人のことを指すと考えればよいだろう。ただし、こうした機能障害がある人でも、何らかの他の重い病気を患ったり事故に遭ったりして死が差し迫った容体になっている場合は、このカテゴリーに該当しなくなるため、改めて統計から外されるはずである。

さてしかし、オレゴン州の法律では、そもそも終末期であることが致死薬の処方を受けることができるための条件となっている。逆をいえば、終末期でなければ致死薬の処方を受けることはできない。そのため論文では、オレゴン州には、このカテゴリーに該当する人で「死ぬときに医師の幇助を受けた人はひとりもいなかった」と報告されている。[51]

オランダでは、終末期にあることは致死薬の処方や投与を受けることができるための条件になっていない。しかし、オランダの全国調査の元データに「終末期にない身体障害者」というカテゴリーは含まれていない。そこでバッティンらは、代わりとして、たんに終末期でなかった人（精確には、担当医によって余命が六か月以上あるとの見立てを受けていた人）の全数を数えた。すると、その割合は致死薬の処方か投与を受けて亡くなった人全体の〇・二パーセントしかなかったという。オランダでは、死が差し迫っていることは法律上の要件にはなっていないが、実際にはあるていど以上余命が長い患者にたいして致死薬の処方や投与を行う医師はほとんどいないというわけである。当然、終末期ではなくかつ身体障害がある人の割合は、〇・二パーセントよりさらにすくないということになる。バッティンらはこの結果を踏まえ、「医師の幇助による死が、障害はあるが深刻に病んでいるのではない人々に大きなリスクを強いるという証拠はない」と結論している。[52]

しかし、このカウントのしかたでは、機能障害者に及ぶリスクにかんする懸念を解消することにまったく役立たないことは、あきらかだろう。機能障害があってかつ終末期にある人についても、支援を得にくかったり圧力を受けたりするかもしれないことが十分に予想できるからだ。むしろ、死の差し迫っている状態にある人のほうが、世話や介護で周囲にかかる負担がもっと大きくなりがちであることに鑑みれば、リスクは高いと予想するべきだろう。そこで、機能障害者に及ぶリスクが予想されているほどには高くないということが示したければ、当然このカテゴリー（「機能障害があってかつ終末期にある人」）に該当する人も一緒にカウントしなければならない。

バッティンらがあえて終末期にない障害者だけをカウントしたのはなぜか。その理由を述べることが意図されていると思われる箇所はふたつある。まず、バッティンらによれば、「ある意味では、深刻に病んでいるか終末期にあるかする患者はほとんどすべて、あるていど身体障害者［…］である。死にかけている患者はさまざまな機能を失い、最後には寝たきりになっているかもしれない」という。つまり、身体的機能障害があってかつ終末期の人までカウントすると、致死薬の処方か投与を受けた人のほぼ全員がそこに含まれることになってしまうというわけである。またもう一点、「社会的弱者のカテゴリーの人々にかんする懸念は［…］、［終末期になる］以前からもともとある身体障害（pre-existing physical disabilities）に注目してきた」はずだともコメントしている。[53]

しかしこれでは釈明にならないというべきだろう。一方では、たしかに、社会的弱者へのリスクに訴える反対論を展開してきた論者たちが機能障害の典型的な例として持ち出すのは、たとえば四肢まひやALSなど、余命にそこまで大きく影響しないタイプ（あるいはすくなくとも、その機能障害があるというだけで死の差し迫った状態になるというのではないタイプ）の機能障害であることが多い。これらの機能障害はバッティンのいう「以前からもともとある身体障害」に当たるはずだ。しかし、第一に、たとえばもともと四肢まひなどの機能障害がある人でも、そのあと感染症や慢性疾患にかかるなどして、そのまま終末期にいたるということがおきる。そして、くりかえせば、この状況にある機能障害者にも合法化のリスクが及ぶことは十分に予想できる。ところが、バッティンらの統計では、この状況の人については、全体に占める割合がすくないということさえ示されていない。

また、第二に、これまで典型的に例として挙げられてきたタイプの機能障害とちがうタイプの機能障害についても、リスクを懸念しなくてよいと考える理由はやはりないはずだ。「寝たきり」であることは、それ自体、周囲からの圧力が生じるリスクを高める要因とみなしうるだろう。本当にリスクの有無が確認したいのであれば、終末期に入ると同時に現れてくるタイプのこうした機能障害についてもカウントすることを考慮するべきである。しかしもちろんその場合、バッティンのいうとおり、「ほとんどすべての人はあるていど」機能障害者としてカウントされなくてはならないにちがいない。つまりその場合、致死薬の処方か投与を受けて亡くなった人のうちに機能障害者が占める割合は、ほとんど一〇〇パーセントに近いくらいまで高くなるはずだ。

第16節　合法化のリスクと利点の比較衡量

【16－1】相対主義

ここまでの考察が正しければ、患者の死期を早めうる医療者のふるまいを容認するルールをつくること（合法化すること）には、リスクがある。社会的弱者の自己決定と福利が損なわれるというリスクである。第15節の冒頭（【15－1】項）で整理した反論の中の三つ目は、合法化のリスクが現実のものであることを認めたうえで、しかし、合法化には同時に利点もあることを強調する。リスクが利点を上まわるほどでないかぎり、合法化は正当化できるというわけである。

ここでいう合法化にともなう利点とは、死にたいという患者の自己決定を守り、また、患者を死にたいと思うほどの苦痛から解放することの良さに他ならない。合法化の妥当性について最終的な評価を下すためには、これらの利点と、社会的弱者に及ぶリスクとを突き合わせて比較衡量する必要がある。すくなくとも、人々の自己決定と利益を守ることの良さという二種類の価値だけに注目しながらこの問題を論じようとするかぎり、こう考える他はないだろう。そこで本節では、この比較衡量をできるところまで実際に試みてみたい。

やはり第15節の同じ項で紹介したマヨとガンダーソンによるコメントは、この比較衡量にかんして、合法化の利点のほうが大きい（あるいは、より精確には、合法化しないことのデメリットが大きすぎる）という趣旨の主張として理解できるだろう。マヨとガンダーソンによれば、社会的弱者へのリスクを一切受けいれることができないとすると、致死薬の処方や投与だけでなく、生命維持医療の差し控えと中止までまったく認めることができなくなる。しかしこれは「生命はいつでも可能なかぎり長引かせなければならない」という立場を支持することに他ならない。マヨとガンダーソンはこの立場を「医療的バイタリズム」と呼び、今日の臨床ではすでに受けいれられなくなっている立場だという。[54]

一方では、マヨとガンダーソンのいう医療的バイタリズムの立場を受けいれることが、場合によっていかにも望ましくない事態を招くことは否定しにくい。医療的バイタリズムが今日の臨床で受けいれられなくなっている理由をマヨとガンダーソンはふたつ挙げている。「新しい医療技術は［患者にとって］良いことをするよりもむしろ害になることがあると認識され出したこと」と、「医療におけるパターナリズムが拒絶され、インフォームド・コンセントの原則に取って代わられたこと」のふたつである。[55]要するに、患者の利益にならない医療や、患者の意向に反した医療が行われることに大きな問題があるというのである。

かれらの言い分はよく分かる。しかし、それでもそこから直ちにこれらのデメリットが大きすぎるだとか、だから合法化しなければならないといった結論は、すくなくとも自動的には出てこないというべきだろう。自分の利益や価値観に反した生命維持医療を押しつけられたくない個人にそれを拒む自己決定の権利を与えようとすると、社会的に弱い立場にある他の個人の心置きなく生命維持医療を受ける権利が侵害されるかもしれないからである。問題はあくまで、これら双方の立場にある人々それぞれの選択と利益のどちらが優先的に守られるべきかの点にある。この点で比較衡量しなければならない。

実際の比較衡量に入るまえに、ひとつ根本的な疑問と向き合っておこう。本書では、ここまで、患者の死期を早めうる医療者のふるまいを容認するべきかの問題が、結局のところお互いに独立した価値と価値とを比較衡量することによってしか解決できない問題として理解される他ないと述べてきた。換言すれば、ここには、いずれも重要ないくつかの価値が、一方を実現しようとすると他方を損なわなければならないというしかたで相対立するジレンマの状況がある。ここまで本書では、関連する事実をよく確認し、想像力を逞《たくま》しくし、あいまいな概念をできるかぎり整理し、推論を正しくするとともに、根拠の薄弱な価値判断を排除することに努めてきたが、それでもジレンマの状況が解消する兆しは見えなかった。それどころか、どれかひとつの価値を他より常に優先させるべきだと主張する立場の誤りがあきらかになった（第1章）。また一般には比較的見えにくいか、見えていても軽視されやすい類のリスクの大きいことが具体的に判明した（本章）。このため、価値と価値の対立が先鋭で解消しがたいことは、考察を開始するまえと比べてむしろより鮮明になった、といえるかもしれない。

さて、人によっては、こうした状況が見えてきた時点で、この問題についてはこれ以上検討の余地がないのではないか、考えてもしかたがないのではないか、と疑問に思うかもしれない。あるいはさらに、この問題には正しい答えなどないのではないか、といったより根本的な疑いさえ抱くかもしれない。かりに今の時点でこの問題にかんする人々の意見が依然として一致しないとすると、その不一致はとりもなおさず、人々のあいだにある純粋な価値観の相違に起因するように思われるかもしれないからである。

すなわち、人々の意見の対立は、その内容や主題との関連性にかんしては人々のあいだで合意の得られているいくつかの価値あるとされる事柄のそれぞれにたいし、ただ各人がどれだけウェイトを置くかのちがいによってのみ生じている可能性がある。

この点はすこし丁寧に敷衍しておこう。本書のここまでの分析が正しいとすると、患者の死期を早めうる医療者のふるまいを合法化することには次のメリットがある。すなわち、（ア）人生の締めくくりかたにかんして強い信念を持っている人が（何らかの所定の範囲内で）信念どおりに自分の死にかたを決められるようになることと、（イ）病気やけがや治療にともなう痛みや苦しみに長く耐えなくてもよくなることである。しかし合法化せずにおくことにも望ましいと考えられる点があって、これは、（ウ）社会的に弱い立場にある人々が周囲への気がねから生きるのを諦めるということがおきないこと、と表現できる。（あるいは、生きる意欲を失っている人々のうち一部の人だけが必要な支援を受けられずにそのまま亡くなっていくということがおきないこと、といってもよい。）本書では、これらのことについて、とくに事実的側面については現実の事例や最近の調査統計等を参照しながら、その内容を詳らかにしてきた。また、これらのことが、いずれも合法化する場合やしない場合にたしかに現実化することであると同時に、それぞれ無視することのできない重要事でもある、という意味で、私たちの研究と関連を有するということを確認してきた。

今かりに、患者の死期を早めうる医療者のふるまいを合法化することの是非をめぐって意見を対立させている人々が、以上の（ア）、（イ）、（ウ）について、今述べた意味における内容および関連性の点では合意できているものとしよう。この場合、人々の意見の対立は、純粋な価値観の相違にのみ起因している、とみなすことができる。私は、たとえば病人が苦痛に耐えなくてもよくなることと、社会的弱者が生きるのを諦めなくてもよくなることとでは、どちらも重要と思うが、どちらかといえば後者のほうが重要なことだと考える。しかしあなたはそう考えない。どちらかといえば前者のほうがより重要であるという。私とあなたは、関係する事実や、この問題について過去に発表されてきた意見にかんしては、一緒に確認してきたのである。今では、病気にともなう苦痛のていどと、社会的弱者に及ぶリスクの大きさについて、私とあなたは同じ理解を共有している。（だからたとえば、あなたが「末期がんの疼痛には緩和ケアが効かないこともあるんだよ」といっても私はそのことをあなたと同じだけよく知っているし、反対に、私が「機能障害のある患者については判断力評価の基準が甘くなる危険があると懸念されているんだぞ」のように念を押してもやはりあなたはそのことを私と同じだけよく理解しているのである。）それでも尚、依然として、私とあなたは合法化の是非について意見を一致させることができない。かりにこうしたことがおこりうるとすれば、その場合、ふたりのあいだのちがいはただ、ある大きさの苦痛と、ある種類のリスクのうち、どちらか一方しかこの世界から取り除くことができないなら、私はリスクのほうを取り除くべきだと思うが、あなたは苦痛のほうだと思うという、ただそれだけのちがいに他ならない。この場合、私とあなたのあいだでこれ以上、何を話し合うことがあるだろうか。

しかしまた、ここでの問題は、たんにこの主題についてはそれ以上話し合っても埒《らち》が明かないように見える、ということだけではないとする見方もありうるだろう。かりに今、本書の主題にかんする人々の意見の対立が、最終的に純粋な価値観の相違に起因しているとすると、より根本的な問題として、そもそもこの主題には正しい答えというものが存在するのかの点が疑われてくる。これは、前段落のような状況では出てくるのがむしろ自然な疑問であるといってもよいかもしれない。というのも、ごく一般的なこととして、どんな種類の問題でも、かりに正しい答えがあるのなら、人々の意見はいずれは一致することが期待できるように思われるからである。ところが、道徳上の問題にかんする人々の意見の不一致は、それが純粋な価値観の相違から生じている場合、どこまで議論を交わしてもおそらく解消しない。そこで、この場合、私が正しいとみなす答えと、あなたが正しいとみなす答えとがあるだけで、かりに両者が決して一致しないなら、どちらの答えが正しいかを決める客観的基準はどこにも存在しない。こう考えることの妥当性を否定するのは難しいように思われるのである。

今述べたのは、道徳の相対主義と呼ばれる立場にたつ人々が主張してきたことである。[56] いわゆる安楽死の問題というと、大昔から人々が議論し続けてきたにもかかわらず、未だに解決を見ない道徳上の難問のひとつである。この手の難問に取り組む場合、だれかがどこかで今いったような疑問を抱くことはほとんど必至だろう。道徳の相対主義という立場は、具体的な難問に取り組んで解決にいき詰まりそうになるとき、その正しさが否定しづらいものとして迫ってくる。

さて、この点について本書では、あえて今取り組んでいる問題に必ず正しい答えが見つかる、といい張ることは控えておこう。相対主義がまちがっている、と断定することもしない。代わりに、相対主義は（すくなくとも今述べた意味での相対主義にかんしては）恐れる必要がないことを強調しておこう。相対主義が正しいと聞くと、つまりは道徳の問題には最初から取り組んでもしかたがないということだと思う向きがあるかもしれない。しかしそれはまちがっている。相対主義者のディヴィッド・B・ウォン（David B. Wong）はそうした考えがまちがっている理由を、三つ挙げている。[57] きわめて示唆に富んだ主張であるからここで復唱しておこう。

第一に、右に述べた意味での相対主義が正しいことを信じるとしても、「問題によって客観的に唯一正しい解がある場合もある」と考えることはできる。行為や規則の是非にかんする問題に客観的な答えがないといえるのは、当の行為や規則を許した場合と許さない場合に実現したりしなかったりする価値が複数あって、お互い衝突し、しかも衝突する価値のうちどちらがより重要かを決める基準がないときだった。しかし道徳上の問題がすべてこうだとはかぎらない。初めは一見して複数の価値が鋭く衝突しているように思えても、関連する事実をよく理解したあとで見直せば、衝突はおきていないことが分かるかもしれない。あるいは、どれかひとつの価値だけが特別に重要で、他よりも優先されるべきことはだれが見てもあきらかであることが判明するかもしれない。そのため、正しい答えが本当に存在しないかどうかの点は、問題毎に確認していく必要がある。相対主義者にも「今の問題にかんしてそういったこと［＝客観的な唯一解が存在するということ］がないかを探るようにと人々に推奨することはできる」のである。[58]

もちろん、本書ではここまで、生命短縮的処置の是非の問題にかんして、事実等をよく確認しても価値間の衝突がおきていないと考えることはできないとする分析を示してきた。しかし、ウォンの理解にしたがえば、かりに今の分析が完全に正しいとしても、本書の考察の意義が否定される必要はないと考えることができる。これは、次の項でする比較衡量の結果、衝突している複数の価値のうちどれかひとつが突出して重要で他よりも優先されるべきことはだれの目にもあきらかだと判明するかもしれないからである。当然、次の項からさきの考察だけでなく、本書のここまでの考察にかんしても、最初から無駄なことをやってきたと考える必要はまったくない。ここまで本書でしてきたのは、生命短縮的処置の是非という一問題について解消しがたい価値間の衝突がおきているかどうかを検証することだった。つまり、その意味で、これもまた本書の主題に客観的な答えがあるかどうかを確認するプロセスの一部だったとみなすことが可能である。いずれにしても、すべては、やってみなければ分からない、のである。

また、第二に、たとえ取り組んでいる主題にかんして最終的に客観的に正しい答えが見つからないと分かるとしても、それでもやはり、当の取り組みの意義が失われるわけではない。これは、当の主題にかんして、ひとつの社会の内側では皆の合意を得られる答えがまだ見つかるかもしれないからである。すなわち、ウォンによれば、「人々のあいだの意見の対立は、道徳の本質から導き出せる基準ではないにしても当の人々のあいだでは共有されている基準にしたがって解決できる」ということがありうる[59]。たとえば、ベネルクス三国では通用しなくても、日本では皆の納得を得られる答えがあるかもしれない。あるいはまた、たとえ国内のコンセンサスが難しくても、地域毎、施設毎、臨床毎なら合意を見込めるかもしれない。場面によって、それだけでも話し合うに十分値することがあるはずだ。道徳的な考察は、オーディエンスの範囲をそれまでよりローカルに設定しなおすことで、ほとんどいつでも、答えが出る可能性を取り戻すことができる。

さらに、第三点として、たとえ意見の対立を解消することが不可能でも、他人と同じ社会で生活するかぎり、現実の行動にかんして折り合いをつけたり、ルールを設けたりする必要はなくならない。「政治的なプロセスの中で他人の意見を受けいれることに努めながらともに生きていく」ためには、他人の意見とその根拠を知らなくてはならない。[60]と同時に、この目的のためには、他人の意見が客観的な基準に照らして正解であることは必須ではない。意見を一致させること以外にも、考察によってできることや目指すべきことは無数にある。たとえば、関連する重要事実についての誤解や、論理的に矛盾する推論、根拠の弱い価値判断などをしている人がいれば、それは正すべきである。正しても尚なくすことのできない意見の隔たりがあるなら、その隔たりがどこにあるのかをあきらかにして双方理解しておくことも重要だろう。また、ルールをつくる政治的な手続きのありようによっては、意見を対立させているいくつかの集団のうちどの集団が多数派なのかを把握することや、説得できる人は説得することも重要になるにちがいない。

[16-2] 比較衡量

以下、主に本書のここまでの論述の中から、比較衡量に役立つと思われる論点を浚っておこう。

第一に注目するべきは、緩和ケアの技術的向上と普及である(第2章[6-1]項)。がん等の病気で大きな痛みや苦しみを経験する患者の数は減ってきている。現時点の緩和ケアの技術では(患者の死期を早めるリスクがともなう持続的で深い鎮静を除外して考えるとするなら）、あらゆる患者について疼痛、吐き気、呼吸困難といった身体的症状をすべて取り除くことは不可能である。しかし、技術は今後も向上する可能性がある。また、実臨床では現時点の最善の技術と知識でさえ十分に普及していない。これからまだもっと普及していく余地がある。そこで、死にたいと思うほどの痛みや苦しみを経験する患者の数は、今後さらに減っていくと予想できる。したがって、まず、痛みや苦しみから解放されることにある患者の利益にかんしていえば、生命短縮的な処置を合法化することのメリットは、多くの人が最初に受ける印象ほど大きくない、あるいは今後もさらに小さくなる、と考えてよいだろう。

第二に、一般に希死念慮はうつの典型的な症状である（第1章［3－4］項）。合法化を擁護する人々の多くは、自己決定の価値に訴えてきた。死にかたは個人の人生のありようを大きく左右する重要な局面であり、そこにかんして個人は特別に強い思い入れや信念を持ちがちだ、などのようにいわれる。ロナルド・ドゥオーキンの考えでは、死にかたや死ぬタイミングにかんする個人の意向が尊重されるべきなのは、それが自分の命の値にかんする各人の宗教的ともいえる重要な信念の表れだからだった。しかし、現実には、死にたいという個人の意向がドゥオーキンのいうような本人の強い信念に基づいているということはそれほど多くない可能性が高い。

まず、死にたいという個人の多くは、本人のふだんの性格や価値観とは無関係に、ただ病気や機能障害が出たことにかかわるもろもろの苦しみから逃れたがっているだけかもしれない。もちろん、苦しみから逃れたいというだけの思いだったら尊重しなくてよい、とはいえないかもしれない。とりわけ、当の苦しみが非常に大きいなら多くの場合それは切実な思いであるにちがいない。しかしまた、その切実な思いは、からだと環境の大きな変化に適応できないことからくる一時的なうつの表れにすぎない場合もあると考えられる。

たしかに、［3―4］項で確認した過去のいくつかの調査の結果を見るかぎり、実際に致死薬の処方や投与を受けて死にたいと希望する患者のすべてが深刻なうつを患っていると考えるのはおそらくまちがっているといわなければならない。しかし、当の調査結果は、生命短縮的な医療処置を受けたいという患者の中に中度から軽度のうつの状態にある人が相当数含まれている可能性を否定する内容とはみなせなかった。

死にたいという患者の思いがうつの一症状にすぎない場合、これをそのまま受けいれることに大きな価値があるとは考えにくい。一般的なことをいえば、個人の自己決定を尊重できることは良いことだと考える理由がある。しかし、うつの状態にある人の希死念慮を受けいれることについてもそれと同じ理由で良いことだと考えることはできないというべきだろう。ダン・ブロックは、一般に治療方針にかんする患者の自己決定が尊重されるべきだと考えられる理由をふたつ挙げている。ひとつは、これを尊重すると患者の利益がもっともよく守られる結果になりやすいと思われることである。人はだれでも自分の利益にかかわることについては他のだれよりも注意深く考えるし、また気にかけてもいる。そのため、本人が良いと思って選ぶ治療は、たいてい本当に本人にとっていちばん良い治療になるはずだ、というわけである。もうひとつは、結果がどうかとはまた別に、自分で自分のことを決めることができる、ということ自体が大切なことと思われるからである。自分で考え、選択し、自分の選択に責任を持ち、また選択の根拠を自分で説明できる。ブロックはこれらのことがそれ自体で価値のあることだという[6]。

しかし、人はうつになると典型的に視野が狭まり、理解力や思考力が低下する。そのため、自分の利益にかかわることでも注意深く検討するのは難しい。その選択を尊重することが本人の利益をいちばんよく守ることになるとは考えにくいのである。また、よく考えたうえでした選択ではないのなら、選択したということ自体を価値のあることともみなしにくいというべきだろう。

加えて、うつは、医療や福祉の専門家による支援的介入を受ければ軽減したり解消したりする可能性がある。そうなれば死にたいと思わなくなるかもしれない。死にたいという患者の思いがうつの一症状にすぎない場合、これを受けいれるべきでないと考えられるもうひとつ大きな理由はここにある。

生命短縮的な処置を合法化することにかんしては、人生の重大局面における個人の自己決定を尊重できるということの良さにつながる点に、重要なメリットがあると考えられてきた。しかし、以上述べてきたことが正しいとすると、このメリットも、死にたいという患者にうつの状態の人が含まれる割合の大きさに合わせ、割り引いて評価されなくてはならない。

第三に、合法化が社会的弱者に及ぼすリスクを否定したマーガレット・バッティンらの調査については、結論を妥当とみなせない（本章［15－4］項）。バッティンらの調査によれば、すでに致死薬の処方や投与が合法化された国と地域で現実に処方や投与を受けて死亡した人のうち、社会的弱者が占める割合は大きくなかったという。しかし、割合が小さいことは憂慮しなくてよいほど数がすくないことを必ずしも意味しない。また、バッティンらの統計における機能障害者のカウントのしかたでは、処方や投与を受けて死亡した人のうちに機能障害者の占める割合が小さいということさえ示せていない。むしろ適切にカウントするとすれば、処方や投与を受けた人はほとんどすべて機能障害を有していた可能性がある。これらの人の中に、内心では延命を希望していた人が数多く含まれていたかもしれない。

すなわち、合法化のメリットは二点とも最初に想像されるより小さく、また、デメリットの大きさは否定できない。これらのことを勘案すれば、マヨとガンダーソンのいう医療的バイタリズムがもたらす帰結は必要悪として受けいれざるをえない。こう結論することも正当化できるかもしれない。尚、本書全体の結論部では、以上の諸点に追加して、合法化のメリットが今述べたよりもさらに小さいと考えられる重要な理由をひとつ述べる。

最後に、以上の考察の結果を踏まえ、現在の国内の政策の妥当性に付言しておこう。序論で述べたとおり、現在、終末期医療の倫理にかんする国内のルールとしては、政府や学協会等がそれぞれ独自に公表したガイドラインがある（「f」項）。これらのガイドラインはいずれも生命維持に必要な医療の差し控えや中止の一部を容認している。この点でこれらのルールは、以上述べてきたことに鑑みると、適切とはみなしがたいというべきだろう。

さてまた、国内では、ガイドラインがあるだけの現状を変えて、生命維持的な医療の差し控えと中止を容認する趣旨の法律をつくろうとする動きも現れている。尊厳死法案の公表である。この動きについてはどう評価するべきか。

一方では、生命維持に必要な医療の差し控えや中止を一部容認するという点で、法案の内容はガイドラインとほとんどちがわない。したがって、ガイドラインが不適切なら法律も同じだけ不適切だとする見方もありうるかもしれない。

他方、ガイドラインがあるだけの現状より、合法化することにはさらに大きな問題があると考える理由も存在する。一般に、学協会等のつくるガイドラインと、立法機関がつくる法律とのあいだにはいくつか重要なちがいを指摘することができるが、そのうちのひとつはルールに国の態度が表れるしかたのちがいである。従来、国内では、諸外国に比べて、医療倫理の分野にかんしては、法律を設けるのでなく、学協会がつくる規制に任せるという選択をとることが多くなされてきた。たとえば、生殖補助医療(いわゆる不妊治療)の領域における国の態度は端的にそうだといってよいだろう。主に日本産婦人科学会のつくるガイドラインのもと専門の医療者が自主規制を行うのに任せてきた。これがかりに法律を敷くということになれば、それは国がこの分野について自ら統制しようとする態度を示すことになる。医事法学者の位田隆一は、この点を「国が権力的に介入してコントロールを及ぼそうとする意思を持つかどうか」のちがいであると述べている[62]。

生命維持医療の差し控えや中止をルールで容認することにかんして機能障害者等の団体が懸念してきたことの一部は、重度の病気や機能障害を持つ患者の生命を維持しないという判断も適切なことがありうるという認識が社会に広まっていくことにたいする懸念だった。この懸念にかんしていえば、これこれの場合は生命を維持しなくてもよいといった見方が国の考えかたとして表明されることにつながる合法化より、あくまで医療専門家の自主性に委ねるガイドラインのままおくほうが、問題はすくないとみなすこともできるかもしれない。

第17節　人の命が生きるに値しないことはあるか

[17－1] 機能障害者の生活満足度調査

第4章の結尾に当たる本節では、さき（[15－1] 項の終わり）に予告してあったとおり、機能障害者の命の価値の問題を取り上げる。

近年の医療技術の進展は、生きるに値する命の内容が問われる状況をつくってきた。二〇一二年、超党派の国会議員らによって尊厳死法案が公にされたとき、機能障害者の団体から、死ぬことの許される人がいることを公に認めるものだと批判が出た。また、二〇一三年には、精度が高くかつ流産のリスクをともなわない新型の出生前診断技術が国内で試験的に導入された。このとき問題になったのは、医師が妊婦に検査にかんして情報を提供したり推奨したりするべきかということだった。また、診断を希望するカップルには、機能障害者を生み育てるという選択肢についてもいちど検討を促すべきではないか、といった点が議論された。

これらの例における主な争点のひとつは、機能障害者の命の値である。もちろんこれは、尊厳死の合法化や検査の導入を支持する人々がすべて、機能障害者の命は生きるに値しないと主張してきた、ということではない。むしろそうした主張が声高になされることはあまりないようだ。半面、そうした意見を持っている人が実際どこにもいないということもおそらくいえない。

二〇一六年の七月、神奈川県相模原市の障害者施設で入所者一九人を刺殺したとされる元職員の男性は、以前「障害者は生きる値打ちがない」と人に話していたという。[63] また、このような意見がこうして率直に表明されるのをきくと、心の底で否定しがたい気持ちになる人もいるかもしれない。

いわゆる安楽死や尊厳死の合法化に反対してきた人々は、たとえば生命維持に必要な医療を見送ってほしいという患者の意向が、当の患者に重度の機能障害がある場合だけ、家族や医療者によって抵抗なく受けいれられてしまいがちであることを懸念してきた。死にたくなるのももっともだ、といった周囲の態度を差別的だと非難してきたわけだ。しかし、今かりに、重度の機能障害はそれ自体で命の価値を生きるに値しないほど低くしうるという意見が正しいとすれば、どうだろうか。その場合、これ以上生きていたくないという機能障害者の意向は、機能障害のていどによって、真に「理にかなう」場合が出てくる。この意向が抵抗なく受けいれられ、機能障害者が亡くなることは、そもそも望ましくないことであるとみなせない、と思われるかもしれない。そこで、右のような意見が本当のところまちがっているといえるのか、またそうだとすればなぜか。これを吟味しておくことは重要と思われる。

以下ではまず、考察の材料として、機能障害者の生活満足度にかんする国内外の調査研究の結果を紹介する（［17－2］項）。あまり広く知られていないが、過去さまざまな機能障害のある人について幸福度を調べる研究が多くなされてきた。調査は、機能障害者の大半が幸福で、自分の生活に満足しているということを示唆している。本節の後半では、調査の結果が持つ意義についてコメントする（［17－3］項、［17－4］項）。

［17－2］障害のパラドクス

一九七三年、米国ミシガン州ルイヴィル大学の研究グループが、身体的機能障害者一四一人と健常者一五一人を対象とするアンケート調査の結果を発表した。[64] 機能障害の種類はまひ、筋肉障害、四肢の欠損、視聴覚障害などで、アンケートには「一般に他人のことをどのくらい好きですか」（まったく・ほんのすこし・いくらか・かなり・非常に――から選ぶ）や、「このところ私の生活は○○」（まったくすばらしい・満足以上・満足している・満足とはいえない・まったく惨めである――から選ぶ）などの項目があった。また「あなたのこれまでの人生はどうでしたか」や「過去ひと月に自殺を考えたことがありますか」といった質問も含まれていた。

機能障害者と健常者で結果を比較したところ、他人のことを一般に好きな度合は、機能障害者のほうが高いことが分かった。また、生活の満足度に差はなかった。生活に困難を感じている度合は機能障害者のほうが高いものの、過去ひと月に自殺を考えたことがある人の数は健常者のほうが多かった（機能障害者三三人にたいし健常者五三人）。研究グループはこれらの数字から、機能障害者と健常者で「生活の満足度に特徴的なちがいはない」と結論している。[65]

米国アイオワ大学の研究グループにも同様のアンケート調査がある（一九八三年発表）。研究に参加したのは、脳性まひや四肢の機能障害、言語障害など複数の重度機能障害を併せ持つ一八〇名だった。ここでは参加者の九三パーセント以上が、自分の生活状況について「満足している」あるいは「非常に満足している」と回答している。

また最終学歴は平均すると中学校卒業（eighth grade）だったが、七五・五パーセントが自分の受けた教育に満足していた。就労を希望している人のうち実際に仕事があったのは五四パーセントだったが、その中では七五パーセントが仕事に満足していた。[66] 同様の調査結果は現在までくりかえし報告され続けている。[67]

たいていの人が想像する結果とはちがう一連の調査結果に見られるこの傾向は、近年、障害のパラドクス（the disability paradox）と呼ばれている。たしかに、機能障害者は日常生活や社会参加に支障がないというわけではない。差別的な扱いを受けることがあるという自覚もある。また、一般の人々や医療者を含む第三者の目からは、往々にして機能障害者の生活の質は低く見えているということも他の調査であきらかとなっている。こうした事実にもかかわらず、たいていの機能障害者が自分の生活に満足しているというのである。[68]

さて、右のふたつの調査はどちらも身体的な機能障害が対象だったが、知的な機能障害に注目した研究もある。たとえば最近、米国と日本でダウン症候群の人を対象とするアンケート調査の結果が報告された。どちらの結果も非常によく似ているが、ここでは国内の調査結果を紹介しよう。[69]

二〇一六年七月に厚生労働省の研究班（小西郁生代表）が公表した報告書によると、質問紙に回答した八八六名のダウン症候群の人のうち、毎日の生活に幸福感をもっている人は約八割を占めていた。また、仕事や学業についてもやはり約八割の人が肯定的に捉えていた。「友人をすぐ作れるか」や「周りの人は自分のことを大事に思ってくれていると感じますか」といった質問にも、約六割から七割の人が「はい」または「ほとんどいつもそう」と回答していた。[70]

[17-3] 本人が満足といえば幸福か

機能障害者の多くは自分の生活に満足している。その割合は健常者の場合と比べて変わらないか、またはやや低いていどである。この結果を踏まえると、すくなくとも調査の対象に含まれている種類の機能障害にかんするかぎり、機能障害者の命について、生きるに値しないと考えるのはまちがいだと結論してよいように思われる。

この結論について、異論はあるだろうか。もしかすると、人によっては、機能障害者たちが自分は満足だといっているだけで、そのことばだけで本当にかれらのことを幸せだとみなしてよいのか、と疑問に思う人があるかもしれない。念のためこの疑問について検討しておこう。

実は、さきのアイオワ大学の研究者らも、自分たちの調査の結果に疑問を持っていた。研究グループによると機能障害者は、心理的な「防衛機制（defense mechanism）」を働かせているのかもしれない。学業や仕事が思いどおりにいかないので、達成できなかったことがらの価値を否定することにより、自分の状況が満足できると思い込もうとしているにすぎない可能性があるという[71]。

また、倫理学者のダン・ブロックも、一連の調査で機能障害者たちが自分を幸福だと述べていることについて、その意義を疑うコメントを発表している。ブロックの考えでは、たとえ機能障害者が心の底から満足していても（つまり、たとえ一連の調査の結果が機能障害者たちの心理的な防衛機制の表れによるものではない、といえたとしても）、それはかれらが本当に幸福であることを必ずしも意味しない。これは、一般に、人の主観的満足感と幸福とを同一視することができないからであるという。

ブロックはこの点を次のように説明している。主観的には満足している人について幸福だとみなすことがあきらかにまちがっている、ということは間々ある。たとえば、過去に米国で奴隷だった人の中にも、自分の生活に満足していた人はあったかもしれない。しかしかれらのことを幸福だったと考えるのはあきらかにおかしい。また、現代でも、女性への差別が社会に深く根を張っている。多くの女性たちはそのために却って仕事や経済的自立のための機会が広がることを希望してすらいない。この状況も女性にとって望ましいこととは決してみなせないだろう。たとえ本人がそのことを不満に感じていなくても、奴隷であることや、最初から仕事の機会が極端に限られていることは、個人にとって不幸なことと考えざるをえない。ブロックが個人の主観的満足と幸福とを同一視できないと考える理由はここにある。そこで、ブロックは、機能障害があることについても同様に考えるべきであるという[72]。

アイオワ大学の研究者やブロックの主張は正しいだろうか。以下に検討を加えておこう。検討すれば、どちらも十分な根拠のある主張とはみなせないことが分かるはずである。

まず、生活に満足しているという機能障害者のことばが心理的な防衛機制の表れにすぎないという主張からいえば、これはあくまで推測にすぎない。アイオワ大学の研究者たちは、調査の方法をアンケートからインタビューに変えれば（つまり、なぜ満足しているのかの理由まで踏み込んで聞き出すタイプの調査手法に切り替えれば）、防衛機制かどうかはっきりするだろうと述べている。[73] のちに別の研究者らがインタビュー調査を実施している。

米イリノイ大学のギャリー・L・アルブレフト（Gary L. Albrecht）とパトリック・J・デヴリージャー（Patrick J. Devlieger）は、機能障害者一五三名を対象にインタビュー調査を実施した。機能障害の種類は、関節炎、脳性まひ、多発性硬化症、視覚障害などで、面談は各人につき約二時間半かけて行われた。ここではまず、研究参加者の五四・三パーセントが生活に満足していると答えている。

次にその理由をきいた。するとかれらの多くは、機能障害のために生活上の支障があることは認めつつ、同時に自分たちにまだできることの良さについて語った。事故でまひが残り車椅子利用者になったあとも娘のソフトボールチームのコーチになれたこと。脳性まひがあって他人の目は気になるがそれでも実際歩くのに支障はないこと。多発性硬化症の人は、良い日も悪い日もあるが、仕事があり車を運転でき友だちがいて、自分のしたいことはたいていできるといった。また、機能障害を持ったために自分が成長したり成熟したりしたと感じる人もいた。たとえば、多発性硬化症の人は、仕事や家庭の中で当たりまえにできていたことのありがたさが分かったと語った。この他、多くの研究参加者は、機能障害があることや社会環境の変化に由来する困難をチャレンジと捉え、それを乗り越えることから得られる満足について話した[74]。

これらの研究参加者たちは、機能障害の影響によってできなくなったことの価値を否定するのではなく、機能障害があってもできることやできるようになったことに意義を見ている。こうした結果から、アルブレフトとデヴリージャーは、研究参加者たちが「障害の影響に目をつぶることによって」満足を得ているにすぎないという見方は否定できると述べている[75]。

さてしかし、ブロックによれば、たとえ機能障害者たちが心底で満足していても、依然としてかれらを幸福とみなすことはできないという。そこでこちらの主張についても二点、指摘しておこう。第一に、ブロックの主張の根拠にあるのは、機能障害者の置かれた状況が、奴隷や女性の状況に似ているというアナロジーだった。ロン・アマンドソン(Ron Amundson)がこのアナロジーの誤りを指摘している[76]。これをまず紹介しよう。そのあと、アマンドソンとは別の方法でもブロックの主張は批判できることを示す。

アマンドソンによれば、機能障害者と奴隷や女性とのあいだには重要な点でちがいがある。ちがいをひとことでいえば、心底満足できるような奴隷は生まれつきの奴隷でなければならないように思われるのにたいして、一連の調査に参加した人の機能障害は多くが後天性だったという点にある。

心底満足している奴隷がかりにいるとすると、それはおそらく生まれつきの奴隷である。差別や抑圧のない自由な生活を過去に経験したことがあれば、今の状況に満足できるとは考えにくいからだ。女性も同じだろう。差別や抑圧の比較的すくない社会で過去に生活したことがあれば、それよりも抑圧的な生活に心底満足するのは難しいにちがいない。

さて、右に紹介した研究を含め過去に実施されてきた生活満足度調査のほとんどは、リハビリテーション施設などに通う後天性の機能障害者だった。かれらは、機能障害者になってからの生活と、それ以前の生活を比較することができる。そのうえで尚、機能障害者としての生活に満足している。それも、健常者たちが自分の生活に満足しているのとほぼ同ていどに満足しているのである。つまり、奴隷の満足は無知に由来すると考えうるのにたいして、機能障害者の満足は比較に耐えて残った満足である。

アマンドソンによれば、満足している奴隷について本当は幸福なはずがないとみなす私たちの判断は正しい。この点でブロックはまちがっていないという。しかしこれは、私たちのほうが生まれつきの奴隷より多くを知っているからに他ならない。私たちには、抑圧された社会と解放された社会についての知識があるが、満足している奴隷は両方を比較することができない。

しかし、機能障害者の場合は事情がちがう。機能障害がある生活とない生活の両方を比較することができるのは、むしろ機能障害者のほうである。かれらのことを不幸にちがいないと決めつける私たちのほうではない。「障害がない人々のほとんどは、重度の機能障害をともなう生活を経験したことが一切なく、機能障害についてはただ社会的につくられた否定的印象をとおして知っているにすぎない」。満足している機能障害者のことを不幸にちがいないとみなす私たちの判断が正当化できないのはこのためだ、というのである。(77)

アマンドソンによる批判が正しければ、満足している機能障害者を真に幸福とみなすことにたいする支障はなくなる。今の議論の目的にとってはこれで十分ともいえるが、以下、これとは別のしかたでブロックの主張にあともうひとつ批判を加えておこう。

ブロックは、一般に、個人の主観的満足と幸福とは必ずしも一致しないという。アマンドソンはこの点ではブロックの主張を否定しない。ブロック同様、生まれつきの奴隷については、たとえ本人が心底満足していても、本当は不幸だとみなすのが正しいという。しかしよく検討してみれば、ブロックの主張はすでにこの時点でまちがえていると考えることができるかもしれない。かりに、個人の主観的満足と幸福とは常に一致すると考えるべきだとすれば、当然その場合も、満足している機能障害者を真に幸福だとみなすことができる。

実際、満足している奴隷をあえて不幸だとみなす理由はとくにないというべきだろう。直観的にいえば、心の底から満足している人を不幸とみなすのは一見するかぎりむしろおかしい。それにもかかわらず、満足している奴隷を不幸だとみなさなければならないように思われているのは一体なぜか。もしかすると、そうみなすことができなければ奴隷制度が不正だということまで否定しなければならなくなるように思われているのかもしれない。しかし、この理解はあきらかにまちがっている。奴隷制度が不正なのは、圧倒的大多数の奴隷が主観的にも苦しむからに他ならない。また、満足している少数派の奴隷も、解放後はもっと満足するにちがいないからである。心底満足で真に幸福な奴隷がいても、奴隷制度はあくまで不正であり、したがって撤廃されなければならない。

今述べた最後の点は、機能障害者の生活満足度調査の意義を考えるうえでも重要な点である。調査結果は、機能障害者の多くが健常者と比べても遜色《そんしょく》ないほど生活に満足していることを示唆している。しかしこのことは、機能障害の予防やリハビリテーションが不要だという結論を導かない。調査は、すべての機能障害者が完全に満足しているという結果ではないからだ。中には、重度の機能障害に由来する困難を乗り越えることができない人もいるかもしれない。また、乗り越えるまでのプロセスもたいてい容易なものではないことが想像できる。そこで、できるだけ困難に遭わないようにするための対策や、プロセスを比較的容易にするための支援が有益である。

〔17-4〕生きるに値するには幸福でなければならないか

ここまで、人の命が生きるに値しないことはあるかの点について、生活満足度調査の結果を引用しながら考察してきた。さてしかし、こうして述べてくると、まるで、本人が満足していないと、その人の命は生きるに値しないと主張しているように聞こえるかもしれない。こうした印象を与えがちであることは、ＱＯＬ調査の結果を強調することの弊害と思われる。最後にこの点についてコメントしておこう。

そもそも、だれかの命が生きるに値するもののように思われる場合、理由はどこにあると考えるべきか。いくつかの可能性がすぐにも思い当たるだろう。もちろん幸福はそのひとつである。幸せに生きている人の命は、いかにも生きるに値するもののように思われるにちがいない。また、本人に生きたいという意欲があることも、理由のひとつに挙げうるといってよいだろう。本人が生きたいというなら、その人の命は、すくなくともそのようにいう本人にとっての価値を失っていないと考えなくてはならないからである。

以上のふたつを候補として挙げることには、とりたてて目新しいところはないはずだ。ここではしかし、さらに第三の可能性を挙げておきたい。人の命や存在そのものが内側に備えている価値、という意味で、人の内在的価値と呼ばれるアイデアである。

人の内在的価値のアイデアは、さきに挙げた他のふたつの候補と比較すると理解しやすいだろう。人の命や存在は、本人が幸せに生きていたり、本人がそこに価値を見いだしていたりする場合、たしかにその分だけ価値があるように思われる。しかし、そのようなしかたで命が持つ価値は、命そのものに備わっている価値とはみなせない。たとえば幸福であるということのために人の命が持つ価値は、その人が幸福であるという、いわばその人に個別的な事情のために外から追加された価値とみなしうる。同じ個別的な事情を持っていない人（不幸な人）の命にはその価値はない。本人が生きることにまえ向きであるということのために人の命が持つ価値についても、同じように考えることができる。

これにたいして、人の命や存在の内在的価値というアイデアが意味しているのは、あくまで人の命や存在がそれ自体として持つ価値のことである。いいかえれば、たとえ本人が本当に不幸で、かつ、本人でさえそこに価値を見いだせなくても、人という存在そのものあるいは命そのものが持つ価値のこと、といってもよい。

内在的価値ということばは、たいていの人にとって聞き慣れないことばだろう。しかしアイデアとしては決して突拍子もないといった類のものではない。むしろ、おそらく多くの人は感覚の中にすでにこれと同じアイデアを持っているといってよいように思われる。

ひとつ例を挙げておこう。江戸古典落語の人情噺「文七元結」の山場にこのアイデアをよく表現すると思われるセリフがある。主人公は、大川（隅田川）にかかる吾妻橋のうえで、身を投げようとする若者と出会い、思い留まるよう説得し始める。状況の深刻さについて若者に思いちがいはないか。だれか若者の抱えている問題を解決してくれる人は他にいないか。死にたいという思いは変えられないか。まず事実関係をめぐる長いやりとりが続く。救いがたい状況であることと、若者の死にたいという意志の強さを確認したあとのセリフである。「死にたくなるの、そりゃわかる。わかるけどな。え、もういっぺんだけいうぞ。死んだほうが楽だけど、死んだほうが楽だけど、死んじゃいけねえんだって、何でか分かんねえけど。死んじゃいけねえんだって[78]」。セリフの意図が分かる人は、人の命に内在する価値のアイデアを理解できるということになるはずだ。

　だれかが自殺するといってきたら、たいていの人は止めようとするだろう。今、自殺したいという人がたしかに不幸で、今後も幸せの見込みはほとんどないように思われたとしよう。また死にたいという本人の思いはとても強く、揺るぎなかったとしよう。しかし、だからといって、その人が死ぬことに何の問題もないとは思えないかもしれない。たとえ不幸がずっと続くように思われても、生きるのを諦めるべきではないと感じられるかもしれない。これは、幸福や意欲がなくなっても命にはまだ生きるに値する価値があるという感覚に他ならない。人命の内在的価値という概念が指すのは、そこで感得されているいわば尊さとでも呼べるもののことだと考えればよいだろう。

　そこで、人の命が生きるに値する理由の候補としては、すくなくとも三つ挙げることができる。幸福であること、本人に生きる意欲があること、それが人の命や存在であるということ自体、の三つである。ただしこれらは、すくなくともこの時点では、あくまで候補にすぎないというべきだろう。とくに内在的価値は、アイデアとして理解することはできても、その存在を信じるには根拠がないように思われるかもしれない。本書の残りふたつの章の論述の目的は、この根拠を捜すことにある。

さてしかし今はまずさきの生活満足度調査の意義を留意点とともにまとめておこう。機能障害者の生活満足度は、健常者と比べて遜色ないほど高い。このことだけを見ても、一般に重度の機能障害を持つ人の命が生きるに値しないと考えるのは誤りだと結論できる。ただし、これは、人の命の価値が生活満足度の高さにのみ由来するということではない。人の命が生きるに値する理由は他にもある可能性がある。

したがって、たとえ不幸な人がいても（もちろん統計からいえば機能障害者の中でそのような人の数は全体からいってすくないことが分かっているのだが）、直ちにその命を生きるに値しないと断定することはできない。まず、本人は生きることにまえ向きかもしれないからだ。また、幸せかどうか、まえ向きかどうかにかかわらず、ただ人の命であるというだけで生きるに値するほど価値があると考えうるかもしれないからだ。生きるに値する命のありようを考える目的で満足度調査の結果を参照する場合、この点は留意する必要がある。

結語

終末期の患者はそれだけでも生命維持や延命のためにたいてい周囲の大きなサポートを必要とする。とくに患者が重度機能障害を有していたり、低所得だったりすれば、十分な支援の得られる可能性は低くなるだろう。これはたんにそうした患者が他より多く支援を必要としうるから、ということに加えて、そうした患者がすこしでも長く生きることについて周囲が差別的偏見を持っていて価値を見いだしにくいためでもありえる。生命維持医療の差し控えと中止を合法化することは、そのような患者が延命したくても諦めざるを得ない状況を作ることを後押しする危険がある。

合法化を検討するのであれば、これらの懸念があることは留意しておかなければならない。一方では、合法化のそもそもの前提に、重度機能障害者の生命を維持することの意義を否定する差別的偏見があるのではないかという疑義が提出されてきた。差別的偏見を前提とするものではないのであれば、そのことが分かるよう、法律の規定は対象をできるだけ精確に限定するものとする必要がある。

また他方で、どれだけ慎重に要件を定めても、規定のあいまいさを完全に排除することは不可能だろう。とくに周囲の大きい支援を必要とする患者が延命を拒否する様子が「任意」であるかどうかの臨床判断は、「これだけ支援しても死にたいというのだからしかたがない」、「こんな状態になったら死にたいというのも当然だろう」といった類の判断を要するものであり、ここに改めて判断する個人の側の差別的偏見が影響しうる。結果として、患者が十分な支援を得られなかったり、延命しないほうがよいと思われていることのために圧力を感じたりする可能性が生じる。

合法化するかどうかの判断は、メリットだけでなく、こうしたデメリットにも十分に留意して行う必要がある。以上のような危惧のあることを人々が広く理解し、対策しうる部分について議論するべきだろう。すくなくともそうした理解や議論なしに合法化するべきとは思われない。

註

〔1〕朝日新聞、二〇一四年四月一六日。

〔2〕法案の全文は、立岩・有馬編、二〇一二年、四五―五一頁に収録。法案によれば、差し控えや中止の方法およびその結果生じうる事態については、「終末期にある患者又はその家族」に説明する必要がある（第四条）。また、本人の意向は書面であきらかにされていなければならない（第七条）。これらを要すると、その時点で患者に判断力がなくても、リヴィング・ウィルが残っていれば、家族の判断で延命措置の差し控えや中止はできる、とする趣旨に理解できるだろう。青木、二〇一二年に法案の趣旨の解説がある。

尚、法案は、「延命措置の不開始［＝差し控え］」だけを対象とする第一案と、延命措置の「中止等」まで対象に含める第二案とに分かれている。世論などの状況から、中止までを含めた合法化が難しいと思われたときは、第一案を提出することが想定されていたものと思われる。

〔3〕他に全国「精神病」者集団、全国遷延性意識障害者・家族の会等。立岩・有馬編、二〇一二年、II章はこれらの組織や団体による意見書を収録している。

〔4〕朝日新聞、二〇一四年一一月四日。

〔5〕ＩＣＩＤＨによる分類と、その改訂版であるＩＣＦ（国際生活機能分類）についての分かりやすい解説書としては、上田、二〇〇五年がある。

〔6〕安楽死法制化を阻止する会、二〇一二年、四一頁。

〔7〕橋本、二〇一二年、五三頁。

〔8〕人工呼吸器をつけた子の親の会、二〇一二年、七七頁。

〔9〕日本脳性マヒ者協会「全国青い芝の会」、二〇一二年、五六頁。

〔10〕Michel, 2006.

〔11〕これらの事例については、香川、二〇〇六年、二九八－三〇三頁; Pence, 2015, Ch.2［＝二〇〇〇年、三章］等が詳しく紹介している。

〔12〕Bouvia v. Superior Court, 225 CalRptr 297（Calif Ct App 2d Dist 1986）, in Garrison and Schneider, 2015, pp.166-9.

〔13〕Ibid.

〔14〕McKay v. Bergstedt, 801 P2d 617（Nev 1990）, in Garrison and Schneider, 2015, pp.169-71.

〔15〕Ibid.

〔16〕Michel, 2006.

〔17〕Ibid, p.338.

〔18〕Ibid（強調は原文）。ミシェルと同じ趣旨の指摘をしている文献としては他に、Coleman, 2002, p.221; Gill, 1999, p.171; Silvers,1998, p.141; Bickenbach, 1998, p.130。

〔19〕Garrison and Schneider, 2015, pp.171-2. 鍵括弧で括ってある箇所は引用である。第一段落はGeorgia v. McAfee, 385 SE2d 651（Ga 1989）の判決文から、第二段落は『New York Times』からと思われる。

マカフィの自殺の防止には、相当の人手と費用がかかっているように見える。ブーヴィアやバーグステッドの場合も、希死念慮をなくそうとすればコストはかかるだろう。しかしこのことは、かれらのような機能障害者の死が、あくまで防止の対象であって、幇助の対象ではない、という見方を否定する理由にはならない。これは、たとえば経済問題やいじめに希死念慮の原因がある場合など、一般には防止の対象であることがあきらかとされているようなケースでも、自殺の防止には相当の人手と費用がかかっているからである。国と地方公共団体には自殺防止対策にたいする責務があると定めた自殺対策基本法の制定（二〇〇六年、二〇一六年に改正）以来、国内では、スクールカウンセラーの配置や生活困窮者支援、各種教育プログラムの実施等の対策が行われてきた。厚生労働省自殺対策推進室の資料によれば、平成二九年度の国の自殺対策対策予算は約七五〇億円である（厚生労働省自殺対策推進室、二〇一八年）。

（20）近年オランダでは、生きるのに疲れたという高齢者が致死薬の投与を受けて死ぬことを容認するルールの是非が社会的な議論の主題となっているという（第1章の註42）。たとえばこのルールについては、それ自体が高齢者の命の価値を不当に低く評価する差別的偏見を前提としているという批判に説得力があると思われるかもしれない。

（21）ここまで本文では、ルールの内容そのものが差別的だとするタイプの反対論と、ルールが差別的なしかたで運用される危険を指摘するタイプの反対論とを区別してきた。本章の最終的な狙いはこのうち後者の反対論が擁護できることを示すことにある。さて、本章で擁護を試みる反対論と似てはいるものの性質の異なる議論としては、すくなくともあとふたつ挙げることができる。

第一に、清水哲郎によれば、たんに自分の人生に価値を見いだせないというだけの理由で、個人が延命措置を拒否したり、致死薬の処方や投与を受けたりすることは許されるべきでない。これは、この個人が価値を見いだせなくなっているのと同様の状況で生き続けている人々が他にいるからである。たとえば「眼がよく見えない」から死にたいという人の希望を医療者が尊重することは、「眼が見えなくても、生に意味を見出して意欲的に生きている人たちを真っ向から否定する」ことになる。清水の考えでは、この状況における延命措置の不使用や致死薬使用は、「自由ないし権利は、他者に危害を及ぼさない限りにおいて認められるという原則」に反する（清水、一九九七年、一九四―五頁）。

第二に、患者の死期を早めうる医療者のふるまいを合法化すると、合法化の時点で最初に定めたルールがのちに問題のあるしかたで変更されたり、あるいは臨床で順守されなかったりする危険がある、とする懸念も多く表明されてきた。グレゴリー・ペンス（Gregory Pence）は、この懸念に訴えて合法化に反対する論者の多くが、ナチス期のドイツ国内における大量虐殺を引き合いに出してきたという（Pence, 2015, pp.44-6［＝二〇〇〇年、一二七―九頁］）。

ナチス・ドイツの安楽死プログラムは、「生きるに値しない命」であるとみなされた一部の機能障害者等を対象に、不妊手術（断種）を強制するところから開始した。しかし「生きるに値しない命」の範囲は段階的に拡大し、最終的には、精神疾患のある人、外国人、民族的マイノリティ集団など、約九万人の社会的弱者が殺されるにいたった。患者の死期を早めうる医療者のふるまいの合法化に現在反対している人々の中には、合法化が、ナチスの惨劇と同様の事態を招きかねないと考えている人々もいる。合法化は、患者にとって「それ以上の延命が本人の利益に反する」こともあるという理解を前提としている。そこで、たとえ最初は、本人の同意があることや、病態が末期かつ不治であること等、厳しい要件とともにスタートさせても、いつか「延命が本人の利益に反する」患者の範囲はなし崩し的に拡大していくかもしれない。要件が無視されたり、変更されたりする危険が大きい。ペンスは、こうした主張が実際になされた例として、Alexander, 1949; Lifton, 1986; Wilke, 1998の議論を挙げている。また、いわゆる滑りやすい坂の議論の妥当性をめぐる論争の中で引用されることの多いジョン・ローバー（John Lorber）の論文（Lorber, 1975）の主張も、同じ趣旨の反対論として理解できるだろう。

以上のふたつの議論に共通するのは、合法化を社会的弱者への脅威として理解している点である。これらふたつの議論は、この点で、本章が擁護を試みる反対論と似ている。しかし、各議論はお互いに異なっているところもある。第一の清水による議論と本章で擁護しようとしている反対論の主張とのあいだのちがいは明確であり、説明を要しないだろう。しかし、第二の議論とのあいだのちがいはそれほどあきらかではないかもしれない。第二の議論は、後述（第15節）する滑りやすい坂の議論と呼ばれるタイプの議論の一種であり、その点でも本書が擁護を試みる反対論と同類とみなすことができる。

第二の議論と本書が擁護しようとしている反対論とのあいだにあるもっとも重要な差は次の点にある。すなわち、ナチスを引き合いに出す議論は、あくまでルールが変更されたり守られなかったりする危険のあることを問題視している。本書の主張の眼目は別である。本文であきらかにして述べたとおり、本書の主張にしたがうなら、合法化の問題は、ルールの運用にともなう問題である。また後述するとおり（［15－3］項）、この問題が生じる主な原因は、ルールのあいまいさにある。したがって、生命短縮的な医療者のふるまいを容認するルールについては、たとえそれ自体として内容に問題がなく、そのまま変更もされず、あきらかな違反として同定できる臨床実践の例が見つからなくても、やはり社会的弱者にたいする脅威となる、と考えることが可能である。

第一の清水の議論と、ナチスとのアナロジーに訴える第二の議論については、どちらにも批判がある。まず清水は、眼が見えないから死にたいという個人の希望を尊重して死なせることが、眼が見えなくても意欲的に生きている他の人たちにたいする危害を構成するという。しかしこれが法的にも禁止されなければならない類の危害に該当するという主張については、妥当性を疑う声があるかもしれない。アリシア・ウーレット（Alicia Ouellette）が、清水のしているのと同じ趣旨の主張について検討し、反論している（Ouellette, 2011, pp.312-4

［＝二〇一四年、二九一―二頁］）。

第二の議論の核にあるのは、いったん合法化すると、あとで倫理的に許容できないことのあきらかなルール違反や規定変更につながる可能性が大きいという懸念である。しかし、この懸念に十分な根拠があるという主張を広く受けいれられるようなものにすることは、難しいというべきかもしれない。前掲の論者たちは、ナチスの安楽死プログラムであのような惨事が生じたからには、現代のいわゆる安楽死法や尊厳死法でも同様の惨事が生じるにちがいないと類推している。しかしこの類推については、根拠としていかにも弱いと批判されてきた。実際、ナチスの安楽死プログラムと現代の臨床実践とのあいだには一見してきわめて大きな隔たりがある。たとえばジョン・ハリス（John Harris）は、ナチスのプログラムでは（今日の合法化とはちがい）そもそもの始まりから対象者の利益を守ることがまったく目的として掲げられてすらいなかったと指摘している。ナチスのプログラムが対象者を拡大していったのはこのためであり、したがって同様の事態が現代の安楽死法や尊厳死法においても生じると考える理由はない、というのである（Harris, 1981. Cf. Kuhse and Singer, 1985, pp.87-97; Pence, 2015, pp.44-6）。

ナチスの歴史的教訓を引き合いに出すのがまちがっているとすると、今日の安楽死法や尊厳死法についてルールの不適切な変更や違反が生じかねないと考える理由は他にあるだろうか。ナチスの次によく引き合いに出されるのは、オランダで比較的最近発表されたレメリンク報告書である。オランダには、二〇〇二年の合法化にさきだつ一九八五年から、致死薬の処方と投与が公にされたガイドラインに則るかたちで広く実践されてきた経緯がある。実施の状況にかんしては政府の主導で全国的な調査もなされてきた。レメリンク報告書は、一九九〇年になされた最初の調査の結果である。報告書によると、この年は致死薬の投与または処方が全体で三七〇〇件あったが、そのうちの一〇〇〇件で患者の同意が得られていなかった。当時の取り決めでは、患者の同意は必須の要件だった。つまり、実施全例のうち四分の一以上でルール違反があったということになる（Griffiths, Bood and Weyers, 1998, p.210）。レメリンクの一〇〇〇件は、法律の悪用にかんする合法化反対論者の懸念を裏づける証拠としてひんぱんに引用されてきた（Keown 2002, p.115f; 2012, p.120; Gorsuch, 2006; Hendin, 1997, Ch.4; Cohen-Almagor, 2010）。

しかし実のところ、レメリンク報告書にかんしても、懸念の根拠として十分なものだとは必ずしも理解されていない。もちろん問題の一〇〇〇件がルール違反であることはだれの目にもあきらかだ。しかし、これらの違反が倫理的に許容できないものであるという点にかんしては、あきらかでないと考える研究者もすくなくない。違反を問題視しない研究者たちは、一〇〇〇件の患者の大半が致死薬を投与された時には意識レベルの低下した状態にあり判断力を喪失していたこと、患者の多くがそれ以前の担当医との話し合いの中で致死薬使用の希望をすでに伝えてあったとされること、また、致死薬を投与しなくても余命はせいぜい数日しかなかったと考えられていること、等の点に注目している（Sumner, 2011, p.188; Singer, 1996, Ch.7［＝一九九八年、七章］. Cf. Cohen-Almagor, 2010, pp.75-80）。

〔22〕Not Dead Yet and ADAPT, 1997, Argument I.B.
〔23〕Ibid, Argument II.A.
〔24〕New York State Task Force on Life and the Law, 1994, p.xiii.
〔25〕Cf. Battin, Rhodes and Silvers eds., 1998, Part II所収の諸論文; Kathleen and Hendin eds., 2002, Part III所収の諸論文。
〔26〕Mayo and Gunderson, 2002, p.15.
〔27〕Cherny, Radbruch and the Board of EAPC, 2009, p.583f.; Billings, 2014, pp.210-3も同様の条件を示している。
〔28〕Cherny, Radbruch and the Board of EAPC, 2009, p. 582. Cf. Taboada, 2015, pp.9-10.
〔29〕Taboada, 2015, p.9.
〔30〕Billings, 2014, p.211.

〔31〕井形、二〇一二年、六六頁。

〔32〕とくに致死薬の処方と投与の合法化にかんしてこの趣旨の反論は多い。たとえばvan der Maas, et al., 1996; Battin, et al., 2007; Young, 2007, Ch.10等。

〔33〕やはり致死薬の処方と投与にかんしてFrey, 1998; Dworkin, 1998, pp.77-80; Sumnar, 2011, Ch.7等。

〔34〕Mayo and Gunderson, 2002.

〔35〕Frey, 1998, pp.56-7.

〔36〕比較衡量のうえで合法化を否定的に評価している文献にBickenbach, 1998; Arras, 2006, pp.431-7; Velleman, 1992; Kamisar, 1969等。

〔37〕井形、二〇一二年、六七頁。

〔38〕Frey, 1998, p.56.

〔39〕Shakespeare, 2006, p.126.

〔40〕こうした意見は選択的中絶を擁護する文脈等でときおり見られる。たとえばBrock, 2005。

〔41〕Hardwig, 2000c.

〔42〕井形、二〇一二年、六六頁。

〔43〕児玉聡は、二〇一二年に公表された法案について論じた論文の中で、延命措置の不使用を合法化するのであれば終末期の定義をより正確にするべきことを提案している。児玉はそのさいとくに日本学術会議の「終末期医療のあり方について――亜急性型の終末期について」（日本学術会議、二〇〇八年）が示した終末期の三区分（急性型、亜急性型、慢性型）を参照し、このうちどこまでを含めて考えるのか明示するべきだと述べている（児玉、二〇一四年）。

〔44〕Cf. Kamisar, 1969, p.87.

〔45〕これは、生命倫理学領域の研究がとくに盛んな米国で、生命維持医療の見送りの是非にかんしては、法律上の議論がおおかた決着しているとする見方があるという事情による。当国では、望まない治療を拒否して死ぬ患者の権利が一九九七年に連邦最高裁判所の判決（Cruzan v. Director, Missouri Dept. of Health, 497 U.S. 261, 110 S.Ct. 2481, 111 L.Ed.2d 224（1990））の中で認められている。

〔46〕Walton, 1992, Ch.1; Lamb, 1988, pp.5-7. 尚、Waltonは、政策が本来の意図と異なる事態を招来する要因として、（ア）当の政策が前例になることで後続する類似の政策まで許容しない理由がなくなるように思われること、（イ）政策の規定があいまいな表現を含むこと、（ウ）政策が意図的に許容した事態が別の好ましくない事態を因果的に引きおこすこと、の三つを挙げている。またLambは、やはり政策のキータームが「あいまいであらざるをえない」ことに加えて、（エ）政策の規定が運用の場面で順守されない可能性を指摘している。

　WaltonとLambの本はどちらも、批判的論法の一類型としての滑りやすい坂の議論の一般的構造を詳しく分析した内容であり、いわゆる安楽死や尊厳死等を容認する法や政策の是非について考えるうえできわめて示唆に富んでいる。実際、安楽死等を容認する法律等について過去に提出されてきた批判の多くは滑りやすい坂の議論のかたちをしており、これらの議論は必ず今述べた（ア）から（エ）のいずれかを坂が滑りやすい理由として挙げているといってよい。たとえば、本章の［14－3］項につけた註21で紹介した第二の議論（「合法化の時点で最初に定めたルールがのちに問題のあるしかたで変更されたり、臨床で順守されなかったりする危険がある」）は、このうち（ア）と（エ）を指摘する内容とみなすことができる。尚、滑りやすい坂の議論をひとつまえの項で説明したときに挙げた自衛隊海外派遣の例は、ウォルトンのいうひとつの政策が前例として機能することが問題視される場合（ア）に該当する。また、減量の例は、意図して発生させた事態が別の好ましくない事態を直接に引きおこす場合（ウ）に該当するといえるだろう。

〔47〕Lamb, 1988, p.60. 原語ではvoluntary、pain-racked、hopelessly incurable、rational desireの四つである。

〔48〕井形、二〇一二年、六七頁。

〔49〕Cf. Kamisar, 1969, p.87; Lamb, 1988, p.65. 尚、周囲の迷惑になりたくないからと納得ずくで延命を拒否する患者のケースをどう考えるかについては本文では検討してこなかったが、実際にはこのケースについても容認するべきかどうかは重要な争点として理解されるべきである。一方では、もちろん、たいていの人にとって身近な人や愛する人が安心して幸せに生活できることは大切なことだ。自分の世話や介護で家族が苦しむのを見ることは患者にとっても非常に苦しいことであるかもしれない。しかし、この種の苦しみは、個人が死ぬのを許すに足りる十分な苦しみといえるだろうか。

現実の各国、地域のルールは、すくなくともこの種の苦しみがあるというだけでは、生命短縮的な医療処置を受けるために必要な条件を満足しているとはみなしていない。たとえば米国で致死薬の処方が容認されている各州の法律は、患者が病のために余命六か月以内と診断されていることを条件にしている。オランダの法律は、患者が耐えがたい苦痛を経験していなければならないとする条件を設けているが、ここでいう耐えがたい苦痛は医学的な疾患によるものとされている（盛永、二〇一六年、七九頁）。生命維持医療の差し控えや中止を容認している国内の各種ガイドラインにしたがうなら、患者は終末期にあること等が要件である。

さて、疾患に由来する苦痛がなくまた終末期にあるわけでもない個人であっても、その家族に世話や介護の負担がかかることはありうる。たとえば、疼痛等の身体的な苦しみをともなわずかつ余命を短くするものでもないタイプの機能障害の持ち主が、身の回りの世話を家族に引き受けてもらわなければならないということ以外、とくに大きな悩みを抱えていないといったケースがそうだろう。加齢にともなって生じる機能障害ではこうしたケースがむしろ稀ではないかもしれない。

問題は、このような人がもっぱら家族に迷惑をかけたくないからというだけの理由で死ぬのを許すべきかどうかである。これを許すべきだと考える人はすくないのではないか。また、かりにこれが許されるべきでないとしよう。すると、たとえば疾患に由来する疼痛があったり終末期にあったりする患者についても、本人が死にたいと思う主たる理由が（疼痛や余命の短さが苦だからではなく）家族に迷惑をかけたくないからということにある場合、この人が死ぬのを許すべきだとは考えにくくなるというべきだろう。

〔50〕Battin, van der Heide, Ganzini, van der Wal and Onwuteaka-Philipsen, 2007, p.597.

〔51〕Ibid, p.594.

〔52〕Ibid.

〔53〕Ibid.

〔54〕Mayo and Gunderson, 2002, p.15. マヨとガンダーソンのいう医療的バイタリズムは、本書の［18－3］項で紹介するバイタリズム（動物や植物を含むすべての生き物の命が常に破壊されてはならないとする立場）とは別の立場である。

〔55〕Ibid, p.15.

〔56〕本文に述べた意味での道徳の相対主義を擁護している代表的な文献はHarman, 1996; Wong, 2006。たとえばギルバート・ハーマン（Gilbert Harman）によれば相対主義は次の命題を受けいれる立場として定義できる。「唯一真である道徳は存在しない。多くの道徳的な枠組が存在し、そのうちのどれも他より正しいことがない」(Harman, 1996, p.8)。ハーマンも、ディヴィッド・B・ウォン（David B. Wong）も、道徳では多くの問題について人々の意見の対立が決して解消しないという事実を、相対主義が正しいと考えるときの根拠になるとみなしている。ハーマンによれば、たとえば「中絶や安楽死」の是非にかんする「意見の不一致は、徹底的に討論し、[…] かかわりのあるすべての情報を知ったあとも続く」。このような状況がある場合、「道徳的意見の不一致はむしろ道徳観の基本的な異なり（basic difference in moral outlook）によっている」と理解されなくてはならない（Harman, 1996, p.11）。筆者は、有馬、二〇一三年aで、ハーマンの相対主義を批判から擁護したこと

がある。

〔57〕Wong, 2006, p.110.
〔58〕Ibid.
〔59〕Ibid.
〔60〕Ibid.
〔61〕Brock, 1993, pp.25-30. 自己決定そのものの価値について述べる箇所でブロックはアイザイア・バーリン（Isiah Berlin）の『自由論』（Berlin, 2002［=一九七一年］）を引用している。
〔62〕位田、二〇〇五年、八三頁。
〔63〕朝日新聞、二〇一六年七月二六日。
〔64〕Cameron, et al., 1973.
〔65〕Ibid, p.213.
〔66〕Wacher, et al., 1983.
〔67〕本文で紹介したCameron, et al., 1973; Wacher, et al., 1985; Albrecht and Devlieger, 1999; Skotko, Levine and Goldstein, 2011; 小西、二〇一五年の他では、Albrecht and Higgins, 1977; Sackett and Torrance, 1978; Weinberg 1988; Brillhart, Jay and Wyers, 1990; Fuhrer, 1994; Polsky, et al., 2001; Hensel, et al., 2002; Dickinson, et al., 2007; Majnemer, et al., 2007; Fellinghauer, et al., 2012等。また、Fine and Asch, 1988; Eisenberg and Saltz, 1991; Fuhrer, 2000; Ubel, Loewenstein and Jepson, 2003等に総論。
〔68〕Albrecht and Devlieger, 1999.
〔69〕米国の調査の結果は、Skotko, Levine and Goldstein, 2011.
〔70〕小西、二〇一五年。国内の調査の報告書を入手するにさいしては、日本ダウン症協会（ＪＳＤ）事務局の中西

純子氏に協力いただいた。感謝いたします。尚、日本と米国どちらの調査も、アンケートの回収率があまり高くないという目立った課題がある。生活に満足していない人はこのようなアンケートに回答することには消極的になりがちであるかもしれない。調査の結論の信頼性を高めるためには回収率を高める仕組みが必要というべきかもしれない。

〔71〕Wacker, et al., 1983, p.630.
〔72〕Brock, 2005, p.69.
〔73〕Wacker, et al., 1983, p.630.
〔74〕Albrecht and Devlieger, 1999, pp.982-4.
〔75〕Ibid, p.984.
〔76〕Amundson, 2005.
〔77〕Ibid, pp.111-2.
〔78〕立川、二〇〇五年。もちろん古典落語は再現芸術だから同じ演目でも落語家によってセリフに多少のちがいがある。他の演者の録音等と聴き比べると、若者がこれほど熱心には引き留めてもらえない場合もある。

第5章　生命の神聖さ

第18節　生命の神聖さに訴える反対論

[18－1] 人の内在的価値

第4章の最後（[17－4] 項）に、人の内在的価値のアイデアについて述べた。これは、人の命や存在が持つと考えうる価値のひとつである。

人の命や存在に価値があると思われる理由はひとつではない。だれでもすぐに思い当たりそうな理由として、たとえば、その人が幸せに生きていることや、その人が生きることにまえ向きであることなどを挙げることができるだろう。しかしまた、同時に、不幸で、生きることにまえ向きでもない人の命や存在には何の価値もないかというと、たいていの人はそうは考えていないように思われる。多くの人の感覚では、おそらく、人の命や存在は、ただそれが人の命や存在であるというだけで、価値を有する。内在的価値のアイデアが指すのは、この価値のことである。

　本書の最後の二章の目的は、この価値の存在を確認することにある。そこでまず、この概念についてさきに述べたより正確に定義しておこう。ロナルド・ドゥオーキンは、内在的価値（intrinsic value）の概念を、「手段的価値（instrumental value）」と「主観的価値（subjective value）」という他のふたつの概念との対比によって定義している。[1] ひとことでいえば、内在的価値があるものとは、手段的価値と主観的価値のどちらも持っていなくても尚価値があるもののこととして定義できる。

　手段的価値があるものとは、何か価値のある他のものを実現するための手段として価値があるもののことである。たとえば、紙幣は、おそらくそれ自体としては何の価値もないが、食べたり遊んだりといった他のことを実現するための手段としてはあきらかに価値がある。これが、紙幣の持つ手段的価値である。つまり、手段的価値は、一般に、それが何かの役に立つ、あるいは、何らかの他の目的のための手段としてだれかがそれを必要としているという事実がなければ成立しない価値である。

　主観的価値があるものとは、だれかそれのことを好きな人にとって価値があるもののことである。たとえば、使用済みの切手は、やはりそれ自体としては何の価値もないが、それのことを好きな人にとっては大きな価値を持ちうる。この価値が、古切手の持つ主観的価値である。主観的価値は、だれかがそれを好んでいるという事実がなければ成立しない。

　内在的価値とは、これらふたつの種類の価値を両方とも取り除いたあとに残る価値のことである。それは、だれかがそれを必要としているかどうか、あるいは、だれかがそれを好んでいるかどうかにかかわらず、成立する。[2] ここでとくに内在的ということばが使用されているのは、その価値が、問題のものそのものの内側に宿っている価値として理解されていることを意味している。だれかがそれを必要としているかどうかや、それを好んでいるかどうかといったことは、価値があるとされている当のものからすればいわば外側の事情である。これらの外在的な事情に左右されない価値を内在的価値と呼ぶ。

以上のとおり三つの価値の概念を理解したうえで、人の命や存在の価値について考えてみよう。人の命や存在には、手段的価値、主観的価値、内在的価値の三つがすべて備わっているとみなせるかもしれない。まず、人の命や存在が手段的価値を備えているのは一見してあきらかだ。日本語には、命あっての物種、死んで花実が咲くものか、などの言い回しがある。ほとんどどんな価値のあることも命がなければ実現したり経験したりすることができない。ときには、命をむしろ犠牲にすることによって価値のあることを実現できる場合もあるかもしれない。ひとことでいえば、命は、他の価値を生じさせるための材料や元手、あるいは、それを自分が経験できるための前提である。人の命や存在に手段としての価値があると考えられるのはこれらの意味においてである。

また、人の命や存在がほとんどの場合に主観的価値を有することも否定できない。ほとんどの人は、自分の命を手放したいとは思っていない。また、だれか他の人から好かれていたり望まれていたりすることもある。つまり、人の命や存在には、本人を含めその人のことを好きな人にとっての主観的な価値がある。

ところで、世の中には「幸せになれないなら生きていても意味がない」などのようにいう人もいるようだ。かりに今、上辺だけでなく、心の底からこのように考えていう人がいるとしよう。そのような人は、自分の命には、幸福を実現、経験するための手段としてしか価値がないと理解している、ということになるだろう。また同様に、「だれからも望まれていないなら生きていてもしかたがない」のようにいう人がいるかもしれない。この人は、命の価値をもっぱら主観的なものとしてのみ理解している、ということになる。これらはどちらも、命に内在的な価値があるという考えは持っていない人である。

しかし、人の命や存在の価値についてはだれもが今いったように理解しているということではおそらくないにちがいない。これらとはまたちがう理解のしかたがありうる。たとえ幸せにはなれなくても、まただれからも望まれていなくても、人の命や存在はそれ自体が価値を持つ。このような考えかたは、すくなくとも理解不可能な考えかたではない。人の内在的価値とはこの考えかたに表現されている価値のことである。

さて、もしも人の命や存在それ自体に価値があるとすると、いわゆる安楽死や尊厳死や自殺幇助など、患者の死期を早めうる医療者のふるまいは、それだけ許容しにくいものになるはずだ。とりわけ、本人が死にたいと強く希望しており、かつ、生き続けることが本人の利益にならないことのたしかな場合でも、患者の死期を早めることに何の問題もないとは考えられなくなるにちがいない。

しかし、人の命や存在それ自体に価値があるという理解は、正しいだろうか。アイデアとしては分かっても、それを信じる理由があるだろうか。また、かりにそのような価値があるといえるにしても、ではそのことを踏まえて、患者の死期を早めうる医療者のふるまいの道徳的な是非にかんしてはどう考えればよいだろうか。たとえば、その価値は、本人の死にたいという強い希望や、本人の利益に反してでも、常に守られなくてはならないほど重要で大きな価値だといえるだろうか。これらの点を検証する必要がある。

本書の残りの二章でこの検証の作業に着手する。実のところ、人の命に価値が内在するという考えは、洋の東西を問わず、ほとんどどの文化圏でも伝統的に受けいれられてきた考えであるとされる。多くの宗教の教義や思想、文化的見解の中に、この考えを表現するものとして理解できることばや、これを弁護する趣旨の議論を見つけることができるという。以下でこれらを取り上げ、ひとつひとつに批判的検討を加えていくことにしたい。中に批判的な検証にも耐えるものがあるか。人の内在的価値のアイデアに十分な根拠を与えるような議論は見つかるだろうか。

この問題にかんしてはすでに進行中の学術的な論争がいくつか存在する。そこで、具体的には、これらの論争を検証作業の手がかりにすることができる。ひとつは、いわゆるＳＯＬかＱＯＬかの対立をめぐる論争として、生命倫理あるいは医療倫理の分野ではよく知られた論争である。当該論争中においては、人の命に内在する価値は生命の神聖さ（SOL: sanctity of life）の名称で呼ばれ、また、生命の質（QOL: quality of life）と対になる概念として理解されてきた。人のＱＯＬの向上や維持に大きな価値を置くべきだと考える研究者たちは、生命の神聖さの価値を重視することについて、ＱＯＬの軽視につながるから望ましいこととみなせない等の理由から批判してきた。一連の批判は、人命に価値が内在するというアイデアにたいする徹底した批判的吟味の一例として理解できる。そこで、本章の次の節以下では、これら生命倫理分野におけるＳＯＬ批判の議論を参照しながら考察する。

人の内在的価値というアイデアの根拠づけの可能性を検証するうえでは、生命の神聖さの概念をターゲットとしてきた一連の批判的な議論とは別に、もうひとつ、参照しておくべき議論の展開がある。最近のカント主義者による応用的な議論の試みと、それにたいする批判である。アラン・ドナガン（Allan Donagan）、トマス・ヒル・ジュニア（Thomas Hill Jr.）、ディヴィッド・ヴェレマン（David Velleman）といった研究者たちは、カントの道徳理論を比較的元のままに近いかたちで忠実に擁護してきた。また、理論の応用問題のひとつとして、自殺幇助の是非を取り上げ、批判的な主張を展開してきた。

かれらの議論の中心にあるのは、理性的存在としての人格が、それ自体で他の何ものにも優先する特別な価値を有するというアイデアである。この価値は、とりわけ、本人にとっての利益や意向とは独立に、人格そのものに備わる価値であるとされる。そこでこれも右で確認した人の内在的価値の定義と一致する。ただし、とくにこちらのしかたで理解される場合には、カント哲学の用語を踏襲して、尊厳という呼称を用いるのが通例である。最後の第6章では、人格の尊厳という概念に訴えて患者の死期を早めうる医療者のふるまいを批判する現代のカント主義者たちと、カント主義者たちを批判してきた他の研究者たちとのあいだの論争に取材する。この論争に表れてきた議論を手がかりとしながら独自の考察を行う[3]。

予め最後の結論までここで述べておこう。ＳＯＬかＱＯＬかの対立をめぐる論争の中には、人の内在的価値のありようにかんする多種多様の解釈を見つけることができる。しかし、これらの解釈はどれも、すでに徹底した批判に晒されてきた。批判の強力さに鑑みて、これらの解釈のうちに正しい見解を見いだすことは諦めなければならないように思われる。他方、カント主義者たちのいう尊厳の概念にかんしていえば、これまでに提出されてきた数々の批判のまえでも擁護することがおそらく可能である。次章で実際に擁護を試みる。そこでの議論が正しいとすると、人の命を縮めうるふるまいは、たとえ当人の希望にそっていて、かつ当人の利益になるといえる場合でも、常に、あるいはほとんど常に道徳的に許されないと考える理由がある、と結論できるだろう。

[18−2] 伝統的な倫理観

生命は神聖であり、したがってこれを破壊することには大きな倫理的問題がともなう。こうした考えかたは、洋の東西を問わずほとんどすべての文化圏で伝統的に受けいれられてきたとされる。生命の神聖さという表現には、宗教的な響きがある。しかし、生命がそれ以外のものと比べて特別な価値を有するという感覚や、生命を破壊することを他の類のふるまいと比べて特別に疾しく思う気持ちは、今日のより世俗化した社会にも広く受け継がれているものと考えるのが妥当だろう。

安楽死や尊厳死や自殺幇助などと呼ばれる一連のふるまいは患者の生命の破壊や短縮につながるので、一見するかぎり、こうした伝統的な倫理観と相容れないように見える。安楽死や尊厳死や自殺幇助などと聞いて直観的な反発を覚える人はすくなくないが、これも多くの人の中に伝統的な倫理観が根づいていることに因るところが大きいと想像できる。また、一連のふるまいを批判する研究者の議論の中でも、実際に生命の神聖さという表現が用いられることはときおり見受けられる。[4]

そこで、一連のふるまいを擁護する側に目を向ければ、すくなくない数の研究者たちが、伝統的な倫理観を批判するところから擁護論を開始し、最終的にはこの批判をひとつの根拠として一連のふるまいが道徳的に許容できると結論してきた。生命の神聖さという表現は、むしろ伝統的な倫理観に批判的な立場の研究者たちによって使用されることのほうが多いといってよいほどである。以下ではかれらがしてきた批判の要点を確認しよう。

生命は神聖だから破壊してはならないとする見解を批判した研究者の主な論点は、次のふたつに大別できる。

第一に、この見解を批判する研究者のほとんど全員が、そのあいまいさを指摘してきた。事実、この見解の内容についてはさまざまな解釈がほどこされてきた。まず、この見解は、破壊してはならないとされる生命のうちに動物や植物まで含むバイタリズム（vitalism）の思想を表現するものとして理解されうる。[5]また、破壊してはならない生命を人にかぎる一方で、人の生命については例外なく常に破壊してはならないとする完全平和主義（absolute pacifism）の主張として理解することも可能であるという。[6]さらには、破壊してはならない生命を罪のない人間だけに限定したうえで、これを意図的に殺すことを一般に禁じるキリスト教倫理の中核にある思想の表現として理解する向きもある。[7]その他、人間の生命についてただそれが人間の生命であるというだけの理由から他の動物や植物の生命より大きな価値があるとする種差別（speciesism）の立場、あるいは、人間の生命についてその価値を質で評価してはならないとする意見（ＱＯＬ評価の否定）を表現するものとみなす研究者もある。[8]

これらの解釈は、一見してあきらかであるとおり、たんに強調点が異なるだけでなく、互いに矛盾するところさえある。そこで、生命は神聖であるとする見解は、まずその意味するところがそもそもあきらかでないとして批判されうる。(ここに挙げた解釈を含め、主な解釈はあとの[18－3]項と[19－3]項に列挙した。)

第二に、多くの研究者は、生命は神聖であるとする見解が、生きている本人にとっての利益を省みない傾向にあることを強調してきた。たいていの解釈にしたがうかぎり、生命の神聖さという概念は、当の生命の主体である個人の利益にたいする著しい侵害を容認することとも矛盾しないとされる。患者の死期を早めうる医療者のふるまいが比較的幅広い状況で正当化できると考える研究者たちは、多くこの点を集中的に批判してきた。

本章の論述の目的は、すでに述べたとおり、人命の内在的価値というアイデアに根拠を与える議論の可能性を検証することにある。生命の神聖さという概念の妥当性にかんして生命倫理の領域で行われてきた論争に取材するのは、この目的のために他ならない。そこで、すぐ次の項([18－3])では、まず、生命の神聖さの概念に与えられてきたさまざまな解釈をやや詳しく確認する。とくに、右で示した人命の内在的価値の定義と一致する解釈を中心にピックアップしていこう。しかし、生命の神聖さの概念を批判してきた研究者たちによれば、この概念は、どの解釈にしたがって理解するにしても何らかの不都合を生じる。次の節の最初のふたつの項([19－1]と[19－2])で、出てくるとされる不都合の内容を順に確認する。これらの結果を踏まえ、最後の項([19－3])では、生命が神聖であるという見解に訴えて患者の死期を早めうる医療者のふるまいを批判するタイプの議論の妥当性について、本章の考察の結論をまとめる。

[18-3] 生命の神聖さにかんする諸解釈

生命は神聖だから破壊してはならないという見解は、あいまいである。主としてこの主張に批判的な研究者たちによって与えられてきた多様な解釈を参照して考えれば、ここには、ふたつの種類のあいまいさがあるといってよいだろう。

第一は、破壊してはならないとされる度合にかんするあいまいさである。それは、生命がどんな状況のもとでも常に破壊されてはならないという主張なのか。それとも、例外的に破壊が許容される状況もあるのか。例外があるとすると、どのような状況か。とりわけ、生命の神聖な価値が、何か他の価値と対立、衝突する場合をどう考えるか。両方の価値をバランスさせる必要があることや、ときには後者の他の価値が優先的に守られるべき場合もあることを認める主張なのか。それとも認めないのか。これらの点で、生命が神聖だとする見解は多様な解釈を許す。

第二は、破壊してはならないとされる生命の種類と範囲にかんするあいまいさである。とくにそれは人間の命だけが破壊されてはならないという主張なのか。それとも人間以外の動物や植物の命も含めて破壊してはならないというのか。生命が神聖だという見解は、この点でも解釈の余地を残す[9]。

以下では過去にこの見解に与えられてきた多様な解釈を列挙する。そのさい、今述べたふたつのポイントにそくして、生命の破壊をより厳しく禁止するタイプのものから、より許容度の高いタイプのほうへと順に並べて見ていくことにしよう。最初に見るのは、すべての生き物について、あらゆる状況で命の破壊を禁止するタイプの解釈である。

■バイタリズム：動物や植物も含めすべての生命は常に破壊してはならない。

バイタリズムの思想は、たんに理論的に考えうる立場であるというだけでなく、現実にもこの立場を実践する人々があるとされる。

事例⑱　ジャイナ教の修道僧

僧は水を飲む前に、それを濾《こ》さなければならない。罪のない虫を知らずに吸い込まぬように、彼はガーゼのマスクを着けている。僧には、歩くとき、前の地面を掃くことが要求される。そうすれば生き物を踏みつぶすことがない。僧はいつもそっと歩く。というのは、足もとのまさにその原子が、微細な生命のモナドを宿しているからである。[10]

バイタリズムという立場があることを知ることは、生命が神聖であるという見解によって表現されうる主張の幅の広さを理解するためには有益である。しかし、生命の神聖さという概念をつかって議論する人の多くが実際にこの概念をバイタリズムの思想を表現するものとして理解していると考えるのは誤りだろう。とくに、患者の死期を早めうる医療者のふるまいに反対する人々の多くが、バイタリズムの思想を受けいれているとは考えにくい。むしろほとんどの人は生命の神聖さの概念の内容をこれとはちがうしかたで理解していると考えるのが妥当である。（尚、このバイタリズムは、本書の第4章の［16－1］項で見た医療的バイタリズムと同じ立場ではない。）

神聖だとされる生命の範囲にかんして、バイタリズムよりすこし狭くとる次の解釈を見てみよう。破壊してはならない生命の範囲を、人間だけに限定しつつ、しかし人間の生命にかんするかぎり、どんな条件のもとでも決して破壊してはならないとみなす。いわゆる完全平和主義の立場は、これに当たる。

■完全平和主義：すべての人間の生命は常に例外なく破壊してはならない。

ジェイムズ・レイチェルズによれば、これは最初期のキリスト教の思想家たちによって支持されていた立場であるという。初期のキリスト教の思想家たちの考えでは、戦争による殺人、死刑、自殺、自殺幇助、中絶、間引き（嬰児殺し）など、人間を殺すことに該当する行為はすべて例外なく許されるべきでないとみなされていた。[11] また、近代以降でも、徴兵制による招集を拒否するクエーカーがやはりこれと同じ立場を支持してきたとされる。（この立場は、戦争に反対するための根拠として表明される場面でとりわけ注目を集めてきた。平和主義と呼ばれるのはこのためである。）

また、完全平和主義よりもさらに許容度が高い解釈として、歴史的にキリスト教教会がより一般的に採用してきた立場として理解されるのが、次の原則である。

■キリスト教倫理の原則：罪のない人間を意図的に殺すことは常に不正である。[12]

キリスト教を国教とした歴史上の国のほとんどは戦争をした。また、死刑も容認した。つまり、初期のキリスト教の思想家たちとクエーカーなどの例外を除けば、キリスト教会は、人間を殺すことの是非にかんして完全平和主義とはちがう別の立場を採用してきていると考えなくてはならない。この別の立場を表現するとされるのが右の原則である。

原則の趣旨を正確に把握するためには、原則が成立した当時のキリスト教会をとりまいていた状況から理解する必要がある。当時のキリスト教国は、戦争と死刑を容認する一方で、自殺や中絶や間引きを完全に禁止した。しかし、戦争と死刑を容認しつつ、同じ人殺しであるはずの自殺や中絶についてのみ禁止するという考えかたは、矛盾していないだろうか。これを首尾一貫した考えかたとして捉えることはできるだろうか。右の原則はこの問題を解決するために考案された原則であるという。

原則を評したレイチェルズによればこれは「精巧に仕上げられた原則」である。[13]戦争と死刑を容認しつつ中絶と自殺と間引きを禁止するキリスト教国の立場は、この原則にしたがっているものと理解すれば、論理的に矛盾しない。キーワードのひとつは「罪のない人間」である。この原則にしたがえば、戦争と死刑が容認できるのは、敵の兵や犯罪者が、罪のない人間ではないからである。（すくなくとも、戦争に参加している国の視点にたてば、自国の側に正義があると信じているかぎり、敵国の兵については罪に加担しているものとみなす他はない。）他方、中絶や間引きの場合、殺されることになる胎児や嬰児に罪があるとはあきらかにいえない。後者だけ許されないのはこのためだ、と考えることができる。

この原則を採用することで解決できる問題は他にもある。とくに重要なのは、正当防衛と緊急避難の問題である。正当防衛と緊急避難は、どちらも人を殺すことにつながる場合がある。しかしその場合でも、道徳的には許容できるとする見方が一般的だ。殺人は概ね不正な行為として禁止するべきだとしても、これらのケースにおける殺人まで容認できないとする立場をとると一般的な見方から外れてしまう。問題は、そうなることを避けるにはどうすればよいかである。

正当防衛による人殺しとは、たとえば、ナイフで切りかかってきた相手を反撃して殺す、といった場合である。この場合、人の死につながっているのは、自分に危害を加えようとする相手から身を守るためにした行為である。緊急避難は、これと似ているが、ただ殺すことになる相手が自分の身に迫っている危害とは無関係の人である場合を指す。たとえば、眼の前の追突事故に巻き込まれるのを避けようとしてハンドルを左へ切ったところ、運転していた自動車でわきの歩行者を轢き殺してしまう、といった場合である。

右のキリスト教倫理の原則にしたがえば、正当防衛と緊急避難による殺人にかんしても容認できると考えることが可能である。ここでのキーワードは「意図的」である。正当防衛と緊急避難の場合、行為者の意図はあくまで自分の身を守ることにある。そのためこれはだれかを意図的に殺す行為には該当しない、とみなしうる。他方、今の原則は人を意図的に殺すことだけを禁止する内容なので、正当防衛と緊急避難による殺人は禁止の対象にならないと考えることができる。[14]

キリスト教倫理の原則には、さらにもうひとつ、重要なキーワードがある。それは「殺すこと」である。レイチェルズによれば、この原則の前提には、作為と不作為とを峻別する見方がある。殺すこととは、この場合、人の死につながるふるまいの中でもとくに作為的なものを指す。不作為の場合は、たんに人を死なせることであるにすぎず、したがって禁則の対象には入ってこない。たとえば、川や海で溺れている人を助けないことや、線路に落ちた人を引き上げようとしないことは、たとえ結果的に相手が死ぬとしても、不作為だから許されないこととまではいえない、などのように主張されるのである。この原則のもとで禁止されるのは、刺す、撲るなど、あくまで積極的にからだを動かしてだれかの死を引きおこす行為に限定される。

以上を要するに、キリスト教倫理の原則にしたがえば、生命を破壊することが禁止されるのは、当の生命が人間の生命であり、その人に罪がなく、そして破壊が意図的かつ作為的になされた場合である、ということになる。

キリスト教倫理の原則は、完全平和主義と比べても、生命の破壊が許容できるとされる場合の範囲は広い。破壊してはならないとされる生命の種類を人間の命だけにかぎっている点は平和主義と同じだが、同時に、平和主義とはちがって、相手に罪がある場合、相手の死を意図していない場合、相手の死につながるふるまいが不作為に該当する場合の三つの場合で生命の破壊を許容する内容だ。レイチェルズによると今日にいたるまで西洋の伝統を受け継ぐ人々の思考はこの原則の強力な影響下にあるという。

生命は神聖であるという見解が意味する主張の内容にかんして、ここまで三つの解釈を見てきた。以上三つの中ではどの解釈にしたがうとしても、主張の眼目が生命破壊の禁止にあるという点では変わらなかった。しかし、主張の眼目や強調点がもっと別のところにあるとする解釈も存在する。

ピーター・シンガーやヘルガ・クーゼ（Helga Kuhse）の解釈にしたがえば、生命が神聖であるという表現は、多くの場合、人間の命にだけ他の動植物の命にはない特別な価値が備わっていることを強調する趣旨の主張として理解できる。ジャイナ教の修道僧は人以外の動植物の命も人と同じように破壊するべきでないと考えているとされるが、シンガーやクーゼによれば実際に生命が神聖だのようにいう人のほとんどはそんなふうに考えていない。ほとんどの人はむしろ、（ア）人間だけは、他の動物と比べて特別に優れた価値を持っている、と考えている。あるいはまた、（イ）人間の生命にかんするかぎりは、状態によらずすべて等しく特別に大きな価値がある、と考えている。シンガーとクーゼの理解では、生命は神聖であるという見解が表現しているのは多くの場合こうした考えであるという。

（ア）と（イ）の考えはどちらも人間の生命には特別な価値があると述べているだけで、人間の生命の破壊が容認できない場合をあきらかにして特定する内容の主張ではない。そこで、これらの考えは、人間の生命に宿るとされる神聖な価値が何らかの他の価値と衝突する場面では、双方の価値をバランス（比較衡量）の対象とみなしたり、バランスの結果、他の価値のほうを優先して人命を破壊したりすることが許されると考えたりすることとも矛盾しないといってよいだろう。この点でこれらの考えは、ここまでに見てきた他の三つの解釈が示す主張より、生命の破壊を許容するていどはさらに高いと考えることができる。

（ア）と（イ）は、お互いに無関係ではないが、別々の主張である。ひとつずつ見ておこう。（ア）の例としてシンガーが注目するのは、いわゆる種差別の思想である。

■種差別：人間の生命には、ただそれが人間の生命であるというだけの理由で、他の動物や植物の生命より大きな価値がある。

私たちほとんどの人はあきらかに、人間と、それ以外の動物とを同じようには扱っていない。動物のことは、日常、鑑賞するために檻へ入れたり、皮を剥いで服にしたり、食べたりする一方で、人間のことを同様には扱わない。とくにここでは、そのような扱いのちがいが、人間のほうはヒト（ホモ・サピエンス）という種に属しているが、それ以外の動物はそうではないからという、ただそれだけの理由によって正当化できると考えられている節があるようである。つまりこの態度は、相手の属する種のちがいによって扱いを変えるものだから、種差別という名前がついているのである。

種差別の思想が私たちの態度や行動にどれだけ強い影響を与えているか、シンガーは具体的な事例を挙げて説明している。米国ミシガン大学で実施されたある動物実験のケースでは、さまざまな薬品が引きおこす中毒症状にかんするデータを集める目的で、六四匹の猿に大量の薬品が投与された。モルフィネに中毒した三匹の猿は、引きつけをおこしながら死んでいった。多量のコカインを投与された猿は、自分の手や足の指を食いちぎりながら死んでいくのが観察されたという。

もちろん、私たちは人間の命をこのようなしかたで破壊することが正当化できるとは考えないだろう。それどころか、人間の命の場合、それが破壊されるのを防ぐためならときにきわめて大きな努力をすることでも厭わない。シンガーはこのことを示す、やはり米国でおきたもうひとつの事例を紹介している。腸閉塞を持って生まれてきたダウン症の児の事例である。腸閉塞は、放っておけば命にかかわるが、かんたんな手術で治すことができ、手術のリスクもほとんどない。しかしこのケースでは児の親が手術に同意しなかった。ダウン症の児が生きながらえることを望まなかったのである。このことを聞き及んだ地域の児童福祉団体は、ケースに介入し、裁判所の命令をとりつけ、親の意向を無視して手術を強制的に実施させた[15]。もちろん、人間以外の動物の命が危険に晒されているとして、その命を救うためにこれだけの努力を払う人があるとは思われない。そこで、シンガーによれば、神聖と見なされているのが人の命だけであることはあきらかなのである。

さきの後者の(イ)の主張(人間であるかぎりはどの個人の命も同じだけ価値がある)については、シンガーは、クーゼと共同執筆した論文の中で詳しく取り上げている。クーゼとシンガーによれば、人間の生命を神聖なものとみなす見解は、「医療にかんする決定を問題になっている生の質あるいは性質(quality or kind)

に基づいて下すことがあってはならない」という考えを表現しているものとしても理解できる。[16]

■ＱＯＬ評価を利用することの否定：個人の生活の質（quality of life 生命の質）が高いか低いかによって、その個人を生かすべきかどうかの判断を変えてはならない。

クーゼとシンガーは、この考えが実際に主張された例として、プロテスタント神学者のポール・ラムジー（Paul Ramsey）による文章を引いている。孫引きしておこう。これは遺伝病のテイ・サックス病について書かれた文章である。この病気の原因遺伝子を持って生まれた児は、生後約六か月を過ぎる頃から視覚と聴覚を失うなどさまざまな症状に苛まれ、五才に届くまでにはほぼ確実に死亡するとされる。

宗教的見地にたてば、その六か月が、元に戻らない老衰が始まるまでの七〇年を生きることよりも、神にとって低い価値しかない人生の期間だとする理由は何もない。本物の人道主義なら表現はちがっても同じことをいうだろう。［…］私たちの日々や年月は、その結果にかかわらず、すべて同じだけ価値がある。ある時点における死が他の時点においてより悲劇的であるなどということはない。[17]

そこで、（ア）と（イ）を合わせれば、特別な価値を持っているのは人間の命だけだが、同時に、人間の命であるかぎりはすべて同じだけその特別な価値を持っている、ということになる。シンガーとクーゼの解釈にしたがえば、生命が神聖だのようにいう人の主張はこのような内容として理解できるという。以上、生命は神聖であるという見解の内容について五つの解釈を見てきた。後段の［19－3］項ではさらにいくつか他の解釈を紹介するが、いったんここで切ることにしよう。諸解釈について何点か確認しておきたいことがある。

生命が神聖であるという表現は、何の解釈も施されなければ、それ自体としてはごくあいまいな表現である。そのままでは内容が十分にあきらかな表現であるとはいいがたい。内容にかんする解釈はいくとおりもありえ、またそれらの解釈の中にはお互い矛盾するものもある。たとえば、バイタリズムと種差別はほとんど正反対の立場である。さらに、後段の［19－3］項で紹介するこれらの五つ以外の解釈にしたがえば、生命の神聖さという概念は、患者の死期を早めうる医療者のふるまいをごく幅広い場合で容認する見方とさえ必ずしも矛盾しない。そこで、たんに生命が神聖であると述べるだけでは、本書の主題にかんして何らかの立場を表明したり擁護したりすることにはほとんどまったく役立たないといっても過言ではないだろう。

そこで、本書の目的にとって重要なのは、解釈を施されたあとに出てくる主張のほうだということになる。次の節では、五つの解釈が示す主張をそれぞれ独立の内容のものとして、順に妥当性を検討していこう。どれかひとつでも批判に耐える強い主張があるかどうか。この点を検める。

また、検討にさきだって、是非とも確認しておかなければならない点があとふたつある。まず、この章の目的は、章の冒頭に提示した人の内在的価値というアイデアの妥当性を吟味することにある。そこで、五つの解釈に示されている主張のひとつひとつが、実際にこのアイデアと合致するというのでなければ、各主張の妥当性を吟味することには意味がない。これがたしかに合致することを確認しておこう。

この章の冒頭では、人の命の内在的価値を、それがだれかから望まれているか、あるいは必要とされているかにかかわりなく、人の命がそれ自体で有している価値のこと、と定義した（[18－1] 項）。その命のことをなくなって欲しくないと思う人や、その命があることによって幸福になる人が、本人を含めだれひとりいない場合でも、人の命が依然として内側に宿している価値である。

右の五つの解釈が示す主張のうち、最初の三つ（バイタリズム、完全平和主義、キリスト教倫理の原則）が、人の命にこの意味での内在的価値が宿っているとみなす立場を表現するものであることは、あきらかである。どの主張も、たんにだれからも望まれていたり必要とされていたりしないからというだけの理由で、人の命が破壊されることを許容するものではないからだ。三つのうちで生命破壊を許容する度合がもっとも高いキリスト教倫理の原則でさえ、人命の破壊を許容できるとしているのは、殺される人に罪がある場合と意図的な殺人ではない場合のみである。他のふたつの主張はこれらの場合も許容しない。

残りのふたつ（種差別、ＱＯＬ評価を利用することの否定）についても同様に考えることができる。種差別の思想にしたがえば、人間の命には、ただそれが人間の命であるというだけで、他の動物の命にはない大きな価値が備わっているとされる。このとき、とくにその人がだれかに好かれているとかだれかを幸福にしうるといったことは、その人の命に当の大きな価値があるといえるための条件ではない。あくまで、それがヒトという種に属する命でありさえすればよいのである。

またＱＯＬ評価の意義を否定する見解にしたがえば、ＱＯＬがどれだけ低い人の命にもＱＯＬが高い人の命と同じだけ大きい価値がある。つまり、本人が幸せに生きていることは、個人の命に大きい価値があるといえるための条件ではない。もちろん、厳密にいえば、これだけではこの見解の中でいわれているところの大きい価値が、内在的価値のことを指していると断定するには不十分である。本人が幸せでなくても個人の命に大きい価値がある、と述べるだけでは、たとえば、それでもせめてだれか他の人を幸せにすることに役立っていなければその命に大きい価値があるとはいえない、のように述べることとも矛盾しないからだ。また、同様に、せめて本人がまえ向きに生きていなければ、であるとか、あるいは、せめてだれか他の人から愛されていなければ、その命に大きい価値があるとはいえないと述べることとも矛盾しないからである。

論理的にはそうなのだが、しかし、今はこの点を厳密に考える必要はとくにないといってもよいだろう。治療方針を決めるさいに、患者本人のＱＯＬは考慮するべきでないとしつつ、同時に、本人以外の第三者のＱＯＬへの影響だけを考慮するべきだという主張は、一目してあきらかに不可解な主張である。すくなくとも、たとえばさきに引用したラムジーの文章の意図がそのような主張をすることにあるとはまったく思われない。また、ラムジーは、どの生命にも「その結果にかかわらず、すべて同じだけ価値がある」とも述べている。さて、人が自分のことを好きでいるかどうかや、人がだれかから好かれているかどうかといったことは、当人がそれまでに生きてきたことの結果の一部である、と考えて差し支えないだろう。これらの点を併せて考えれば、ラムジーの主張を人の命に内在的価値があるというアイデアに合致するものとみなすことに問題はないはずだ。

以上述べたことと関連して、さらにもう一点確認しておこう。五つの解釈が示す立場は、どれも皆、患者の死期を早めうる医療者のふるまいについては、まったく許容しないか、あるいはすくなくともほとんどの場合で許容しない。この意味で、いわゆる安楽死や尊厳死や自殺幇助の是非にかんしては反対派を支持する立場である。最後にこの点を簡潔に示しておこう。

バイタリズムと完全平和主義は、どちらも人間の生命がすべて常に例外なく破壊されるべきでないとする立場である。したがって、患者の死期を早めうる医療者の一連のふるまいが道徳的に許容できるとする考えとはまったく相容れない。このことはまずあきらかである。

残りの三つの解釈が示す立場も、患者の死期を早めうる医療者のふるまいの多くの部分についてほとんどの場合に許容できないとする結論を導くというべきだろう。これらの立場は、本人が死にたいと希望しておりかつ死ぬことが本人の利益にかなう場合であっても、ただそれだけで個人の命の価値が小さくなるとは考えない。キリスト教倫理の原則は、たとえその場合でも、患者の生命を意図的かつ作為的に破壊することを決して許容しない。そこで、すくなくとも致死薬の処方と投与にかんしては、全面的に正当化できないとする結論を支持するはずである。（ただし、この原則は、生命維持医療の見送りにかんしては作為的な人命破壊行為ではない、持続的で深い鎮静にかんしては意図的な人命破壊行為ではない、とする理由から、それぞれ禁止の対象とみなさない可能性がある。）

種差別の思想と、ＱＯＬ評価の利用を否定する立場のほうは、人の命の破壊が決して許容できない場合の条件を特定する内容の主張を含むものではない。もしかすると、人の命の神聖さが、人の命を破壊することによってしか守ることのできない何か他の重要な価値と対立、衝突する場面では、後者の価値を優先して神聖な命を破壊することも許容できることがあるとする考えとも矛盾しないと理解されるべきかもしれない。ただし、これらふたつの立場にしたがって考えるとしても、患者に死にたいという希望があってかつ死んだほうがその患者の利益になるというだけでは、患者の死期を早めうる医療者のふるまいが正当化できると考える理由にまったくならないという点は同じである。

第19節　生命が神聖であるという見解にたいする批判

[19－1] SOLかQOLか

生命が神聖であるという見解（人に価値が内在するというアイデア）は、さまざまなしかたで肉づけすることができる。しかしここまで見てきた五つの解釈に示されている主張は、どれについても、強力な批判が存在する。

バイタリズムからいえば、この立場を擁護することがきわめて困難なことは一目してあきらかといってよいだろう。[18] 理由はかんたんである。バイタリズムを認めるとすると、たとえば庭の雑草を抜いたり、蚊取り線香を焚いたり、抗生物質を服用（つまり病原菌を退治）したりすることまですべてまったく許容できないことになるが、この結論はあきらかに受けいれがたいからである。

完全平和主義にしても、今日、ほとんどの人にとっては受けいれがたい主張に映ることだろう。完全平和主義にしたがえば、正義にかなう戦争はありえない。正当防衛や緊急避難による殺人も絶対に認められない。こうした結論は、極端すぎて擁護できないものと思われるにちがいない。[19]

さて、次のキリスト教倫理の原則は、これらほど容易に妥当性が否定されるものではない。キリスト教倫理の原則は、そもそもが、バイタリズムや完全平和主義のような立場の抱える一目してあきらかな難点がなくなることを狙って考案された原則だからである。そこで、この原則については、残りのふたつの解釈が示す主張にたいする批判を見たあと、次の［19－2］項ですこしじっくり検討することにしよう。

右で種差別と呼んだ考えかたにかんしては、よく知られた批判が存在する。批判によると、種差別は、その考えかたの構造が人種差別とまったく同じである点に問題があるとされる。[20]

人種差別とは、一般的な構造からいえば、aさんとbさんがいるとき、aさんはAというグループに属しているがbさんはBというグループに属しているというただそれだけの理由から、ふたりにたいする扱いを変えてよいと考えることである。たとえば、あなたは日本人だがかれは外国人だ（日本人ではない）からというただそれだけの理由で、かれだけ拷問を受けたり殺されたりしてよいと考えるとすれば、それは外国人にたいする差別である。決して正当化できるものではない。

種差別の考えかたは実際これとまったく同じ構造をしている。種差別をする人は、たとえば、自分は人間だが、かれは猿だ（人間でない）からというただそれだけの理由で、かれだけ拷問を受けてよいと考える。したがって、人種差別や外国人差別が正当化できない以上、種差別だけを正当化できるとは思われない。

種差別にたいする以上の批判のポイントは、種差別をする人の側に「自分は人間だが、かれは猿だから」というただそれだけの理由しかないという点にある。一般的な構造からいって差別とは多くの場合そうしたものに他ならない。私は日本人だが、あなたは外国人だということ以外に理由を挙げることができない点に問題がある。あるいは、たとえ何らかの理由を挙げることができてもそれが扱いのちがいを正当化するに足りる適切な理由とみなせない点に問題がある。

適切な理由を挙げることができる場合なら、だれかと他のだれかにたいする扱いを変えることは問題とみなせない。日本人と外国人にたいする扱いを変えることでも、不正なこととはいえない場合があることはあきらかというべきだろう。たとえば、日本に住んでいるあなたには公立の学校で日本語の教育を受けることができるのに、外国からの観光客ですぐに帰国するつもりのかれには短期間でも同じ学校に通うことが許されない。このように扱いを変えることは、正当化できる。これは、日本語で教育を受けることはあなたにとってはきわめて有益だが、かれにとってはほとんどまったく利益にならないことだからだ。これが猿の場合であれば、どこの国の学校であっても受けいれてもらえないだろう。もちろん、これも差別には当たらない。そもそも学校教育を受けること一般が猿の利益にはならないからである。

さて、シンガーによれば、ダウン症候群の児の生命を維持するために努力する一方で、猿を実験につかって殺すことは、正当化することのできない差別である。このような扱いのちがいを正当化することができるためには、「これら二種類の存在は当の努力から利益を得られる可能性［＝周囲の人が生命を維持しようと努力してくれることで当の存在がどのような利益を享受しうるか］にちがいがある」といえなくてはならない。[21] ところがシンガーの考えでは、ダウン症の児と猿のあいだに、たとえば一方には幸せに生きる見込みがあるが、他方にはその見込みがないといったちがいは、存在しない。また、一方は実験につかわれても苦しまないが、他方は苦しむというちがいも存在しない。「痛みを感じたり、意図をもって行動したり、問題を解決したり、他者と意思疎通したり、関係を持ったりする能力」にかんして、両者は同等とみなすことができるからだ。[22] つまり、ここには、ダウン症のある児は人間だが猿は人間でないという以外、異なる扱いを受けている理由が見つからない、というのである。

シンガーの以上の議論には、あきらかにまちがっているように思われる点がある。シンガーの論のうち、ダウン症のある新生児と猿とでは生きていく中で得られる利益の量に大きな差がないという主張は、たぶんまちがっている。ダウン症の人の平均的な主観的生活満足度はきわめて高い。ダウン症でない人と比べて遜色ないか、むしろより高いと考えてもおかしくないほどだ。このことをあきらかにしている国内の実証的な調査の結果については本書でも紹介した（［17－2］項）。かりに健常な人間については平均して猿より幸せであることを認めるとすれば、ダウン症の人の幸福度は、健常な人と比べて遜色ないのだから、猿と比較してもやはり平均してより高いと考えられるだろう。

しかし、具体的な事例にそくしたシンガーの主張がこの点でまちがっていることは、種差別にたいする一般的な批判の核心にある論点までもがまちがっていることを意味するものではないというべきだろう。核心部分の論点はむしろきわめて強力であり、その正しさは否定しがたいといってよい。核心にあるのは、(ダウン症の児が、猿と同じていどの幸福しか経験できないという主張ではなく)一般に、人間のさまざまな活動の中における動物の利益にたいする配慮のなさが到底正当化できるものではないという点にある。ほとんどの人は、人と人以外の動物をまったく異なるしかたで扱っている。動物をきわめて残酷なしかたで扱うことがある。人と人以外の動物をどれだけ精査して比べても、そうした扱いのちがいの一部については、正当化するに足りる適切な理由を見つけることはできないように思われる。たとえば、猿にも痛覚がある。痛覚の鋭さで比較すれば、人と猿とのあいだにそれほど大きなちがいはないかもしれない。とするとさきの実験のようなしかたで猿を痛めつけることを正当化するのは難しい。とりわけ、人を対象とする臨床試験では、被験者に死ぬまで続く激痛を人為的に加えるようなことは決してしない。そこで、私たちが動物にたいして差別的にふるまっているという指摘の正しさは否定しがたい。

これまで動物の権利の問題に関心を持ったことがない人は、以上のような批判を初めて聞くと奇異な印象を受けるかもしれない。猿の利益や権利を擁護するために緻密な議論を重ねるのは馬鹿げたことだと思うかもしれない。そのように思う人は、動物実験や工場畜産の実態についてすこし詳しく調べてみるとよいかもしれない。動物にたいする扱いがときとしてきわめて苛烈であることを知れば、批判の背景にある動機にいくらか共感できるようになるだろう。

最後に、生命の神聖さにかんする五つ目の解釈にしたがえば、この概念が表現するのは、臨床判断に

ＱＯＬ評価を利用してはならないという主張である。この主張にたいしても強力な批判がある。ラムジーは、患者の生命はＱＯＬの高い低いにかかわらず常に維持しようとされなくてはならないという。かりにこの主張が正しいとしよう。すると、たとえ「患者の利益にならない場合や、患者の害になる場合でさえ、延命しなければならない」ことになる。クーゼとシンガーの考えでは、この結論は「グロテスク」である。[23] 臨床では常に患者のＱＯＬが考慮されている。これを考慮しないで治療上の決定がなされるということは、事実としてないし、また倫理的に適切なことでもありえないという。

具体的にどうグロテスクなのか。クーゼとシンガーはここでも現実の例を挙げている。生後二か月で亡くなった表皮水疱症の患者の事例である。表皮水疱症にはいくつかの病型があるが、どの病型にも共通するのは、全身にできる水ぶくれと潰瘍《かいよう》である。事例の患児は、治療しても長期の生命維持を望めない、とくに症状の重い病型だったものと思われる。患児は、外から見える部分の皮膚だけでなく、口腔や食道といったからだの内側にも生じた水ぶくれと傷の痛みに亡くなるまで苦しんだ。

事例⑲　表皮水疱症の患児

ステファニーは二か月間生きた。この二か月のあいだ彼女は多くのことを耐えた。腸閉塞を治すための手術を受けたにもかかわらず、ステファニーは口から十分な栄養をとることができず、点滴を受けなければならなかった。しかし、傷ついた皮膚から体液が染み出してきて、水分と栄養の摂取は安定しなかった。からだの外側の皮膚と同じように、内側の皮膚も剝がれてしまうので、ステファニーにたいする吸引と挿管には困難がともなった。彼女はよく「やけどの患者」と呼ばれていた。毎日やけどするやけどの患者である。ステファニーは、ワセリンが染み込んだ包帯を巻いて、顔の近くに置かれたマスクから、酸素と、痛みを和らげるモルフィネと、多すぎるモルフィネの影響を抑えるナルカンというもうひとつの薬を与えられていた。

多量のモルフィネが投与されていたにもかかわらず、ステファニーは依然として不快感と痛みを経験していた。[24]

ＱＯＬの低さを理由に患者の死期を早めることが決して許されないとすると、この表皮水疱症の患児でも技術的に可能なかぎり延命しなければならない。クーゼとシンガーはこの結論が受けいれがたいというのである。

ラムジーの立場にたいして提出された以上の批判についても、抗うのは難しいというべきかもしれない。クーゼとシンガーは、事例を用いて、病気にともなう肉体的疼痛がどれだけ大きいものでありうるかを具体的に示そうとしている。たしかに、肉体的な疼痛は特別な悪であるように思われる。もちろん、からだの痛みを避けるためならいつでも命をためらわずに捨てるべきだ、というわけではない。そんなふうにいう人はおそらくだれもいない。たいていの人は、からだの痛みから逃れるために死ぬより、むしろ痛みに耐えて生きるほうが望ましいといえる場合がほとんどであることを認めるにちがいない。人の命や存在そのものに内在する価値があることを認めるとすれば尚更である。しかし、たとえ内在的価値のアイデアが正しいとしても、この価値のために人が耐えなければならない肉体の痛みの大きさには、たぶん限度がある。ラムジーの立場はこの限度があることを認めない。たとえどれほど大きな痛みがどれだけ長く続くとしても、耐えて生き延びるべきだという。この立場を擁護するのが難しく思われるのはこのためだ。

尚、ラムジーの立場にたいする以上の批判と、さきの種差別にたいする批判には、重要な共通点がある。生命が神聖であるという見解は、ラムジーのいうように解釈されるにしても、種差別の思想の表れとして理解するにしても、問題は同じ一点にあると考えることができる。すなわち、問題は、命を生きている主体の利益にたいする著しい侵害を許す点にある。ＳＯＬを信じる人たちは、ＱＯＬが低い命にも価値があることを強調するあまり、幸せに生きることや苦痛がないことにあるあきらかな良さをまったく顧みなくなる傾向がある。この点は次項でキリスト教倫理の原則の妥当性を考えるさいに再び確認することになる。

[19-2] キリスト教倫理の原則

まえの項で検討せずに飛ばしてあったキリスト教倫理の原則に戻って検討しよう。この原則についてには重要な批判が三つある。ひとつはすでに本書の他の章で粗方ではあるが見た論点のくりかえしになるのでここでは詳述しない。もうひとつは十分な批判とみなせない理由がある。最後の批判は、すぐまえの項で種差別とＱＯＬ評価の利用を否定する立場について検討したときに確認したのと同じ趣旨の批判（命を生きている主体にたいする著しい利益の侵害を許すので不適切とする批判）だが、キリスト教倫理の原則の妥当性を考えるうえでもやはりもっとも強力な批判とみなされなければならない。順に見ていこう。

キリスト教倫理の原則は、いくつかの区別がそれ自体で道徳的に重要であるという前提のうえに成り立っている。人を殺すことと人以外の動物を殺すこと、罪のある人と罪のない人、意図的に殺すことと意図せずに（たんに死を予見しながら）殺すこと、殺すこととただ死なせるにすぎないことの区別である。そこで、第一に、これらの区別ひとつひとつについてそれを重視することの妥当性が疑いうる。しかし、これらの点のうちのいくつかについては第2章の［6－3］項で、本書の手におえる範囲で検討を加えたため、今は追及しない。

ふたつ目の批判に移ろう。ジェイムズ・レイチェルズは、キリスト教倫理の原則について、いわゆる植物状態の人の命にも大きな価値があるという考えを導く点でおかしいと述べている。いわゆる植物状態の患者は、知覚と意識を完全に失って二度と回復しない場合がある。しかしこの場合でも、人であることには変わりなく、また罪があるわけでもない。したがって、当の原則にしたがうなら、この患者の命にも、それを意図的かつ作為的に破壊することは決して許されないといえるだけの大きな価値が宿っていると考えなければならない。レイチェルズによればこれはおかしな考えである。なぜおかしいか。レイチェルズは理由を次のように説明している。

命に意識がともなっていなければ、自分が生きているか死んでいるかは、本人にとってまったく意味のないことである。想像して欲しい。今日死ぬことと、夢さえ見ない昏睡状態に陥って決して目覚めることなく今から一〇年後に死ぬことと、あなたはどちらかを選択することができる。あなたは、ひょっとすると、植物状態のままおかれたら尊厳が失われるから前者のほうが良いと思うかもしれない。しかし、もっとも重要な点では、これはどちらでもかまわないのだ。どちらの場合にしても、あなたの人生は今日で終わる。あなたの人生がなければ、たんにあなたのからだが存在していることは全然重要ではない[25]。

レイチェルズが原則についておかしいと考えている点をひとことで要していえばこうだ。原則は、破壊してはならないとされている当の命の主体である個人の視点にたって見たときに、まったく価値のないものを重視している。あなたの視点から見ると、あなたがいつか植物状態になるとして、そのときのあなたの命は価値のあるものではありえない。原則はそれにもかかわらずその命に価値があるという。この点がおかしい、というわけだ。レイチェルズは、キリスト教倫理の原則が誤っていることを論証しようとするこの批判に相当自信を持っているようである。レイチェルズの表現にしたがえばこれは「シンプルだが、異論の余地を残さない（conclusive）」論証である[26]。

しかし、この批判を十分とみなすことはできない。すくなくとも、本書の関心に引き寄せて見た場合、この批判を成功しているとみなすことはまったくできないといってよいだろう。批判は論証するべきことをまったく論証していないからである。

本書では、人の命の内在的価値を、人の命が持つ価値から主観的価値と手段的価値とを差し引いたあとに残る価値として定義した。いいかえれば、人の命の内在的価値とは、本人が主観的に価値を見いだせない命にも依然として残っている価値のことに他ならない。したがって、内在的価値が存在しないということを論証したければ、本人が主観的に価値を見いだせない命にはどんな価値も残っていない、ということを示す必要がある。

ところが、レイチェルズが示すことを試みているのは、回復不能の植物状態の命はそのときの本人が主観的に価値を見いだすことのできるものではないということでしかない。植物状態を含め、本人が主観的に価値を見いだすことはできない状態にある命が、依然として何らかの他の価値を残している可能性については、検討を加えられてさえいない。肝心の部分の論証がまったく欠けているのである。これでは十分とみなせないだろう。

しかし、さらにでは、回復不能の植物状態の命について、たんに本人が主観的に価値を見いだすことはできないというだけでなく、他のどんな価値も残っていない、ということを説得的なしかたで論証することはできるだろうか。

結論からいえば、これはすくなくとも容易なことではないというべきだろう。最初に次の事実を確認しておこう。自分が回復不能の植物状態に陥ったら、その時点で命を絶ってもらいたいか、それとも生命を維持して欲しいか。レイチェルズは、いちどその状態に陥ってしまえば、もはや本人が意識のうえで何かを経験するということはない（レイチェルズはこのことを指して、植物状態に陥ったら「命」はあるが「あなたの人生」はないと述べていた）のだから、この選択は「どちらでもかまわない」ことであるはずだという。ところが、現実には、多くの人はそのようには考えていないらしい、という事実がある。レイチェルズ自身が認めるとおり、「植物状態のままおかれたら尊厳が失われる」からすぐに命を絶って欲しいと思う人がいる。もちろん反対に、たとえ植物状態になっても命を粗末にするわけにはいかないと考えて、生命維持を希望する人もあるにちがいない。

この事実は示唆的である。すくなくとも、この選択をどちらでもかまわないことだとはみなさない人々は、回復不能の植物状態にあるときの命にも依然として何らかの価値が残っていると考えているように見えるからである。実際、ロナルド・ドゥオーキンがこの事実を今述べた理由で重視していたことは、本書の第1章で紹介したとおりである（［1－2］項）。自分がいつか回復不能な植物状態に陥るとしたらどうしてほしいかの問題について、ほとんどの人々は無関心ではいられない。ドゥオーキンの理解にしたがえば、この事実はむしろ、人の命に主観的価値以外の価値が宿っているということ（あるいはすくなくともほとんどの人が命にそのような価値があると考えていること）を証する重要な事実である。[27] 無関心ではない人が現実にあると予想しているにもかかわらず、無関心であるべきだと断定し、しかもその根拠をあきらかにしていないレイチェルズの論述は、批判としていかにも弱いといわなければならない[28]。

そこで、キリスト教倫理の原則にたいする第二の批判を十分とみなすことはできない。しかし、原則についてはさらに第三の批判があることを予想できる。原則が最終的に擁護できないように思われるのはこのためである。

第三の批判は、キリスト教倫理の原則が、命の主体の利益にたいする著しい侵害を許すと思われる点を指摘する。その意味で、この原則は、人の福利とQOLにたいする適切な配慮を欠いているというのである。

原則は、たとえば前項で見た表皮水疱症の患児（事例⑲）の生命であっても意図的に破壊することは決して容認できないとみなすだろう。その場合、患児はきわめて大きな痛みにしばらくのあいだ耐えなければならない。一般に、この原則のもとでは、たとえどれほど大きいからだの痛みがあっても、患者の命は依然として破壊することが決して許されないといえるだけの大きな価値を宿していることになる。別言すれば、この命の価値を守るために個人が耐えなければならないとされる肉体的な疼痛の大きさには、限度がない。この見方は多くの人にとって説得力のある見方ではないだろう。そこで、キリスト教倫理の原則もまた、生命の神聖さの概念にかんする他の諸解釈が示す主張を擁護しがたいのと同じ理由から、擁護しがたいと結論しなくてはならないように思われる。（しかしでは、結局のところ、極度に大きい肉体的な痛みのある病人はどのように扱われるべきか。この点にかんする本書の最終的な立場は、第6章［21－5］項および本書全体の結論部であきらかにして述べた。）

人の内在的価値というアイデアの根拠探しは、いちどここで短く中断することにしよう。ここまで、このアイデアを根拠づける考えかたが、生命倫理分野におけるSOLかQOLかの論争の中に見つかるか、検証してきた。考えかたの候補とみなしうる主張はいくつも見つかったものの、どれもすでに強力な批判に晒されており、批判から擁護しきることは難しく思われることが分かった。そこで本書の最終章に当たる次の第6章では、今の論争とは別のところを探すことにしよう。

ただし、生命の神聖さという概念にかんしては、この章でここまでに紹介してきたものの他にも実はまだいくつか重要な解釈が存在する。これらの解釈は、人の内在的価値のアイデアを根拠づけるという目的にとってはあきらかに役に立たないものの、生命の神聖さという概念にかんする解釈の可能性の幅の広さを理解するうえでは確認しておくことが有益である。ひいては、いわゆる安楽死や尊厳死の是非について論じるうえで、生命の神聖さという概念を持ち出すことにともなう難しさがよく把握できるようにもなるだろう。そこで次項で他の解釈の可能性をあと三つだけ見て本章を終えることにしよう。

〔19-3〕人命破壊を比較的幅広い条件下で容認するSOL解釈

生命が神聖であるという見解の内容については、ここまでに見てきた五つの解釈以外にもまだ他の解釈がありうる。以下に紹介する残りの解釈にしたがえば、生命を神聖だとする見解は、患者の死期を早めうる医療者のふるまいについて許容する度合がさきに見た五つよりもさらに高い。幅広い状況でそうしたふるまいが正当化できるとみなす考えとも矛盾しない。本書の主題にかんする議論に参加するうえで、SOLの概念を持ち出すことにともなう難しさをよりよく理解できるようするために、解釈の可能性をあと三つ挙げておこう。まず続けてふたつ挙げ、それらにコメントしたのち、もうひとつ確認する。

■周囲や社会の負担を考慮することの否定：患者の生死にかかわる判断を下すさい、患者以外の人が被るかもしれない負担や、患者の生命の社会的価値を考慮してはならない。ただひとつ考慮するべきは患者の利益だけであり、その他の人の利益や負担は一切考慮されるべきではない。

■生命維持を標準とする立場：あくまで原則としては生命を維持するほうがよいと考えられているべきであり、状況を注意深く検討し、正当化のための議論が尽くされたあとでなければ生命を破壊してはならない。

ひとつ目は、エドワード・カイザーリンク（Edward Keyserlingk）によるＳＯＬ解釈である。[29] カイザーリンクの考えでは、たとえば長く生かすと周囲に迷惑がかかるからという理由で患者の死期を早めることは、人の命に神聖な価値があるとみなすことと矛盾する。また、社会に貢献できる度合が高いと思われる人を優先的に救命するような選択も同様である。一方では、このような理由で人の命を破壊したりランクづけしたりすることについて、許されないと考える人はすくなくないだろう。人の命の尊さにたいする冒涜であるように感じる人もあるかもしれない。その意味では、カイザーリンクの解釈も、生命の神聖さという表現が持つ語感の一面をたしかに捉えているとみなしてよいのかもしれない。この立場は、たとえば、介護殺人が許されない理由を説明する。また、この立場が正しいとすると、医療費の高騰を理由に患者の死期を早めることも一切正当化できなくなる。

カイザーリンクの解釈について二点コメントしておこう。第一に、この解釈が示す考えかたはしかし、本章の冒頭で示した人の内在的価値の定義とは一致しない。カイザーリンクの考えでは、患者の生命を維持するかどうかを決めるとき、患者本人の利益やQOLの高い低いを考慮して判断することは、その命を神聖とみなすことと矛盾しない。したがってその判断は倫理的にも正当化することができるという。これは、別言すれば、生き続けても本人が幸福になれないならその命には破壊してはならないといえるだけの価値がない、と考えることとも矛盾しない立場だ。実際、患者のQOLが低ければ命を縮めてもかまわないというわけだから、これは、患者の死期を早めうる医療者のふるまいをあるていど幅広い条件下で容認する立場だといってよい。

しかし、第二に、患者の福利だけは守るが、他の人の福利については一切考慮しないとする立場は、擁護することが難しい。［6－2］項で述べたとおり、人の利益を守ることが重要であるとするなら、純粋にそれがだれの利益であるかということだけで重みづけを変えたり、一部の人の利益を完全に無視したりすることは、一見してあきらかに不公正である。私の選択によって周りにいる複数の人の利益に影響が及ぶとき、たとえばたんにその中のひとりが女性だから、あるいは外国人だからといった理由でその人にだけ不利な選択を私がするとしたら、これはいかにも不公正で擁護しがたい選択だと思われるだろう。患者の死期を早めたり遅らせたりする医療者の選択にしてもこれと同様に考えうる。その選択は、患者だけでなく、たとえば家族など患者以外の人の利益のうえにもときに大きな影響を与えうる。たんに患者ではないから（患者以外の人だから）というだけで家族の利益を一切考慮しなくてよいだろうか。それは女性や外国人の利益を無視することとどうちがうのか。すくなくともこの点が説明されないかぎり、カイザーリンクの主張は正当化困難である。

右の後者は、ジェイムズ・キーナン（James Keenan）による解釈である。[30] キーナンは、これと同じ解釈が、米国の生命倫理研究機関であるヘイスティングス・センターの作成による終末期医療の倫理にかんするガイドラインの中などに見られるという。[31] キーナンのいう生命の神聖さは、ここまでに見てきた他のどの解釈と比べても、もっとも生命の破壊を許容する度合が高い。

キーナンによれば生命が神聖であるという表現の役割は、なされてはならない行為や踏み越えてはならない領域をはっきりと特定することではなく、生死にかかわる判断を下すさいにだれもが備えておくべき基本的な心持ちや態度をあきらかにすることであるにすぎない。生命の維持に大きな価値のあることがきちんと了解されていれば、さまざまな状況のもとで注意深く検討したすえにいたる結論が生命の破壊を承認するものであっても、そのことは生命を神聖なものとみなすことと矛盾しない。この立場は、患者の命を縮めうるふるまいにたいする反対論を組み立てるうえでは、あまり役に立たないといってよいだろう。

最後に、本書の第1章で紹介したロナルド・ドゥオーキンによるSOLの理論をもういちど振り返っておこう（［1－2］項）。ドゥオーキンによれば、人の命が神聖である、あるいは内在的価値を有するという理解は、信仰のある人とない人のどちらにも広く共有されているという。ドゥオーキン理論の要にあるのは、しかし、どのようにすれば神聖な価値を守ることができるかの点にかんして、人々の解釈が対立するという見方だった。一方には、どんな状態でも可能なかぎり延命しなければ命の神聖な価値を冒涜することになると考える人もいる。他方、たとえば「何年も植物状態で生物学的に生きながらえたりする」ことこそ生命の神聖さにたいする敬意を欠くことだと信じている人もある。ドゥオーキンはまた、人々がこの問題をきわめて重大な問題と捉えているという。互いに他人の指図を受けいれることができるほど些細な問題であるとはだれも考えていない。そこで、各人が自分のSOL解釈にしたがって死にかたを選択できるよう、国家は人々に自由を保障しなくてはならないと結論される。

ドゥオーキンの結論と推論については、すでに本書の第1章で吟味を加え、誤りを指摘した。死にかたにかんする個人の自己決定は、たんにそれが命の内在的価値のありようにかんする本人の信念に基づいているからというだけの理由で、すべて例外なく尊重することはできない。たとえば、大きな負債に苦しんでいる人なども、その状況で何年も生きながらえることが、自分の命の価値を貶めているように思うかもしれない。このような人が死ぬのを認めることはできないと考えるなら、ドゥオーキンの主張は擁護しがたいといわざるをえない。

結語

この章では、人の命や存在が、それ自体で価値を持つというアイデア（人の内在的価値のアイデア）の妥当性の検証を開始した。第18節では、内在的価値の概念を、手段的価値と主観的価値というふたつの概念に対比させた。人の命や存在が持つ内在的価値は、人の命や存在から、これら二種類の価値を取り除いても残る価値のことであると定義した。

生命倫理、医療倫理の分野では、この概念は、多くの場合、生命の神聖さ（ＳＯＬ）と呼ばれ、また徹底した批判を受けてきた。第19節では、ＳＯＬの思想を批判してきた研究者たちによる文献を参考に、人命の内在的価値というアイデアを表現していると思われる伝統的な教えや思想を列挙した。同時に、これらの教えや思想はどれも、強力な批判のまえで擁護できそうにないと思われることを述べた。

註

〔1〕Dworkin, 1993, p.71［＝一九九八年、一一八頁］.

〔2〕Ibid.

〔3〕本書と同様、ＳＯＬの概念とカント的な意味での尊厳の概念をいずれも内在的価値を表現する概念だとしてひと括りに扱っている文献としてはYoung, 2007, pp.72-83がある。Youngは「内在的に価値がある（intrinsically valuable）」ものを「それがつくり出したり導いたりするもののためではなく、それ自体で価値がある」ものと定義したうえで（p.72）、具体的にはDworkin, 1993［＝一九九八年］の理論に登場するＳＯＬとVelleman,1999の擁護する尊厳をこの定義に合致する例として挙げている。

〔4〕Keown, 2015.

〔5〕Rachels, 1986, p.20［＝一九九一年、三六頁］.

〔6〕Glover, 1977, p.41.

〔7〕Rachels, 1986, p.15〔=一九九一年、二七頁〕.
〔8〕Singer, 2002b〔=二〇〇七年〕; Kuhse and Singer, 2002.
〔9〕Cf. Glover, 1977, pp.41-2.
〔10〕Rachels, 1986, p.20〔=一九九一年、三七頁〕から孫引。引用元はSmart, 1971, p.106.
〔11〕Rachels, 1986, p.9〔=一九九一年、一六―八頁〕. レイチェルズによるとしかし女性が強姦されるのを避けるために自殺することは例外的に認められていたという（p.9〔=一七頁〕）。
〔12〕Ibid, pp.11&15〔=一九九一年、二〇&二七頁〕.
〔13〕Ibid, p.11〔=一九九一年、二〇頁〕.
〔14〕Ibid, pp.12&15〔=一九九一年、二二&二八頁〕.
〔15〕Singer, 2002b, p.217〔=二〇〇七年〕.
〔16〕Kuhse and Singer, 2002, p.235.
〔17〕Ramsey, 1978, p.191. Kuhse and Singer, 2002, p.235より引用。クーゼとシンガーによれば、同様の見解が主張された例として、たとえばカトリック教会の教皇がしたスピーチや、オーストラリアの裁判所が下した判決の文章など、他にも挙げられるものがあるという（Kuhse and Singer, 2002, p.235）。
〔18〕Glover,1977, p.42; Rachels, 1986, pp.23-4〔=一九九一年、四三―四頁〕.
〔19〕Glover, 1977, p.41; Battin, 1995, p.117.
〔20〕Glover, 1977, p.50; Rachels, 1986, p.72〔=一九九一年、一三四頁〕; Singer, 2002b, p.219; Marquis, 1998a, p.186等。
〔21〕Singer, 2002b, p.219.
〔22〕Ibid, p.220.
〔23〕Kuhse and Singer, 2002, p.234.

〔24〕Ibid, p.234.
〔25〕Rachels, 1986, p.26［＝一九九一年、四八頁］.
〔26〕Ibid. ジョナサン・グラヴァーとピーター・シンガーにも、これとまったく同じ趣旨の議論を展開した論文がある（Glover, 1977, pp.45-6; Singer, 1993, p.192［＝一九九九年、二三〇頁］）。グラヴァーの議論は有馬、二〇一二年、一〇一－三頁で紹介した。ただしグラヴァーとシンガーの論文における批判の対象は、キリスト教倫理の原則ではなく、より一般に、人命の内在的価値を重視する立場そのものである。
〔27〕Dworkin, 1993, p.216［＝一九九八年、三四九頁］.
〔28〕本書の次の第6章では、カント主義に基づいて、人に内在的価値があるとする見方を擁護する。ただし、そこでの論立てが正しいとすると、回復不能の植物状態の人にもこの価値が残っているとする見方は否定される（［21－2］項）。
〔29〕Keyserlingk, 1983［＝一九八八年］.
〔30〕Keenan, 1996, p.11.
〔31〕Hastings Center, 1987. キーナンが参照しているのは一九八七年に出版されたガイドラインだが、このガイドラインは、改訂第二版が二〇一三年に出ている。改訂版は邦訳（Berlinger他、二〇一六年）が手に入る。

第6章　人の尊厳

第20節　人格の尊厳に訴える反対論

[20−1] カントと人格の尊厳

人の命や存在それ自体に価値があるという理解を擁護することはできるか。この問題にかんしてはすでに進行中の学術的な論争が大きく分けてふたつ存在する。ひとつは、いわゆるＳＯＬ（生命の神聖さ）かＱＯＬ（生命の質）かの対立をめぐる論争として、生命倫理あるいは医療倫理の分野ではよく知られた論争である。ひとつまえの章で、この論争に取材した。人の内在的価値のアイデアには、多様な解釈の可能性があるということを確認すると同時に、この論争に現れるどの解釈にしたがっても、人に内在的価値があるという主張を擁護することは難しいと思われることを述べた。

そこで、この章では、人の内在的価値のアイデアの根拠づけをめぐる、もうひとつの議論展開のほうに注目する。これは現代のカント主義者による応用的な議論の試みに端を発する論争である。アラン・

ドナガン、トマス・ヒル・ジュニア、ディヴィッド・ヴェレマンといった研究者たちは、いずれも、カントの道徳理論を比較的元のかたちに近いまま忠実に擁護しつつ、理論の応用問題のひとつとして、自殺あるいは自殺幇助の是非を取り上げ、批判的な主張を展開してきた[1]。

かれらの議論の中心にあるのは、理性的存在としての人間が、それ自体で大きな価値を持つものとして、常に敬意を持って取り扱われなくてはならないという考えかたである。とりわけ、人のことを自分の欲求を満たすためのたんなる手段としてのみ価値があるかのように扱うことは、決して許されない。それは人がそれ自体として価値のある存在であることを否定することだからである。それはまた、人をモノのように扱うことであり、理性的存在者にふさわしい敬意を持って扱うことと矛盾するからである。

実際カント自身は、今いった意味で人格を手段化してはならないということが、すべての道徳規範の唯一の根拠であり、基準であると考えていた。そこでたとえば、嘘をついて人からお金を借りたり、人をだまして自分の仕事に利用したりすることが許されないのも、カント主義によればすべて今述べた点に理由がある。つまり、これらのふるまいは、他人という人格を自分の欲求を満たすために手段化することだから、許されないのである。

自殺や自殺幇助の是非は、カント主義者たちがよく取り上げる問題のひとつである。この問題を考えるうえでとくに重要なことは、私たちが敬意を持って扱うべき対象の中に、他人という人格だけでなく自分自身という人格も含まれるということである。私たちは、自分自身のこともその合理的本性にふさわしいしかたで扱わなくてはならない。

たとえば今、私が、その人がいなくなれば自分にとって都合が良いからという理由で他人を殺すことにしたとしよう。このとき、私が相手のことを、自分の中の欲求を満たすためのたんなる手段としてしか価値がないものとみなしていることはあきらかである。もしも相手の人間をそれ自身で価値がある存在だとみなしていたら、たんに自分にとって都合が悪いからという理由で排除することが許されるとは考えないはずだからだ〔2〕。

自殺についても同様である。つらいから、苦しいからという理由で自殺することは、自分という存在にたいする適切な敬意を欠いたふるまいだと理解することができる。その人は、自分という存在について、楽しく幸せでいたいという自分の中の欲求を満たすことができるための前提としてのみ価値があると考えていることになると思われるからである。また、そのような理由でだれかが自殺するのを私が手伝うとすれば、私もまた、相手の存在がそのような価値しか持たないものだと認めていることになるだろう。

カントのいう人格それ自体が持つ大きな価値は、本書がひとつまえの第5章で定義した人の内在的価値の定義と合致する。第5章での定義にしたがえば、人の内在的価値とは、人という存在が手段的価値と主観的価値の両方を失っても残る価値のことだった。さてカント理論では、まず、人という存在にはと欲求を満たすためのたんなる手段としての価値を超えた価値があるとされる。また、その価値はたんなる主観的価値でもない。人間の命は、たとえば本人が生きる意欲を欠き自殺したいと願っている場合でさえ、つまり主観的にはそこに価値を見いだすことができないときでさえ、依然として敬意を要求するだけの価値があるとされているからである。

この章の目的は、以上の考えかたの妥当性を検証することにある。人に価値が内在するというアイデアは、カント主義者の解釈に倣って肉づけしていけば、批判にも負けない十分な根拠を与えることができるだろうか。

カント主義者たちによる自殺批判のうち、これまでもっとも有力視されてきたのは、ディヴィッド・ヴェレマンの議論だといってよいだろう。しかし、ヴェレマンの主張についてはすでに多くの強力な批判が提出されてきてもいて、論争状況が現れている。以下、この論争に参加する。批判からヴェレマンの主張を擁護することができるか試してみよう。擁護論の試みは、そのまま、終末期医療の倫理にかかわる具体的な問題群にそくして人が内在的価値を持つというアイデアに肉づけを施していく作業ともなるはずだ。最終的には、このアイデアが強力な批判のまえでも擁護できることを示すと同時に、患者の死期を早めうる各種のふるまいの是非にかんしてこのアイデアを前提としたときに導かれる具体的な結論まであきらかにしたい。

検証に進むまえに、用語についての説明を二点しておきたい。ひとつは「人格」のことばである。カント理論では、人が内在的価値を持つとされるのは、人間が合理的本性を有する理性的存在だからである。これは、第5章で列挙したどのSOL解釈にも見られない主張であり、カント理論に特徴的な点である。人格は、この合理的本性が備わった理性的存在者を指して用いられることばである。

さて、すべての人がいつでも合理的本性を維持しているといえないことは一見してあきらかである。

そこで、この理論の主張は、すべての人の命がいつでも内在的価値を備えているという主張ではない。今定義したことばをつかっていえば、人間は必ずしも人格ではないということになる。

では、敬意に値するといえるためにどのていど合理的でなければならないか。これは難しい問題であり、常に明確な答えが期待できると考えるべきではないというべきだろう。ただし、以下の論述中ではいくどか具体的に検討する機会がある。

もうひとつは「尊厳」のことばである。理性的存在としての人格に内在する価値のことをカントは尊厳と呼んだ。現代のカント主義者と、カント主義を批判する人々も、ほとんどがこの点でカントの語法を継承している。そこで本書でも以下これにしたがう。また、尊厳に反する、尊厳を冒す、尊厳を貶める、等の表現が意味するのは、人格をたんなる手段としてのみ価値があるかのように扱うことである。

尊厳ということばをここで使用することにはいくつかデメリットがある。ひとつは、必須とはいえない専門用語（ジャーゴン）が増えることである。この尊厳は、まえの章で詳しく見た生命の神聖さ（SOL）の概念と比べて意味の差があまりない。SOLも、主に人の内在的価値のことを指して使用される概念だった。そこで、カント主義者の主張をSOL概念にかんする解釈のひとつとして取り上げることはおそらく可能だっただろう。あるいは、SOLと尊厳の表現をどちらも使用せず、人の内在的価値ということばだけで済ますこともできたかもしれない。可能であればそのほうが簡潔であるにちがいない。しかし、かりに今いったどちらかの方法で表現を統一した場合、こんどはどうしても引用しなければならない先行文献と用語が一致しなくなる。かえってより大きな混乱を招くように思われたため、用語はあえて区別した。

もうひとつのデメリットの背景にあるのは、今述べたこととちょうど反対の事情である。尊厳ということばは、とくに終末期医療の倫理にかかわる社会的な議論の文脈においては、カント主義者がそれに充ててきたのとはむしろほとんど無関係か、あるいはまったく異なる意味で用いられていることも多い。実際この文脈では、「尊厳のある死」や「尊厳のない死にかた」といった言い回しが、とくに定義されることもなく、多用されてきた。尊厳のある死、と聞いて人が想像することの内容は、自宅で家族に見守られながら死ぬことだったり、苦しまずに死ぬことだったり、やり残したと思うことのない死にかただったり、人によってさまざまであるにちがいない。あるいはまた、日本尊厳死協会は、尊厳ということばを生命維持医療の差し控えと中止の意味で用いている。米国のいくつかの州では、医師による致死薬の処方を容認する趣旨の法律の名称が「尊厳死法（Death with Dignity Act）」であることも本書の序論で述べたとおりである。

これらの表現の中に出てくる尊厳ということばはたいていカント主義とは何の関係もない。何らかのこうした表現によって尊厳ということばに馴染んできた人々は、本書中同じことばがまったく異なる意味に使用されているのを見て混乱するかもしれない。実際、カント主義は、生命維持医療の不使用や致死薬の使用について、ほとんどの場合に人の尊厳を冒すから許容できない、のように結論する可能性がある。それでも本書はあえて右に定義した意味で尊厳のことばを用いた。これもやはりカント主義の応用にかんする先行研究との用語の一致を重視したからである。

最後に、慎重を期してあえて次の点にも触れておこう。本書では、ヴェレマンら英語圏の研究者たちがとっている立場をカント主義と呼んでいる。これはヴェレマンら自身がカント主義を標榜しているからに他ならない（かれらは、英語でKantianと自称しているわけだ）。しかし、かれらの立場を一八世紀の人であるカントの道徳理論そのものと厳密に合致的あるいは整合的とみなすことについては、適切でないとする意見もありうる。そこでカント主義という表現をここでつかうことの妥当性についても厳密にいえば検討の余地はあるというべきかもしれない[3]。

しかし、この問題は、以下の考察の目的からいえばここで必ず解決しておかなければならないほどの重要事ではないというべきだろう。今の目的にとって重要なことは、ヴェレマンらの議論の中に、人の内在的価値というアイデアを説得的なしかたで肉づけする主張を見つけることができるかどうかの点にある。またその主張を前提としたときに、病人の死期を早めうる各種の医療的処置の道徳的な是非にかんし、どのような結論が導けるかをあきらかにすることである。

あるいは、次のように述べることもできるだろう。ヴェレマンらは、人が内在的価値を持つのはその合理的本性のためであるという。またしたがって、ひとりの人を、だれかの欲求を実現するためのたんなる手段としてのみ価値があるかのように扱ってはならないと主張する。そう扱うことは、ひとりの人を、合理的本性を持たないモノや道具と同じように扱うことに他ならず、そのため、ひとりの人が持つ内在的価値を否定することになるから、というのである。ここでの重要事は、今述べたこれだけの主張が、議論の出発点としての、つまりすくなくとも議論を出発させるに値するだけのもっともらしさを有すると思われるかどうかの点にある。もちろん、これらの主張が最初からまったくもっともらしく思われないならしかたない。しかし、そうでなければ、ここからさきの考察は、続けるに値する。これらの主張が厳密なところカント主義の名に値するかどうかはそれほど重要なことでないといっても差し支えない。

〔20―2〕人格の手段化としての自殺

ディヴィッド・ヴェレマンは、カントを引用しつつ、自殺幇助が多くの場合で人格の手段化につながるため倫理的に許容できないと主張した[4]。ヴェレマンの論考は現在、致死薬の処方や投与などの合法化を支持する主だった倫理学者らから多くの批判を集めて、活発な論争の的となっている。以下の論述の目的は、この論争に参加することにより、終末期医療の倫理を検討するうえで人格に内在する価値に訴えることの意義を再確認することにある。

かりにヴェレマンの提言が正しいとすると、近年いくつかの国と地域で合法化された致死薬の処方や投与のすくなくとも一部は倫理的に許容できない。また、生命維持医療の差し控えと中止についても、たとえば国内のガイドラインが容認しているより狭い範囲でしか正当化できない。

ヴェレマンは、自殺や自殺幇助が人格の尊厳を貶めるという。尊厳とは、「人格がかれ自身のうちに有する」価値である。この価値は、「人格にとって良いこと」つまり「人格の利益」とは区別される（V611 強調は原文）。

ヴェレマンによれば、そもそも人格の利益を促進することにいくらかでも価値があると考えうるためには、まず当の人格そのものに価値がなければならない。かりに人格がそれ自体で配慮に値するだけの価値を有していないとすれば、人格の利益が守られていることにだけ価値があると考えることはいかにもおかしいからである。だれかにとっての利益は、「当の利益の享受者が重要であるのと同じていどにおいてのみ重要」なはずである。

またヴェレマンの考えでは、人格そのものに価値があるのは、その存在が本人を含むだれかの利益になるからである、と考えることもできない。もしもそのように考えるとすると、だれかの利益に価値があることを根拠づけるためにさらに他のだれかの利益の価値を持ち出さなければならなくなり、論が「問題のある後退（problematic regress）」をおこすからである（V611）。結局、利益とは独立に、人格そのものに価値があると考えざるをえない。

ヴェレマンによれば、人格が利益と独立にそれ自体で有するこの価値をカントは「尊厳（dignity）」と呼んだ。カント倫理学では、すべての人格が「合理的本性（rational nature）」のゆえに尊厳を有し、尊厳を「尊重する」ことは道徳の要求であるとされる（V611）。

自殺が尊厳の価値に反するという主張はカント自身にある。その根拠をカントはいくとおりか示しているが、ヴェレマンが注目するのは定言命法のいわゆる目的自体の方式にそくした説明である。目的自体の方式にしたがえば、私たちは、自分を含むすべての人格の人間性を常に同時に目的として扱い、決してたんに手段としてのみ扱ってはならない。自殺はこの原則に反する。だれかが「労苦に満ちた状態から逃れようとして自分自身を滅ぼすとすれば、かれはひとつの人格をたんに、我慢できる状態を一生の最後まで維持するためのひとつの手段として用いているにすぎない」からである[5]。

ヴェレマンの自殺批判の中心的な主張はこれのいいかえである。ヴェレマンによれば自殺というふるまいは、自分の人格の喪失が自殺することによって得られる利益で「つり合いをとれる」(V613) あるいは「埋め合わせできる」(V614) と考えられていることを示唆する。つまり、その意味で、「利益と独立にある人格の価値を暗に否定する」ことである。したがって、「自分の人格を便益、あるいは危害からの解放、と交換するために手放すこと[＝つまり、自殺すること]は、それにたいする敬意が道徳のひとつの基準(カントであれば唯一の基準(*the* criterion)というだろう)であるところの人格の価値を貶める」ことなのである(V614 強調は原文)。

尚、ヴェレマンによれば、一般に「他人の許容できないふるまいを助長したり幇助したりすることはそれ自体で許容できない」。そのため自殺だけでなく、それを幇助することもまた許容できないと結論される(V614)。

以上の論は、これまでに他の研究者たちからの批判にあってきた。主な批判は、ヴェレマンの主張のどこに注目するかで二種類に大別できる[6]。第一が注目するのは、人格の利益が道徳的配慮に値するのは、人格がその合理的本性のゆえにまずそれ自体で価値を有するからだという主張である。この主張は、それでは犬猫など合理的本性の備わらない非人格の利益が道徳的配慮にまったく値しないと考えざるをえなくなるように思われる。この点があきらかにおかしいと批判されてきた。

第二は、自分の人格を便益と交換してはならないという主張への批判である。この主張についても、たんに致死薬の処方や投与だけでなく、生命維持医療の差し控えと中止や、鎮静、鎮痛等のあきらかに許容できるはずの他の多くの医療行為まで許容できないという結論を導くため直観に反する、という指摘がくりかえしなされてきた。

以下、これらの批判の妥当性を検討する。第一点についてはすでにヴェレマン自身による反論があり、さらにその反論に向けて他の研究者たちから再批判まで提出されてきている。次の［21－1］項では、応酬の経緯を追ったあと、再批判のほうに説得力が欠けると思われる理由をかんたんに述べる。第二点についてもヴェレマンに部分的な反論がある。そこで本書の論述の主眼は、残りの批判について、この部分的な反論に補足するか、または別のしかたで反駁できることを論証することにある（［21－2］項から［21－4］項）。

トマス・ヒル・ジュニアは、カントの目的自体の方式に依拠して考えるさい、「幅広い事例で「合理的なものとしての人格を尊重すること」が具体的に何を意味するか」にかんする合意が得られるという自信を強く持ちすぎてはならないと述べている。ヒルの理解では、定言命法はあくまで道徳的検討に必須の枠組であり、それだけで常に個々の問題に明確な解決を導くものではないからである[7]。

この戒めにしたがっていえば、人格の尊厳が今日の終末期医療に要求するありかたを具体的に考察していく本書のヴェレマン擁護論は、決定的ではありえない。しかし、擁護論が現時点で批判と比べて優位にあるか、あるいはすくなくとも拮抗するものであることは示しうるはずである。致死薬の処方や投与、また生命維持医療の差し控えと中止の是非を考えるとき、死にたいという本人の意向や利益とは独立で、またそれらに常に優先する価値があるというカント的な見方を不用意に捨ててはならない。

第21節　人の死期を早めることは人の尊厳を冒すか

[21-1] 犬や猫の利益

ヴェレマンの議論にたいする批判のひとつ目から見ていこう。かりに人格に敬意を払うことが道徳の唯一の要求だとすると、人格以外の存在にたいして私たちが一見してあきらかに負うはずの道徳的責任の根拠を説明しにくい。たとえば、犬や猫をどんなに残酷なしかたで扱っても、それは道徳的に非難されるべきことではないと考えなくてはならない。カントがこの問題に苦慮したことはよく知られている。ヴェレマンの批判者も同じ点を指摘してきた[8]。

ヴェレマンはこの批判に次のように答えている。たしかに、たとえば「猫は、人格がその合理的本性のゆえに備えているのと同じ価値を持つことはできない」。しかし、それにもかかわらず私たちは猫の利益にも配慮しなければならない。その理由は「猫自体にまず[配慮を]要求する資格がある」ためである(V627, n.21)。

すなわちヴェレマン倫理学では、人格以外の動物にもそれなりの内在的価値がある。この価値にたいする配慮が、人格の尊厳にたいする敬意とは別に、もうひとつの道徳的基準を定めるのである。さき（[20－2] 項）に引用したヴェレマンの一言（「カントであれば唯一の基準というだろう」）は、人格にたいする敬意を道徳の唯一の基準とするか否かについて、ヴェレマンがカントとは別の意見であることを示唆しているが、事実これは別意見だと考えてよい。猫への配慮にかんするこの主張は、一見すると人格尊重原理しか認めない価値一元論の印象を与えがちであるヴェレマンの論が、実際にはそれより複雑な構造であることを意味するものの、論理的矛盾は含まない。[9]

この反論はすでに再批判を招いているが、いずれも決定的とは思われない。L・W・サムナー（Sumner）はヴェレマンのように「動物の福利が重要なのは動物が重要だからだ」とするより、むしろ説明の順序を逆転させて「動物が重要なのはかれらに福利があるから、つまりかれらは害されたり利されたりしうるから」と考えるべきであるという。さてかりに犬猫だけでなく人格の重要性についても、サムナーがここで述べているのと同じように説明の順序を逆転させて考えるべきだとすると、その場合、生命維持が人格の利益にならない状況では、人格の存続を重要とみなすことはできない。そのため、自殺幇助は正当化できると結論しなくてはならなくなるだろう。[10]

また、ジェフ・マクマーン（Jeff McMahan）もこの点で批判している。かりにヴェレマンのいうように、動物の利益に配慮するべき理由が動物の内在的価値にあるといえたとしよう。すると、マクマーンの考えでは、動物と人格とが同じくらいの苦しみを経験している場合、動物の苦しみは常に人格の苦しみほど重要でないとする結論が導かれるという。これは、ある存在にとっての利益は、当の存在がそれ自体として重要であるていどにおいてのみ重要だと思われるからである。また、ヴェレマンは動物の内在的価値の内容について具体的に説明していないものの、もしもそのような価値があるとすれば、それはおそらく人格の尊厳と比較してより小さいと想像できるからである。しかしマクマーンによればいま述べた結論は「あきらかに正しいとまでいえない[11]」。

これらの再批判は、すこし検討すれば、ヴェレマンの主張に決定的な誤りがあることを示すものとはおよそ思われないことが分かるだろう。説明の順序を逆転させて考えるべきだと断定するサムナーは根拠を述べていない。とくにヴェレマンは、人格の場合についてではあるものの、逆転が議論の「後退」を引きおこすと論じていた。サムナーの再批判は、猫でも同様の後退がおきるというヴェレマンの抗議を予期したうえでそれを超克するものでなければならないはずである。

また、マクマーンの再批判が有効であるためには、人格と動物が同じ強さで苦しんでいる場合、動物の苦しみを優先して配慮するべき場合もあることが示されなくてはならない。しかし、これは即座には思い当たらない。またそのような場合があるという主張をいくらかでも具体的な記述で補って説得性を持たせる論証上の責任は当然マクマーンの側にある。

そこで、第一の批判については十分とみなすことができないといってよいだろう。以下では前節の終わりで大別した二種の批判のうちの第二に検討を移すことにしたい。

[21―2] 持続的で深い鎮静は正当化できるか

批判者たちによると、自分の人格を便益と交換してはならないというヴェレマンの主張が正しいとすれば、致死薬の処方や投与だけでなく、他のあきらかに許容できるはずのさまざまな医療行為まで非難されざるをえないという。具体的に指摘されている医療行為は、苦痛回避を目的とした〈一〉持続的で深い鎮静、[12]〈二〉生命維持に必要な医療の差し控えと中止、[13]〈三〉外科出術中の全身麻酔等の一時的な鎮静[14]の三つである。

以下順に検討する。しかしそのためには、まず確認しておかなければならないことがある。ヴェレマンは、実のところ、自殺をすべての場合で許容できないと考えているわけではない。自殺批判の大筋の議論に補足する中でヴェレマンが示唆した例外は三つある。

ひとつは、破壊される生命が人格ではなく、「生物学的生（biological life）または生物学的人間性そのもの」にすぎない場合である。そうした生命は合理的本性とともに尊厳を欠くから破壊が正当化されうる。そこでヴェレマンの立場は「あらゆる安楽死（euthanasia）や中絶の否定」につながるわけではない（V616）。

この主張は、たとえば遷延性意識障害（いわゆる植物状態）の患者に回復を見込めない場合、ヴェレマンが、延命措置の中止について正当化できると考えていることを示唆する。さらに、同じ患者が事前指示のかたちで要望を残していた場合、指示にしたがって医師が致死薬を投与する（いわゆる積極的安楽死を実施する）とすれば、これはより直接に自己破壊の幇助に該当するだろうが、やはり許容されるものと思われる。

ヴェレマンの考えるもうひとつの例外は、からだの痛さが患者にとって「かれの生における唯一の注意の対象（the sole focus of his life）」となるほど強い場合である。ヴェレマンはこれをまた患者が「［痛みからの］解放以外のものを自分の目的として選ぶこと」さえできない場合といいかえている。痛みがこのようなしかたで「すでに患者の尊厳を取り返しのつかないしかたで損なっている」ならやはり安楽死が正当化できる（V618）[15]。

最後の例外は以下の議論にとって重要ではないが、ヴェレマンの意図の理解に役立つため触れておくと、自殺が便益や危害の除去を目的としない場合である。ヴェレマンによればカントの批判の対象は、あくまで人格を手段化する行為としての自殺であり、また手段化は他の目的のために人格が犠牲とされるときに生じる。そのため問題視されるのは「自殺そのもの」ではなくあくまで「ある特定の種類の理由のために――すなわち便益を得たり危害から逃れたりすることのために――なされる自殺」なのである（V616）。

さて、本節の冒頭に挙げた三つの医療行為のうち、〈一〉持続的で深い鎮静の場合については、すでにヴェレマン自身がこのうちふたつ目の例外を参照しながら反論している。

緩和ケアでは、苦痛の激しい終末期の患者に大量の鎮静剤や鎮痛剤を投与して、死亡するまで意識の低下した状態が保たれるようにすることがある。これを持続的で深い鎮静という（序論［b］項の事例⑥）。持続的で深い鎮静については、一般に、道徳的な問題はある一方、他のタイプの生命短縮的な医療者のふるまいと比べるとより正当化しやすいと考えられていることが多い（序論［c］項）。カムは、しかし、ヴェレマンの主張にしたがうと、これを正当化することができなくなるという。

カムのここでの論述はやや複雑である。カムによれば、持続的で深い鎮静は、さらに細かく二種類に区別することができる。序論でも述べたとおり、モルフィネ等の鎮痛剤の大量投与は、場合によってそれ自体で死を引きおこす可能性のあることが知られている。そもそも持続的で深い鎮静に道徳的な問題があると考えられているのは、この可能性があるからである。そこでカムはこの場合をとくに「MPR（morphine for pain relief case 痛み除去のためのモルフィネのケース）」と呼んでいる。

もうひとつは、薬剤によって意識の低下だけが引きおこされる場合である。この場合、持続的で深い鎮静は患者の死期を早めた直接の原因ではない。死を引きおこした原因はあくまで病気のほうにある。カムはこちらの場合を「ターミナル・セデーション（terminal sedation）」と呼んだ。

かりに両者をこのようにきれいに区別することができるとすると、道徳的に問題があると考えられるのは、MPRのほうである。しかし、カムによると、ヴェレマンの主張は、MPRよりもむしろターミナル・セデーションのほうにより大きな道徳上の問題があると結論してしまう。

カムの考える理由はこうである。ヴェレマンの議論において価値があるとされているのは、合理的な人間の本性である。ここでいう合理的人間性というのは、意識や思考のことだろう。さてMPRは、たしかに「合理的人間性にとって好ましくない行為をする（act against rational humanity）」ことだとみなしうる。しかし、詳しく見れば、行為の意図はあくまで人という個体そのものの死を引きおこすことであって、合理性の破壊そのものが意図されているとは考えられない（合理性の破壊は予見されているにすぎない）。

これにたいして後者では、個人は死なないので、むしろ純粋に意識や思考を低下させることだけが意図されていると考えられなくてはならない。しかし今述べたとおり、意識や思考は合理性そのものである。つまり、ターミナル・セデーションは、苦痛回避という目的のために「合理的主体を狙い撃ちで除去する（specifically targets eliminating rational agency）」行為である。そのため「カント的見解によれば自殺やMPRよりもなお不正である」と結論されなくてはならない。カムはこの結論があきらかにおかしいという。[16]

ヴェレマンはしかし自分の議論がMPRの不正を導くというカムの主張を否定する。根拠にあるのは、きわめて強い痛みがそれだけで人の合理的本性を損ないうるとする、右に見たヴェレマンの尊厳理解である。そこでヴェレマンによればMPRにかんする自身の立場は「他の致死的な介入にたいするのと同じ」である。終末期の痛みのていどが他のことを考えられないほどである場合、すでに合理性は取り返しのつかないしかたで損なわれている。そのため、その時点で実施されるMPRが改めて合理性を損なうということはいえず、尊厳の軽視には当たらないのである（V627）。

ヴェレマンはカムのいうターミナル・セデーションには言及していない。しかし前段落の反論がそれとMPRとの区別を、きわめて強い痛みのある場合にかんして無効化することは自明だろう。その場合、ターミナル・セデーションが狙い撃ちで除去するとされる合理的主体はすでに痛みのために損なわれているとみなされているからである。

［21－3］延命措置の差し控えと中止は正当化できるか

以上のヴェレマンによる反論を踏まえたうえで、ヴェレマンのカント的議論は〈一〉持続的で深い鎮静、〈二〉生命維持に必要な措置（延命措置）の差し控えと中止、〈三〉一時的な鎮静といったふるまいを非難するから受けいれがたいとする批判を改めて検討しよう。

まず〈二〉を具体的に指摘したのはロバート・ヤン（Robert Young）とマクマーンである。ヤンによれば、ヴェレマンの論が説得的でないのは、致死薬の処方や投与など「人々の意見がより分かれがちな類」のふるまいだけでなく「判断力ある成人による延命的な医療措置の拒否」まで許容できないと結論せざるをえないためであるという[17]。マクマーンも同様に、ヴェレマンのカント解釈は「自分の生がもはや生きるに値するのをやめたという理由で延命措置の受けいれや継続を拒否すること」まで非難するが、そのような拒否は「許容できるとして広く受けいれられている」という[18]。ヤンもマクマーンも表現上は延命措置を拒否する病人のふるまいに注目しているが、現実には、措置を中止、差し控えする医療者のふるまいが同時に問題となることはいうまでもない。

これらの批判は、反論できる。ヤンとマクマーンにはふたつ主張がある。まず、ヴェレマンの論は延命措置の差し控えと中止を許容しないという主張である。もうひとつは、延命措置の差し控えと中止が常にあるいは多くの場合に許容できるということで人々の意見が一致している、という主張である。これらのどちらも誤りを指摘しうる。

第一の主張は、かりにヴェレマンの論によって延命措置の差し控えと中止が常に許容されない、という主張なのだとすれば、それが単純に誤りであることは、すでに［21－2］項で紹介したヴェレマンの補足的な議論からあきらかだろう。すなわちヴェレマンは、患者の生が「生物学的生」にすぎない場合と、痛みが他のことを考えられないほど強い場合で、苦痛回避のための人格破壊とその幇助が許容できると述べている（より正確には、苦痛回避が目的でない場合も許容する）。

念のため述べておけば、「安楽死」や「自殺幇助」といったヴェレマンの言葉づかいや、またカムとの論争の経緯は、これらの主張が致死薬の処方や投与などいわゆる作為に該当するふるまいだけを念頭に置いたものであることを示唆する。これにたいして、延命措置の差し控えと中止は作為でなく不作為だとみなされることが多い。合理性の破壊や損傷を帰結するふるまいが作為か不作為かの区別自体を道徳的に重視するなら、さきの例外をここで持ち出すのは文脈を無視していることになるかもしれない。しかし、今ヴェレマン自殺幇助論の中心的な議論が延命措置の差し控えと中止にも通用すると主張しているのはむしろヤンやマクマーンである。かれらのこの主張を受けいれるとすれば、それにもかかわらず前段落に示した例外だけが不作為の場合に適用されないと考える理由はない。

ヤンやマクマーンの批判にある第二の主張もその妥当性は自明ではない。延命措置の差し控えと中止は、患者の容体、対象となる措置の内容等によってその倫理的妥当性にかんする人々の意見は大きく異なりうる。したがってここでも、批判者の主張が、あらゆる場合の延命措置の差し控えと中止の許容性について人々の意見が広く一致しているということなのだとすれば、それはあきらかに誤りである。

たとえば国内では二〇〇〇年代に、医師による人工呼吸器の取り外しで昏睡状態の患者七名が死亡した富山県射水市民病院事件（本書序論の事例①）や、母親による呼吸器の取り外しでＡＬＳ患者が死亡した神奈川県相模原事件（序論の事例②）など、患者の生命維持に必要な措置の中止にかかわる事件で刑事介入や有罪判決が相次いだ。以降、国や学術団体等が独自にガイドラインを公表している。これらのガイドラインは、生命維持医療の差し控えと中止が許容されるための要件にかんして、互いに一致してはいないものの、たとえば患者の病が終末期にある、回復を見込めない、差し控えや中止にさきだって専門家による疼痛緩和の努力がなされる、患者が意識を不可逆的に喪失している等のことに言及している。[19]これらの条件をいずれも満たさない場合、それでも差し控えや中止が許容できるとする意見は存在しない。

米国には、末期でなくからだの痛みもない四肢まひ患者の生命維持に必要な措置を中止してよいとした州最高裁判所の判決が存在する。しかしこれは国際的にみると稀な結論であり、米国内でも判決の妥当性にたいする批判がある[20]（［14－2］項）。また、一二か国の終末期医療政策を比較したロバート・Ｈ・ブランク（Robert H. Blank）によると、何らかの一定の条件下で延命措置の差し控えと中止が合法であるかまたは広く実践されているのは英米台湾等六か国である。インドを含む三か国では違法であり、イスラエルでは医療機関や病棟によって方針が異なるという。ブラジルと中国には明確な規定がない。[21]

さてこれらの国内外の事情からいえることは精確には二点ある。第一は、延命措置の差し控えや中止が、現実にはヤンやマクマーンの批判に示唆されるほど多くの場合で広く許容されているわけではないということである。すくなくとも、たとえば前段落に列挙したような条件をどれも満たさない状況では、

「自分の生はもはや生きるに値するのをやめた」という本人の信念を理由に措置を中止することが「広く受けいれられている」とは決していいえない。しかしまたこの点に加えて、第二に、ではどのような場合でならあきらかに許容できるのかというと、これについても幅広い合意が成立しているとは思われないということがある。日本を含む多くの国と地域では、この問題は今もルールづくりへ向けた議論の途上にある。

ヴェレマンの例外は、回復する見込みのない植物状態（遷延性意識障害）と、きわめて強い痛みとを含む。生命維持医療の差し控えと中止が許容できる場合としてこれらふたつしか認めないとする立場は、現在国内で国や学術団体等が公にしている前述のガイドライン等と比べれば、許容するふるまいの範囲は狭い。しかし、たとえば疼痛緩和ケアがあるていど有効な場合や、死期が間近といえず意識もある場合などで、生命維持に必要な医療の差し控えや中止が許されないとみなすことが、規範としてあきらかに妥当性を欠くといえるかといえば、今のところ大勢の意見のうちにそのように結論するに足りる根拠を見いだすことができるとは思われないのである。

そこで、ヤンやマクマーンの批判は不十分だと結論できる。批判がいくらかでも説得的であるためには、第一に、生命維持に必要な医療の差し控えや中止があきらかに許容されるべきと思われる場合を、患者の容体等にかんして具体的な条件を挙げつつ、大勢の直観に訴えるしかたで、示さなければならない。また第二に、そうして示された許容されるべきことのあきらかな場合が、前述のヴェレマンの例外に含まれないことを確認する必要がある。しかしまず、これらがどちらもなされていない。また、これらの点で批判を補強するのは、問題にかんする大勢の意見が必ずしも一致していない現状では困難と思われる。

尚、〈一〉の持続的で深い鎮静について、それが正当化できるのは痛みがきわめて強い場合だけであるという見解（［21－2］項で確認したカムの批判にたいするヴェレマンの反論）は、国内の代表的な学術団体による疼痛緩和にかんするガイドラインと比べても大きく相違しない。日本緩和医療学会のガイドラインは持続的で深い鎮静が妥当とされる肉体的苦痛のていどを「患者の意識を下げ、人間的な生活を難しくするという害をともな［うため…］」、そのような害に甘んじてでも緩和を必要とするほどに苦痛が耐えがたい状況」と表現している。[22]「唯一の注意の対象」であるほどの痛みというヴェレマンの表現と同じではないが、それより格段に弱い痛みが想定されているとは決して思われない。[23]

［21－4］頭痛薬、全身麻酔

残された批判は、〈三〉の、効果が一時的な鎮痛剤を使用する場合である。マクマーンによれば、苦痛回避のために「感覚を麻痺させる鎮痛剤」や「全身麻酔」を利用することもまた、「自分の利益のために自分の合理的能力を犠牲にすること」だから、ヴェレマンのカント的議論が正しいとすると許容できないように思われる。[24]

ほぼ同じ見解がトマス・ヒル・ジュニアにある。ただしヒルの批判はヴェレマンの論考よりもさきに出版されており、対象はカント自身の自殺論である。ヒルによれば、カント倫理学では「個人の合理的本性の維持、発展、行使、尊重」が、「快苦や欲求充足に換算できる便益やコスト」とは独立の価値を有する。定言命法の目的自体の方式にしたがえば、この人間性が常に目的自体として、すなわち「無条件の比類ない値《あたい》」のものとして扱われなければならない。しかしたとえば人が苦痛を逃れるために自殺することは「苦痛の停止[…]を合理性より上位に置く」ものと理解できるため、定言命法の禁則に反するとされる。ここまで、人格の価値を便益から区別するしかた、およびその区別を前提としたカント自殺論の解釈は、ヴェレマンの議論と共通するところである。

さてしかしヒルによればこうした議論には強力な批判がある。そこで「[カント]の諸見解の最善の部分は保持」しつつ、批判にたいしても妥協しなければならない。ヒルの考える最大の問題は、カント倫理学の中で「合理性の維持、発展等があらゆる快苦の配慮に優先する」と考えられる点にある。そのためたとえば「快楽のために脳を損傷する麻薬を用いること」が許されないだけでなく、「自分または他人の痛みを和らげるために合理的能力を放置したり損傷したりすることは、その痛みがどんな量であっても決してしてはならない[25]」。

たとえば頭痛薬の服用や、歯科や外科の術中麻酔使用について、倫理的に許容できないと結論することはあきらかなまちがいだろう。ヒルは、合理性の維持や発展等が快苦への配慮と独立した価値を有するというカントの見解を保持したうえで、同時に、前者の価値が後者の価値に「常に優先しはしない」とする妥協案を採用することで問題の解決を図った[26]。しかし、この案は、ふたつの独立した価値のどちらをいつ優先するのかが予め定められていないと、価値の衝突する場面で実践的な指針を提供することに役立ちにくいという批判がある。[27] そこで以下では、ヒルのように妥協せず、批判に反論してみたい。

反論の要点はふたつある。第一に、一時的鎮痛は、これまで見てきた持続的で深い鎮静や、延命措置の差し控えや中止の場合とちがい、人格の合理性を犠牲にすることだといえるかがあきらかでない。第二に、むしろ一時的鎮痛を使用しないという選択こそ、人格の手段化あるいは合理性の軽視に当たると考えうる場合がある。

一点目は、鎮痛剤の効果と用法についてすこし細かく見てみれば、一部の場合ではほとんど疑いの余地がないように思われる。まず、頭痛や腰痛で適量のアスピリンやアセトアミノフェン等[28]を服用する場合では、単純に一部の知覚の一時的な麻痺が引きおこされるだけで、思考や判断などはそれ自体として阻害されない。この場合について、合理性を損なうだとか犠牲にする等といった主張は決して説得的と思われない。

ただし、薬品の種類や用法が思考や判断に影響する場合にかんしてはそういいきれないかもしれない。たとえば外科手術中の全身麻酔は、患者を無意識にするため、思考や判断の停止を引きおこす。しかし、この場合でも、意識は長くて半日もすれば元どおり回復し、回復後の思考や判断の働きに後遺症を残すリスクはあるとしてもきわめて小さい。そこで実際のところこれも合理性の損傷や犠牲とみなすことの妥当性は自明でない。

尚、快楽をもたらす麻薬の使用は、いうまでもなく、倫理的に許容できると考えられていないことのほうが多い。これはまさに麻薬使用が脳の作用にとりかえしのつかない損傷を与えうることがあきらかだからである。そこで麻薬使用を非難することはカント主義にとって欠点ではない。合理的本性の放置と損傷というヒルの表現を借りるなら、一方で、全身麻酔のような短期的な放置がヒルのいう「合理的本性の維持、発展、行使、尊重」等に矛盾することは自明でなく、他方、合理的能力の損傷であることのあきらかなふるまい（麻薬）はカント主義者でなくても許容しないのである。

さてしかしマクマーンによると、合理的能力を「低下させること」は、たとえそれが「一時的で元に戻せる」ものであっても、あくまでカント主義者のいう人格の価値にたいする侵害とみなされなくてはならない。マクマーンは、まず、自分を奴隷として他人に売る行為について考えてみればこの点があきらかになるという。

奴隷の例を最初に持ち出したのはヴェレマンである。ヴェレマンは、借金のかたに自分を奴隷として売る人が、「自分の人格を冒涜している」という（V615）。さてしかし、マクマーンの考えでは、奴隷としての身売りは、たとえ一時的であってもあきらかに道徳的に問題である。また、もしも奴隷として身売りすることの道徳的問題がヴェレマンのいうように人格への冒涜という点にあるのだとすると、一時的な身売りが問題である理由もやはりそれが人格への冒涜に当たるという点にあると考える他はないだろう。しかしだとすると、「感覚麻痺、認知障害、無意識」等の状態についても、それを「苦痛の代わりに受けいれること」が人格の価値に反するかどうかは、当の状態が一時的か永続的かで変わることとは考ええないという[29]。

マクマーンのこの議論はさまざまに批判できる。まず、奴隷であることという状態は、合理性とのかかわりが、感覚麻痺や認知障害や無意識等の状態と大きく異なると考えうる。奴隷の状態は、たとえば自分の考えや計画で行動する自由を制限されていることや、教育を受ける機会がすくないこと等を含むと考えうるため、それが合理性の行使や発展を阻害または損傷するとみなすことの妥当性は一見してあきらかである。またマクマーンの議論は、奴隷の状態が一時的であれば合理的能力は解放後「元に戻せる」ことを前提していることになるが、この前提の正しさも自明ではない。教育の欠如に加え、不平等な人間関係への慣れや他者から受ける侮蔑といった要素が、個人の積極性や創造性を傷つけることで、後々まで合理性の行使や発展に間接的な悪影響を残す可能性は十分に想像できる。

しかし、すでに述べたとおり、感覚麻痺や無意識を引きおこす医学的処置に同様の問題があるとは考えにくい。感覚を麻痺させる鎮痛剤の使用は、効果が短期間で、思考や判断に直接影響しないのであれば、合理性の作用を阻害するものとはみなしにくい。また全身麻酔は思考や判断の停止を引きおこすが、これもせいぜい半日ていどであり、後遺症のリスクは非常に小さい。

もちろん純粋に議論のためだけであれば全身麻酔と同様にごく短期間でかつ後遺症のリスクがほとんどない奴隷状態を想像することも可能だろう。しかしその場合、今度は奴隷が人格への冒涜であるということがあきらかでなくなると思われる。

したがって、第一に、奴隷とのアナロジーに訴えて鎮痛が一時的な効果しかなくても人格の合理性を犠牲にするとしたマクマーンの議論は批判できる。しかしまた、第二に、たとえマクマーンの主張にいくらか真実があるとしても、そこからすぐにカント主義が一時的な鎮痛を否定するという結論は必ずしも導けない。これは鎮痛剤を使わないという選択も、人格の手段化とみなしうる場合があるためである。効果の一時的な鎮痛剤の使用が人格の合理性を犠牲にするという主張は、とくにマクマーンの例示した全身麻酔の場合で完全には否定しにくいと感じられるかもしれない。たとえ効果が一時的で、元に戻るとしても、思考や判断の完全に停止した状態を意図的に受けいれるふるまいであることは事実だからである。しかし、全身麻酔が一般的な状況では、使用しないことは外科手術にともなう激烈な痛みを引き受けることを意味する。

第一に、この痛みが術中の合理性の行使をまず不可能にするだろうことは想像に難くない。痛みはヴェレマンのいう「唯一の注意の対象」であるか、そうでなければ失神も予期しうるだろう。また第二に、手術はそもそも健康という目的のための手段である。したがって、鎮痛剤の使用が苦痛回避という便益のために合理性の行使できない状態を受けいれるふるまいであるとすれば、鎮痛剤の不使用もまた、健康という便益のために合理性の行使できない状態を受けいれるふるまいであるとみなしうる。尚、同様の議論は、歯科の術中の局所麻酔など、他にも組み立てることのできる場合がある。

定言命法が同じ状況で同時にしたがうことのできないふたつ以上の義務を導くように見える場合、最終的にどう行為するべきか。これはカント主義者のあいだでも議論のある問いである。カムであれば、麻酔なしの手術では患部の切断や切開等の術内容こそ意図された手段であって、そこにともなう苦痛は予見されているだけだが、全身麻酔は合理性の作用を狙い撃ちで低下させるから（どちらも合理性にとって好ましくない行為ではあっても）後者のほうがより不正だと結論するかもしれない。[30]

しかし、意図と予見の区別の道徳的意義については、異論がある。また、合理性の低下を意図する行為が予見するだけの行為と比べて常により不正だと考えるのでなければ、他の要素も考慮する必要がある。今の場合であれば、たとえば激痛や恐怖の記憶が思考の作用に残しうる後遺症のリスクを評価するべきだろう。したがってすくなくとも、前々段落で述べたことが正しいとすれば、かりに全身麻酔の使用が人格の手段化に当たるとして、そこからすぐにカント主義者は麻酔なしの手術を選択せざるをえないという極端な結論が導かれるわけではないということができる。

以上を要するに、マクマーンのいう感覚を麻痺させる鎮痛剤は、思考や判断に影響しないかぎり、合理性を犠牲にするとは考えにくい。全身麻酔も、思考や判断の低下が短期間でかつ元に戻るのだから、たとえば一時的な奴隷の状態がそうであることに疑いの余地もないのと比べて、それが合理性を犠牲にするという主張の妥当性はあきらかでない。後者については、さらにそれを使用しないという選択が人格を手段化するとも考えうる。したがってここでも批判は十分といえないのである。

[21-5] 蚊取り線香、人種差別、正当防衛

今の論述の最終的な目的は、人の存在がその合理的本性のためにそれ自体で価値を内在するというカント的な見方を擁護することにある。この見方にかんし、とくにヴェレマンの論文を標的として提出されてきた批判はここまでで余さず反駁した。しかし、ひとつまえの章(第5章)で紹介してあったとおり、人の内在的価値というアイデア一般については他にもさまざまな批判が出てきうる。そこで念のため、

これらの他の批判についても、カント的な見方を擁護するうえで支障にならないか、確認しておこう。

人の内在的価値のアイデアにかんしては第5章で五つの主な解釈を挙げた。これらの解釈のそれぞれにしたがえば、当のアイデアが意味するのは、（ア）バイタリズム、（イ）完全平和主義、（ウ）キリスト教倫理の原則、（エ）種差別、（オ）QOL評価を利用することの否定である。どの主張についても、かりにそれが正しいとすると、患者の死期を早めうる医療者のふるまいはほとんどの場合で正当化困難になると考えうる。

しかしこれらの主張には強力な批判が提出されていた。（ア）のバイタリズムは、たとえば蚊取り線香を焚いたり、抗生物質を飲んだりすることさえ許容しないといった極端な結論を導く。（イ）の平和主義は、正当防衛による殺人など、今日たいていの人が例外的に許容できるとみなす殺人を許容できない点に問題があるとされる。（エ）の種差別は、人種差別が妥当でないのと同じ理由から、妥当でないとされる。

また、（ウ）と（エ）も含むすべての解釈について、価値を内在する、あるいは神聖だとされる命を現に生きている主体の利益を不当に侵害する可能性が指摘されてきた。たとえば事例⑱として挙げた表皮水疱症の患児のようなケースを考えれば、強制的な生命維持が患者の利益を著しく損なうことはあきらかと思われる。（ウ）はこのような患者でも意図的に殺すことは常に許されないという。（オ）は患者の利益は患者の生命を維持するべきかどうかを判断するうえで一切考慮されるべきでないという。これらの結論がそれぞれ受けいれがたいように思われるなら、五つの主張を擁護するのは困難だと考えなくてはならない。

この章で見てきたカント的な尊厳の理解はどうか。今お浚いしたさまざまな批判によって脅かされるということはないだろうか。結論からいえば、これらの批判のいくつかは、カント主義にとっても無関係の批判ではない。しかし、ほとんどは、この章で展開してきた擁護論に用いたのと同じ議論をつかって凌ぐことが可能である。また、若干の批判については、しっかり反駁しようとするとやや込み入った考察が必要になるかもしれない。それにしても、カント的な立場の場合すくなくとも、右記(ア)から(オ)の五つのSOL解釈が陥ったような一見してあきらかに擁護困難な状況に追い込まれるということはない、ということはいえるだろう。

まず、蚊取り線香を焚くことは問題にならない。カント主義にあって大きな価値があるとされるのは、合理的本性を備えた人格の存在である。それは、蚊や細菌にいたるすべての生命に破壊してはならないほど大きな価値があるとする思想ではまったくない。

同じ理由で、人種差別と構造上区別できないとする批判も当たらない。カント主義は、人格が合理的本性を備えた理性的存在であるという点を重視している。別言すれば、カント主義が人格を他の動物とちがうしかたで扱うことには、理由があるのである。

もちろん、種差別にたいする批判の趣旨は、ただ考えかたの構造に問題があるということだけではなかった。実際的な点として、たとえば一部の動物実験など、人間以外の動物にたいするきわめて残酷な扱いを正当化してしまう点に問題があるという批判でもあった。批判のこの部分は、合理的本性を重視するカント主義にとっても課題であるといってよい。人間以外の動物は合理的本性を欠くので、残酷に扱ってはならないと考える理由がないように見えるからである。しかし、かりにヴェレマンのいうとおり、犬や猫など、合理的本性を持たない動物についても、別の理由で内在的価値があると考えることができるとすれば、こちらの実際的な課題も克服できるだろう（［21－1］項）。

次は、強い肉体的疼痛の問題である。人の内在的価値を最優先する立場は、どれほど大きいからだの痛みに苦しんでいる病人についてであっても、あくまで技術的に可能なかぎり長く生命を維持してから死ぬのがひとりの人間の死にかたとして望ましいという結論を導くように見える。この結論は一見してあきらかに受けいれがたい。カント主義にとっても、どのようにすればこの結論を回避できるかは重要な課題である。

カント主義者にはふたつの解決案がありうる。ひとつは、ヒルが採用していた妥協的な案である（［21－4］項）。妥協案によれば、尊厳が冒されることの悪さと、利益が損なわれることの悪さとは、バランスされなくてはならない。個人を著しい痛みから解放するためなら、場合によってその人の尊厳を冒すことも正当化できるとみなす。

もうひとつは、極度の著しい痛みがそれ自体で人の合理的本性を損ないうるという理解にたつことである。この提案にしたがえば、痛みが患者の合理性を損なうほど著しく、またその状態から回復する見込みがない場合、命を縮める選択は患者の尊厳にたいする冒涜に当たらない。提案は強く批判されてきたが、本書では、この批判に反駁できることをあきらかにした。ふたつの解決案のどちらをとるにしても、たとえば事例⑲の患児の死期をあえて早めることはこの患児個人の死にかたの問題として望ましいと考えることに差し支えないだろう。

以上の批判や課題は、カント主義擁護のために本章の前節までに展開してきた議論の中ですでに反駁したか、またはそれと同じ議論をつかって克服することができる批判や課題である。この他の課題としては、正義の戦争、死刑、中絶、正当防衛や緊急避難による殺人などのケースをどう考えるかの問題がある。バイタリズムと完全平和主義は、これらの行為をすべて例外なく決して許容しない点に問題があると指摘されてきた。カント主義がこれらのケースをどう処理すると考えるべきかについても手短かにコメントしておこう。

まず、正確を期していえば、今列挙した各種のふるまいのうちでも、死刑と中絶は、その是非をめぐって人々の道徳的な意見が鋭く対立してきた問題である。つまり道徳的に許容できると考える人もいればそう考えない人もある。そこで、かりにカント主義がこれらのふるまいを常に例外なく許容できないと断罪するとして、そのことはカント主義という立場にたいする決定的な批判にはならないというべきだろう。もしかすると、正義の戦争にかんしても、正当化できると考える必要はないとか、そもそも正義にかなう戦争などありえない、などのように考える人があるかもしれない。とすると、厳密に考えて問題になるのは正当防衛と緊急避難による殺人のみということになる。

たしかに、正当防衛と緊急避難による殺人であっても決して許されないとする結論に導く立場は、ほとんどの人にとってまったく説得的と映らないだろう。さてしかし、すでに何度も述べたとおり、カント主義は、人の命が常に例外なく破壊されてはならないという主張ではない。とりわけ、相手を理性的存在とみなすことができない場合と、たんに欲求を満たす手段として人の命を犠牲にするのではない場合、人命の破壊を禁止しない。したがって、正当防衛と緊急避難による殺人についても、決して許されないとする結論を導くとはかぎらないというべきである。具体的には、今いったふたつの場合のうちの後者に当てはまると考えられる可能性がある。（尚、中絶は一見して前者に該当する。また、正義の戦争と死刑はやはり後者に該当する可能性がある。）これはもちろん詳論に値する大きな問題だが、ここでは追究しない。いずれにしても、カント主義はこの点でたとえばバイタリズムや完全平和主義のように妥当性を直ちに脅かされるというわけではないということができる。[31]

結語

自己破壊とその幇助が人格の尊厳を冒涜するというカント主義者の議論にたいして提出されうる主な批判は、いずれも十分に説得力あるものではない。そこで、終末期医療の倫理と政策を考えるとき、死にたいという本人の意向や利益とは独立で、またそれらに常に優先する価値があるというカント的な見方は、考慮に値すると結論してよいだろう。

この章で擁護してきた見方が細部に亘って正しいとすれば、近年国内外で公にされてきた終末期医療の倫理にかんする政策のすくなくとも一部について、許容されているふるまいの範囲が広すぎると指摘することができる。

たとえば米国オレゴン州では、一九九七年の合法化以来、余命六か月以内で判断力のある患者には、自分で服用して死ぬための薬の処方を医師に要望することができるようになった。法律の規定は患者が「終末期の病を患っている（suffering from a terminal disease）」という表現を含むが、これは肉体的または精神的な苦痛を致死薬の処方が許容されるための条件として求めるものとは理解できない[32]。米国内の他の三州で二〇〇八年以降に成立した法律についても同様である。この章で擁護してきた立場によれば、意識の不可逆的に失われている場合か、激しい痛みのために合理性が損なわれている場合でのみ、自己破壊の幇助は許容できる。米国内の四州の規定がこの立場の結論と相容れないことはあきらかである。

ベネルクス三国は致死薬の処方と投与の両方を合法化している。オランダの法律（二〇〇二年）は許容できるための要件として「患者の苦しみが改善の見込みなくかつ耐えがたいものである」ことを求めている。ベルギーとルクセンブルクの法律にも同様の規定がある。一見してヴェレマンの結論と矛盾するとまではいえないが、「耐えがたい苦しみ」という表現はあまりにもあいまいである。患者の「唯一の注意の対象」といえるほど著しい苦しみだけが対象になっているとは考えにくい。この規定も問題があるとみなすべきだろう[33]。

本書の第4章で見た日本の尊厳死法案は、生命維持に必要な措置の差し控えや中止が許容されるための条件をふたつ定めている。患者の意向が書面上であきらかにされていることと、患者が「適切な医療上の措置［…］を受けた場合であっても、回復の可能性がなく、かつ、死期が間近であると判定された状態」であることのふたつである。[34]苦しみや痛みについては言及されていない。人格の尊厳を冒涜するべきでないと考えるなら、この規定についても、人が命を諦めることを認めるのが早すぎる、と批判できる。

註

〔1〕Donagan, 1977, pp.76-81; Hill, 1991; Velleman, 1999.

〔2〕もしかすると、相手の人間がそれ自身で価値を持つと認めつつ、ただ自分の都合に合わせることのほうにそれを上まわる価値があると考えているだけなのかもしれない。しかし、カント主義に忠実にしたがうとすると、この考えかたによる場合の殺人も正当化できない。カント主義が人の内在的価値について、福利等の他の価値との比較衡量の対象とみなすことを許さないことについては、［20－2］項のヴェレマンおよび［21－4］項のヒルによるカント解釈を参照のこと。ただしヒル自身は、この点でカント主義を修正し、人の内在的価値より福利を優先させるべき場合があることを認めるべきだと主張している（［21－4］項）。

〔3〕蔵田伸雄は、生命倫理などの応用倫理の分野でカント倫理学と呼ばれているものが、本来のカント倫理学とは多くの場合に重要な点で異なっていると指摘している（蔵田、二〇一八年、二七三－四頁）。

〔4〕D. Velleman, 1999. 以下この論文からの引用は本文中に（V＊＊＊）［＊＊＊は頁番号］のように示す。

〔5〕カント、一九九八年、一三〇頁（強調は原文）。

〔6〕Kamm, 1999にはいくつか他にも批判があるが、それらの批判の対象についてはカム自身が「ヴェレマンの見解

を正確に表現していない」可能性を認めており（Ibid, p.595, n.23）、ヴェレマンも多くを「自分のものと認めない」（Velleman, 1999, p.620）としているため、本文で取り上げたふたつの他は省略する。尚、両者は事前に交換したお互いの原稿への批判を予め論文に組み込んだうえで同じ雑誌の同じ号に出版している。

〔7〕Hill, 2006, p.493-4.

〔8〕最初の批判はKamm, 1999, pp.596-7。

〔9〕ただし、では、猫がそれ自体で価値を持つのは、合理的本性を備えているからではないとすると、どんな理由によるのか。また、猫の内在的価値はどのくらい大きいのか。これらの点についてはヴェレマンは説明していない。

〔10〕Sumner, 2011, pp.83-4.

〔11〕McMahan, 2002, p.476.

〔12〕Kamm, 1999, pp.601-2.

〔13〕Young, 2007, pp.75-8; McMahan, 2002, p.482.

〔14〕McMahan, 2002, pp.480-1; Hill, 1991, p.94.

〔15〕尚、ヴェレマンは「痛み（pain）」と「苦しみ（suffering）」とを区別して、前者をあくまで知覚的なものの意味で使用しているが、同時に、ときとして痛みのともなわない苦しみが患者の尊厳を脅かす可能性を否定しない。ヴェレマンのこの最後の主張の妥当性については、しかし、すくなくとも議論の余地があるというべきだろう。

ヴェレマンはたとえば認知症患者がそのようなしかたで苦しみうると述べている（V626-7）。もちろん、認知症と診断された患者の多くが、悲しみや恐怖や恥辱といった感情に苦しむことは事実であるにちがいない。しかしこうした苦しみが、死亡するまで（あるいはすくなくとも病気の進行のために合理性を完全に喪失するまで）のあいだずっと、当人にとって「唯一の注意の対象」であり続けるという事態は想像しづらい。

また、オランダでは、認知症と診断された場合などで、個人はリヴィング・ウィルをつかって将来の致死薬投与を要請することができる。書面による要請が残っていれば、その時点で患者に判断力がなくても、医師による致死薬の投与を受けることができる（序論［g］項）。しかし、同法の運用のありようについて調査したKouwenhoven et al, 2015によると、現実にはオランダでも、進行した認知症の患者に致死薬が投与されることはほとんどないという。オランダの法律は「患者の苦しみが［…］耐えがたいものである」ことを致死薬が投与できるための要件としている。Kouwenhovenらのインタビューに応じた同国の医師の多くは、進行した認知症の患者についてこの要件を満たしていると判断することの妥当性に疑問を持っていた。

（16）Kamm, 1999, p.602.
（17）Young, 2007, p.77.
（18）McMahan, 2002, p.482.
（19）瀧本、二〇〇九年を参照のこと。
（20）判決はGeorgia v. McAfee, 385 SE2d 651（Ga 1989）. 本書第4章［14－2］項で紹介したマカフィの事例についての裁判である。また、批判の例としてMichel, 2006; Coleman, 2002等。
（21）Blank, 2011.
（22）日本緩和医療学会、二〇一〇年、二四頁。
（23）持続的で深い鎮静については、それがあるのだから致死薬の処方と投与や、延命治療の差し控えと中止といった他のタイプの生命短縮的な医療処置は不要であり、正当化できないと主張されることがある（米国のヴァッコー判決（O'Connor, 2006, p.413）が有名である。また清水、一九九七年、一八七－八頁にも同様の主張がある）。しかし本書のここまでの議論が正しいとすると、この主張の正しさは、疑われなくてはならない。持続的で深い鎮静さえあれば他のタイプの生命短縮的な処置は不要だと主張されるのは、まず、持続的で深い鎮静が、生命の短縮を意図したふるまいではないという点で、生命短縮を意図したふるまいである致死薬使用や延命治療の不使用と比べて、倫理的問題はすくないと考えられているためである。また、他のタイプの生命短縮的な医療処置の目的は、苦痛から解放されたいという患者の希望を実現することにあるが、この目的は、持続的で深い鎮静によっても同じだけよく達成することができると思われているためである。

今述べた二点については、しかし、反論がありうる。一点目については、本書でも［6－3］項で述べたとおり、結果が同じように悪いとき、それを意図してなされるふるまいと、たんに予見してなされているにすぎないふるまいとを比較して、後者のほうが常に倫理的な問題がすくないとみなす考えかたには異見がある。また二点目についても、患者によって、持続的で深い鎮静をかけられて意識を喪失した状態のまましばらく生きることは望ましいことでないと思うかもしれない。患者は、そうなるよりもむしろ、致死薬の投与を受けて速やかに死にたいと希望するかもしれない（Quill, Lo and Brock, 2008, p.52）。そう希望する患者にとっては、持続的で深い鎮静は、致死薬使用と同じ目的をよく達成する処置であるとはみなせないだろう。

さらに、以上の点に加え、本書では持続的で深い鎮静のデメリットをふたつ指摘してきた。すなわち、社会的弱者にリスクを強いる危険があること（［14－4］項）と、内在的な価値を有する人の合理性を破壊するふるまいだと考えうること（本章）の二点である。これらの二点にかんするかぎり、持続的で深い鎮静は、他のタイプの生命短縮的処置より望ましいと考えることができない。尚、このうちでも後者のデメリットはとくに注目に値する。人の合理性の破壊とのかかわりでいえば、本文の［21－2］項で述べたとおり、持続的で深い鎮静は、あきらかにそのことを意図したふるまいであり、たんに予見しているにすぎないふるまいであるとは考えられない。それは、理性的存在者にふさわしいしかたでふるまうこと（それはたとえば思考したり、他人と交わりを持ったりすること等を含む）が一切できない状態を意図して引きおこす行為である。したがって、このデメリットは、たとえ意図と予見の区別がそれ自体で道徳的に重要であるとしても、小さくはならない。

〔24〕McMahan, 2002, p.481.
〔25〕Hill, 1991, pp.91-5（強調は原文）.
〔26〕Ibid, p.94.
〔27〕Cf. Kamm, 1999, pp.593-4.
〔28〕バファリンやカロナール等の主成分である。
〔29〕McMahan, 2002, p.481.
〔30〕カントも、自分の死を予見するだけで意図しないふるまいは、道徳的非難に値しない場合があると考えていた可能性がある。Cf. Martin, 2001.
〔31〕正当防衛や緊急避難による殺人とカント主義との関係を論じた文献ではQuinn, 1993cが有名である。Quinnはカント主義を基礎に一部の中絶の是非の問題にも取り組んでいる。
〔32〕Keown, 2002, pp.171-2.
〔33〕精確な理解のためには規定の現実の解釈と運用を調べる必要があるだろう。盛永、二〇一六年の説明が詳しく、非常に有用である。また、本書の第1章の註42でも紹介したとおり、近年のオランダでは、法の規定の「耐えがたい苦しみ」が「生きるのに疲れた」という高齢者の孤独感を含むと理解されるべきかどうかの点が、社会的な議論の争点になっているという。この状況を見るかぎり、「耐えがたい苦しみ」の内容にかんする当国の理解は、患者にとって唯一の注意の対象といえるほどの著しい疼痛だけを指すとする見方からは、かけ離れているといっても差し支えないだろう。
〔34〕立岩・有馬編、二〇一二年、四五–五一頁。

結論

患者の死期を早めうる医療者のふるまいの是非をめぐっては、人々の道徳的意見が鋭く対立してきた。本書では、対立が生じている論点をできるだけ多く同定し、順次解決することを目指した。結局、長い論述になった。取り組んだ重要な問いを互いの連関に注目しながら列挙することで、全体を今いちど振り返っておくことが有益だろう。

重要な問いの中の多くは、同じ共通の根から発生した問いとして理解することができる。根にあるのは次の事実である。人の死を早めることは、たとえ本人に死にたいという強い希望があるときでも、他人の目から見ればその人の利益にならないことがあきらかな場合がある。このため、本人の利益にならないことがあきらかな場合でも本人の希望を尊重して死なせてよいといえるのか。このことがまず問題になる。実際、若くてからだの健康な人でも、強い希死念慮を持つことは、決して珍しくない。極端なことをいえば、人の希死念慮は、経済的な窮境や、あるいは文学熱から生じる場合さえある。そうした場合、人の命を縮めることに何の問題もないとは考えられないのではないか。また、死にたいという個人について、ものごとを適切に把握したり考えたりすることのできる精神状態にあると判定することが妥当なことはあるのか。あるとすればそれはどのような場合か。どのような基準にそくして判定されるべきか。これらの諸点が重要な論点となった。

ロナルド・ドゥオーキンによれば、死にかたや死ぬタイミングにかんする人々の自己決定は、各人の宗教的とさえ呼びうる重要な信念に基づいているものとみなされなくてはならず、したがって、たとえ第三者の目から見たときに当人の命の価値を損なうことがあきらかと思われる場合でも、必ず尊重されなくてはならない（第三者の価値観が個人に押しつけられてはならない）という。またダン・ブロックは、現在の臨床では、患者が判断力を欠いているというのでないかぎり、医療者が患者の選択に反した医療を施すことは許されないとするインフォームド・コンセントの原則が大前提となっている以上、本人が死にたいというのなら、たとえ生命維持が患者の利益になることのあきらかな場合でも、生命維持のための医療を差し控えることは医療者の義務であり、致死的な薬剤を投与することもまた正当化できると主張する。当然、これらの主張の妥当性にかんしても、前段落に述べたような各問いと突き合わせながら検討されなくてはならない。

右に述べた事実を共通の根として発生する問いは他にもまだある。ドゥオーキンやブロックが採るような個人の自己決定を絶対視する立場が（本書の第1章で論じたように）かりにまちがっているとすると、死にたいという個人の希望は、当人の利益と天秤にかけられなくてはならない。つまり、個人にいつどのようなしかたで死ぬことが許されるかは、部分的に、医療者や政策立案決定者といった第三者の判断に委ねられなくてはならない。重要な問題は、この判断が難しいということにある。

たとえば、もっぱら経済的動機や文学的動機から死のうとする個人を周囲が見過ごしたり積極的に手伝ったりすることは容認されるべきでないと考えるとして、ではどのような理由があればそれは容認できるのか。病気や機能障害があれば死んでもよいのか。つらい身体症状があることは条件なのか。不治や末期でなければならないのか。米国には、自力で立ち上がったり歩いたりできない人が、将来を悲観して死にたいといえば、それは合理的な希望だから認められてよいとする趣旨のことを述べた判例が存在する（［14－2］項）。オランダでは、妻や夫にさき立たれるなどした高齢者が「生きるのに疲れた」と思えば致死薬を投与されて死ぬことも許されているべきだとするルールの是非が、社会的な議論の主題となっている（第1章の註42）。これらの判例やルールは、本当に妥当だろうか。自力で歩けないから、あるいは生きるのに疲れたから等の理由で死にたいという人は、むしろ（ちょうど経済的動機による希死念慮が通常そうみなされているのと同じように）心理カウンセリングや心療内科の治療等の対象とみなされるべきではないだろうか。カウンセリングその他の支援を受けて、生きることにたいするまえ向きな気持ちを取り戻すべきといえないだろうか。

自殺念慮の持ち主が幇助の対象とみなされるべきか、それとも治療やカウンセリングの対象とみなされるべきか。この線引きは難しい。本書では、この判断の難しさのために、患者の生命維持に必要な医療の見送りや致死薬の使用を容認するルールが、機能障害者や高齢者や低所得者といった社会的弱者にリスクを強いると考えられることを指摘した。また、強い信念に基づいて死にたいという個人の自己決定が尊重されることの良さは、このリスクとも天秤にかけられる必要があることを述べた。

右に述べた事実以外にも、本書で取り組んだ問いの多くと関連するごく基本的で重要な事実が、もうひとつある。死にかたや死ぬタイミングにかんする個人の意向が、ときとして、当の個人以外の人々の利益とも深刻に対立、衝突することがあるという事実である。対立、衝突しうるのは、第一に、当の個人の家族など、身近な人の利益である。

たとえば、家族は患者に死んで欲しくないというかもしれない。また反対に、患者は死にたくないと思っていても、治療の費用や介護などにかかる負担を家族が避けたがるかもしれない。家族の意向や利益を完全に無視することはできないように思われるとすれば、それはどのようなしかたでどこまで考慮されるべきなのか。治療方針の決定にさいして家族には自分たちの意向を表明する機会が与えられているべきか。医療者は患者にたいし家族の利益を考慮するよう促すべきか。最終的に、患者より家族の意向のほうが優先されるべき場合はあるか。とくに、家族の利益と衝突しているのが、患者のリヴィング・ウィルである場合はどうか。そもそも、患者が家族の利益を慮って、家族の迷惑になりたくないから死にたいといえばこれは容認されるべきか。中には、本心をいえば生きていたいのだが、ただ家族のまえでそういい出せないにすぎない患者もあるかもしれない。死にたいという人の中にそのような患者が含まれている可能性もあるとすると、このことは問題にならないか。

さらに、死にかたにかんする個人の意向と対立、衝突しうるのは、家族など身近な人々の利益だけとはかぎらない。第二に、当の個人と同じ医療資源を必要とする他の患者や、医療費を負担する納税者など、死にかたを選択している時点における当の個人とは地理的、時間的に隔たったところにいる第三者の利益である場合も考えうる。本書では、この場合にかんして、医療資源が著しく不足している場合、高額な延命医療の利用にかんして年齢制限を設けることが正当化できるとする提案の妥当性を検討した。とくにこの場合の年齢制限は高齢者にたいする差別には当たらないというノーマン・ダニエルズの主張を取り上げ、吟味した。

高齢者を介護する家族の負担や、国の医療費の高騰は、終末期医療の倫理とのかかわりで、近年多くの先進国に共通する重要な社会問題となりつつある。そこでこの事実があるために生じるいくつかの問いを本書では大きく取り上げた。この点は類書と比較した場合の本書の特徴になっているといえるはずである。（ただし、とくに国の医療費の高騰を根拠とする生命維持医療の差し控え擁護論についての検討は、まったく不十分であることを認めなければならない。ダニエルズによる主張の他にも、同様の結論を支持する理論的な議論は実に数多く存在するが、本書では取り上げることができなかった。これらの他の理論に考察を加えることは、筆者にとっての今後の研究課題としたい。）

本書で取り組んだ問いの多くは、以上述べてきたふたつの事実から発生する問いとして、まとめて捉えることができる。

さらにまた、本書の考察のやはり多くの部分は、人の命の値の大きさや根拠にかんして、ごく基本的なところから問い直す大きな作業の一環として理解することも可能である。

患者の死期を早めうる医療者のふるまいが比較的幅広い状況で正当化できるとみなす人々の考えは、多くの場合、命のことを、幸福を経験するための土台あるいは基礎のようなものとしてのみ捉える見方によって支えられているように思われる。この見方にしたがえば、価値があるのは幸せであることであって、命は個人が幸せを経験できるための前提であるにすぎない。もちろん、命がなければ幸せもありえない、ということはだれでも認めるにちがいない。しかしまた、この見方のもとでは、幸せでなければ命そのものには価値がない。生きるか死ぬかの選択は、生き続けることが幸福をもたらすかどうかだけ考慮して決めるべきだということになるだろう。そこで、肉体の痛みがあったり、将来の見通しがきわめて暗かったりして、幸せに生きることが難しいと思われる状況では、命を破壊することに問題があると考える理由は見つからない。さてしかし、この見方は正しいだろうか。

本書の最後尾に置いたふたつの章では、人の命あるいは存在そのものに価値があるとするアイデアに根拠を与えることができるか、検証した。すなわち、人の命は、たとえ本人が主観的にそこに価値を見いだしておらず、また不幸でも、依然として破壊してはならないと考えるに足りるだけ大きな価値をそれ自体の内側に有している、とするアイデアである。かりにこのアイデアが正しいとすると、人には、からだの痛みがひどくても、将来の見通しがきわめて暗くても、自分の命あるいは自分という存在を惜しんで生き延びるべきときがある、と考えることが可能である。この可能性を検証した。

さらにまた、命の価値のありようにかんするこれらの理論的な主張の妥当性にかんする検討を踏まえつつ、より具体的なレベルの問いにも回答を試みた。たとえば、人の命の価値は本人が高齢になるほど小さくなるか、重度機能障害者の命は生きるに値しないとする意見は正しいか、等の問いである。

以上で列挙した問いにたいする本書の回答は、主として各章の最後に置いた結語の中でまとめたため、ここではくりかえさない。各回答のさらに詳しい内容は、目次と索引を活用しながら本論中の該当箇所を直接に確認していただきたい。

ただし、本論の中では答えを十分に示しきれなかった重要な問題がひとつある。そこで、最後に、この問題だけ、この場で回答しておこう。問題というのは、特別に大きなからだの痛みを経験している病人のケースをどう扱うかの問題である。このケースについては、本書中いくつかの箇所で言及してきたが、そのつど当該箇所の文脈上必要と思われる最小限の考察しか加えてこなかった。このため、そのような病人がどのように扱われるべきか、本人が死にたいといえばその命を縮めることでも許されているべきかの問題について、本書の最終的な結論がここまでで十分あきらかになっているとはいいにくい。そこで、関連各箇所における本書の論述の要点を引いたうえ、つなげてまとめておこう。そうすることはまた、本書の重要な議論の流れのひとつを明確にすることにも役立つにちがいない。

第5章では、表皮水疱症の患者の事例（事例⑲）を引用した。たとえばあの事例のように、死ぬまで続くきわめて大きな肉体的疼痛を経験している病人の場合にかんしては、ひとりの人間の死にかたとして、あくまで痛みに耐えて長く生きることのほうが望ましいという主張は、たいていの人の目にはあまり説得的と映らないかもしれない。生命を神聖とみなす各種の宗教などいくつかのよく知られた伝統的な思想は、一般に、神聖とされる命の価値を守るためであればどれほど大きな苦痛でも耐えなければならない、という結論を支持するように見える。本書では、この点を、それらの伝統思想が抱える難点として指摘してきた。さてしかし、ではきわめて大きい苦痛を経験している病人については結局のところどのように扱うことが適切なのか。生命維持医療の見送りや、致死薬の使用や、持続的で深い鎮静など、人の命を短縮しうる医療処置は、倫理的に許されるのか。

この問いにたいする本書の最終的な結論は次のとおりである。本書の第6章では、人の存在に内在的価値があるという見方を最終的には擁護できると結論した。そこで、原則的な考えかたとしては、それ以上生き続けても本人の利益にならないことが分かっていてかつ本人が死にたいと思っていることは、人の生命を短縮することが正当化できるといえるための十分な理由にはならない。たとえ大きい肉体的疼痛があり、本人がそのために生きる意欲を失っていても、人にはあくまで自分の存在を惜しみ、痛みに耐えて生き延びるべき場合があるはずである。

しかし、他面、人が自分の存在の内側に宿る価値を守るために耐えなければならない苦痛には、限度がある。第6章では、ディヴィッド・ヴェレマンの主張を擁護して、この限度がどこにあるかについてもあきらかにして述べた。具体的には、当人にとって苦痛が唯一の注意の対象であるほど大きく、合理的に思考することを不可能にする場合である。そこで、今述べた一般的考えかたの例外として、限度を超えた苦痛がある場合にかぎり、人の生命を短縮することが正当化できると主張した。苦痛が限度を超えている場合、ひとりの人間の死にかたとしては、その苦痛に耐えてすこしでも死期を遅らせることを望ましいこととはもはやみなせない。（第6章の議論が正しければ、苦痛が限度を超えている場合、人の存在に内在する価値を守ることの良さは、生命を短縮することで患者を苦痛から解放することにある良さと対立しない。生命を短縮することが正当化できるのは、後者の良さが前者の良さを上まわるからではなく、双方の価値がそもそも対立、衝突しなくなるからだと考えることができる。）事例⑲の患者が経験した痛みのていどは、この例外的場合に該当する可能性がある。

尚、以上二段落かけて述べてきた考えかたによって答えることが企図されているのは、あくまで、ひとりの人間の死にかたとして何が望ましいかの問題である。この点はよく留意される必要がある。この問題は、多くの人の死にかたに影響するルールとしてはどのようなルールが望ましいかの問題とは、区別されなければならない。ふたつは別々の問題だからである。たとえ、ひとりの人間の死にかたとしては、場合によって、生命維持医療を見送ったり致死薬の処方や投与を受けたりして死期を早めることが例外的に望ましいといえることがあるとしても、だからといって、「これこれの場合には生命維持医療の見送りや致死薬の使用が容認される」という内容のルールをつくって公にすることはあくまで正当化できないということが考えうる。ルールにはリスクがともなう。今の問題の場合のリスクは社会的に弱い立場にある人々が負わなければならない。もちろんルールを設けることに利点がないというわけではない。しかし、どのようなルールが望ましいかの問題を考えるときは、利点とリスクを天秤にかけて比較衡量する必要がある。

この点については、第4章第16節で、比較衡量に有用と目される論点を整理した。合法化の利点はどれも多くの人が最初に想像するより小さく、また、リスクを否定する理由はないと思われることを述べた。しかし後段の第6章における結論が正しいとすると、この比較衡量にかんしても、第16節の論点整理のしかたにはすこし修正を加えなければならない。実際、合法化の利点は、第16節で述べたよりもさらに小さいと考えられる理由がある。第16節では、死にたいという患者の意向を尊重できることと、患者を死にたいと思うほどの苦痛から解放できることを、どちらもそれ自体が望ましいことであるとして、合法化の利点にカウントしてあった。しかし、人の存在がそれ自体で価値を有しているとすると、患者の死にたいという意向を叶えることや患者を苦痛から解放することは、当の苦痛が限度を超えて大きい場合以外、それ自体では望ましいこととみなせない。したがって、苦痛が限度を超えて大きい場合以外、合法化によって実現することのできる利点に数え上げることもできないというべきである。

あとがき

本書とかかわりのある主題に最初に取り組んだのは米国の大学院に留学していたときだ。ドナー・カードやリヴィング・ウィルを尊重することがなぜ良いことだといえるのかの問題について、レポートをまとめ、指導教員だったストゥアート・ヤングナー先生に見ていただいた。先生のオフィスで会ってたくさんコメントをもらい、また、論文として雑誌に投稿するよう勧められたことが励みとなった。このレポートは、しばらくあと、日本語に訳して大幅に短くしたものが日本生命倫理学会の学会誌に掲載された。

あれから、もちろんこの主題だけを研究していたわけではなかったが、一〇年以上が経ってしまった。一〇年の研究の成果をまとめたというと大仰にきこえるかもしれないが、一〇年以上ひとつのテーマについて継続して研究していたのは事実だ。もっと早くからずっと本を出したいと思ってきた。しかし、研究しているあいだは常に楽しかった。長いあいだ面白いと感じ続けながら取り組めるテーマだった。書いているときに感じてきた面白さも合わせて読む人に伝われば幸いである。

今の勤務先の同僚からは、暗いテーマをやっているんだね、といわれたことがある。若いのに似合わない、といわれたこともある（その当時は二〇代だった）。論文を読んでくれた方から、こういうあかるい性格の人が書いているとは思わなかった、といわれたことは三回あった(もしかしたら、初対面の人のまえで毎回私が多少興奮気味だったのかもしれない)。もちろん、深刻な側面が大きいテーマだ。命にかかわる病気にかかったときでも面白いと感じながら考えることができるかは分からない。しかし、このテーマにかんして、狭い意味でのいわゆる当事者だけが考察したり意見を述べたりするだけで十分だ、と考えることはないだろう。比較的穏やかな気持ちで、いろんな立場の人に共感しながら、多様な意見をじっくり読み込み、技術の進歩や政策的取り決めの工夫にも関心を寄せる。もちろんいつかは自分にも降りかかってくる問題かもしれないと思って真剣に、しかしときには難しい謎解きに挑戦するときのように頭を働かせつつ、考える人が、たくさん出てくることが望ましいのではないか。実際、若くても、当事者とはいいがたい立場からでも、関心を持つことのできる魅力的な要素がいっぱい詰まったテーマだと考えている。

帰国後、立命館大学の立岩真也先生の研究プロジェクトに一〇か月、次に東京大学では赤林朗先生の研究プロジェクトに三年間、参加した。どちらのプロジェクトもいわゆる生命倫理や医療倫理と呼ばれる分野と関連の強い内容だった。両先生からは、一緒に本や論文を書くよう誘っていただいた。貴重な執筆の機会となった。とくに本書の構成は、立岩先生と本を書いたとき最初に考えたことが原形になっている。またどちらのプロジェクトでも、自分と同じ分野で活躍する、同世代(かすこしうえ)の、自分より優れた同僚とたくさん知り合うことができた。ふたりの先生(と、またとくに後者のプロジェクトに誘ってくださった児玉聡さん)にいちばん感謝しなければならないのはそのような場に自分を加えてくれたことにたいしてかもしれない（この点をとくに感謝するべきだということも、東京大学で会った同い年の同僚である井上悠輔さんから教えてもらった）。

立命館大学にいたときの同僚である安部彰さん、坂本徳仁さん、堀田義太郎さんとは、その後ファイザーヘルスリサーチ振興財団の助成を受けて、安楽死、尊厳死にかんする共同研究のグループをつくった。このグループの研究会で発表したことの内容と、発表にたいして皆からもらった意見は、本書の第1章や第5章を書くときに役立った。人と研究することの楽しさを知ることができたのもこのグループのおかげである。

東京大学のときの同僚たちからは、研究の方法を大いに学んだと同時に、研究と臨床のつながりかたについても教えてもらった。医療関係の資格がなくても、病院で講演したり、倫理委員会に入っていたり、病院の職員と事例検討会を企画したり、いろいろなかたちで臨床の医療者とかかわっている同僚が何人もいた。同僚たちを見ていると、かれらが研究の中で得てきたという知識や主張は、病院で働く人々からもよく有用視されているように思われた。それまでもそういうことはありえるはずだ、あるいは、そういうことがなくてはならない、と思ってはいたものの、あの頃多くの優れた実例を身近に見ることができたことは力になった。（全員のお名前までは挙げないが、たとえば研究室で私と背中合わせに座っていた田代志門さんは、毎月のように講演や雑誌論文等の原稿の〆切を抱えておられ、執筆途中のスライドや草稿をよく見せてくれた。）

二〇一〇年には、私自身も、新横浜にある横浜労災病院の倫理委員会に外部委員として入れていただくことになった。これをきっかけに、他の病院等でも委員会に参加したり、講演に呼んでいただいたりすることが増えてきた。正直のところ、私には自分がかつての同僚たちほどこの方面で人の役に立っているとは中々思えない。しかし、病院の医療者や職員と話していて、自分が的外れなことをいっているか、いくらかでも要領を得たことを述べられているかの区別ていどのことはすこしずつ分かるようになってきたようである。この感覚が、臨床の問題を主題とする本書の執筆にも活かせていることを願っている。それにつけても、あまり有用でない私を長く参加させてくださっている横浜労災病院の関係者の方々にはこの場を借りて感謝の意を表したい。

春風社の岡田幸一編集長と石橋幸子営業部長には、本書を構想するまえの段階から何度も研究室に来ていただいた。岡田さんから草稿について「旗幟鮮明」でよいと褒められたのが嬉しかったから、このことばをまえがきでつかわせていただいた。お二人と出版社には、本の執筆を促していただいたこと、本を実際にこうして出版していただけること、また、刊行までに必要な作業の流れや計画の立てかたについて実際的な助言を受けたことにも感謝している。また編集の横山奈央さんには丁寧な校正をいただくと同時に、細かなレイアウトにいたるまで相談にのっていただいた。

尚、本書は、以下の助成金を受けて行われた研究の成果である。公益財団法人ファイザーヘルスリサーチ振興財団研究助成（「安楽死・尊厳死の是非に関する規範的研究」、平成二一年度国内共同研究、満三九才以下の部、二〇〇九～二〇一〇年）、文部科学省・日本学術振興会 科学研究費補助金 若手研究（B）（「非帰結主義の論理を踏まえた消極的安楽死の是非に関する研究」、課題番号24720002、二〇一二～二〇一五年）、同若手研究（B）

（「消極的安楽死の合法化が社会的弱者に及ぼしうる否定的影響に関する倫理学研究」、課題番号15K16607、二〇一五～二〇一八年）、同基盤研究（C）（「医療におけるラショニングと差別に関する倫理学研究」、課題番号18K00046、二〇一八年～現在）。また本書の出版には「まえがき」の最後に記した助成を受けた。

本書の結論部にも書いたが、執筆の途上では、研究のアプローチとのかかわりでひとつ大きな限界を感じるようになった。本書では、人の死期が早められることの是非をあきらかにするという目的のため、主として、医療者による臨床判断に注目しながら考察を進めた。他方、延命医療の実施の範囲など、個人の死期を左右する事柄は、大半の人が病院で死ぬ今の社会にあっても、現実にはすべてが医療者による臨床レベルの判断で決まるわけではない。むしろ、皆保険の支払い範囲や移植用臓器の分配等にかんする政策決定過程での判断による部分が大きい。（臨床レベルの課題と政策レベルの課題の区別については本書の［2－1］項で述べた。）しかし本書では、この種の政策レベルの判断の妥当性については、第3章で部分的に考察することしかできなかった。今後は、この点の不足を補う方向で研究をさらに展開してみたい。技術の進展と個人の人生の望ましい終わりかたとのかかわりを考えるという主題はそのまま、臨床の問題に注目したこれまでの研究に、医療資源の分配にかんする政策的な課題の検討を追加するしかたで研究を繋いでいくことができれば、関心を長く持続させながら取り組めるにちがいない。また一〇年くらいかけてじっくり研究したあと次の本が出せたらどんなにかすばらしいだろう。

最後に、この本が出たときは、病院で働きながら育ててくれた父利治と母克子、留学中に出会ってから今までずっと研究や仕事も含めどんなことでも課題がある日はいつも話を聞いてくれ、いちばん適切な助言をくれる妻のローラ、それから、本を読むのが好きな娘の悦のところへ、最初に持っていって見てもらいたいと思っている。

文献一覧

Ackerman, Felicia, 1998, "Assisted Suicide, Terminal Illness, Severe Disability, and the Double Standard," in Battin, Rhodes and Silvers eds., 1998, 149-61.

———, 2000, " "For Now Have I My Death": The "Duty to Die" versus the Duty to Help the Ill Stay Alive," *Midwest Studies in Philosophy*, 24, 172-85.

Albrecht, G.L. and P. Higgins, 1977, "Rehabilitation Success: The Interrelationships of Multiple Criteria," *Journal of Health and Social Behavior*, 18, 36-45.

Albrecht, G.L. and P.J. Devlieger, 1999 "The Disability Paradox: High Quality of Life against All Odds," *Social Science and Medicine*, 48, 977-88.

Alexander, Leo, 1949, "Medical Science under Dictatorship," *New England Journal of Medicine*, 241, 39-47.

Alsop, Stewart, 1974, "The Right to Die with Dignity," *Good Housekeeping*, August, 69.

Amundson, Ron, 2005, "Disability, Ideology, and Quality of Life: A Bias in Biomedical Ethics," in Wasserman, Bickenbach and Wachbroit eds., 2005, 101-24.

Annas George and J. Densberger Joan E., 1984, "Competence to Refuse Medical Treatment: Autonomy vs. Paternalism,"

University of Toledo Law Review, 15, 561-96.

Arima, Hitoshi and Akira Akabayashi, 2015, "Futile Care," in Peter Papadakos and Mark Gestring eds., *Encyclopedia of Trauma Care*, Springer, 666-71.

———, 2016, "Advance Directive," in Hank ten Have ed., *Encyclopedia of Global Bioethics*, Springer, 46-54.

Armstrong, D.M., 2004, *Truth and Truthmakers*, Cambridge University Press.

Arras, John, 2006, "On the Slippery Slope in the Empire State: The New York State Task Force on Physician-Assisted Death," in Mappes and DeGrazia eds., 2006, 431-7.

Battin, Margaret Pabst, 1994a, *The Least Worst Death: Essays in Bioethics on the End of Life*, Oxford University Press.

———, 1994b, "Is There a Duty to Die?: Age Rationing and Just Distribution of Health Care," in Battin, 1994a, 58-79.

———, 1994c, "Euthanasia: The Fundamental Issues," in Battin, 1994a, 101-29.

———, 1995, *Ethical Issues in Suicide*, Prentice Hall.

Battin, Margaret Pabst, Rosamond Rhodes and Anita Silvers eds., 1998, *Physician Assisted Suicide: Expanding the Debate*, Routledge.

Battin, Margaret et al., 2007, "Legal Physician-Assisted Dying in Oregon and the Netherlands: Evidence Concerning the Impact on Patients in "Vulnerable" Groups," *Journal of Medical Ethics*, 33, 591-7.

Beauchamp, Tom L. ed., 1996, *Intending Death: The Ethics of Assisted Suicide and Euthanasia*, Prentice Hall.

Beauchamp, Tom L. and James F. Childress, 2013, *Principles of Biomedical Ethics: Seventh Edition*, Oxford University Press［トム・L・ビーチャム、ジェイムズ・F・チルドレス、二〇〇九年、『生命医学倫理 第五版』、立木教夫・足立智考訳、麗澤大学出版会（＊Fifth Editionの邦訳）］.

Beabout, Greg, 1989, "Morphoine Use for Terminal Cancer Patients: An Application of the Principle of Double Effect," in Woodward ed., 2001, 298-311.

Bennett, Jonathan, 1994a, "Whatever the Consequences," in Steinbock and Norcross eds., 1994, 167-91.

———, 1994b, "Negation and Abstention: Two Theories of Allowing," in Steinbock and Norcross eds., 1994, 230-56.

———, 1995, *The Act Itself*, Clarendon Press.

Berlin, Isaiah, 2002, "Two Concepts of Liberty," in Henry Hardy ed. *Liberty*, Oxford University Press, 166-217［アイザィア・バーリン、一九七一年、「二つの自由概念」、生松敬三訳、アイザィア・バーリン、『自由論』、小川晃一他訳、みすず書房、二九五－三九〇頁］.

Bickenbach, Jerome, 1998, "Disability and Life-Ending Decisions," in Battin, Rhodes and Silbers eds., 1998, 123-32.

Billings, J. Andrew, 2014, "Palliative Sedation," in Quill and Miller eds., 2014, 209-30.

Blank, Robert H. and Janna C. Merrick, 2005, *End-of-Life Decision Making: A Cross-National Study*, MIT Press.

———, 2011, "End-of-Life Decision Making Across Cultures," *Journal of Law, Medicine & Ethics*, 39 (2), 201-14.

Blustein, Jeffrey, 1993, "The Family in Medical Decisionmaking," *The Hastings Center Report*, 23 (3), 6-13.

Brandt, Richard B., 1978, "Defective Newborns and the Morality of Termination", in M. Kohl ed., *Infanticide and the Value of Life*, Prometheus Books［リチャード・ブラント、一九八八年、「欠損新生児の生存権」、山内志朗訳、加藤・飯田編（一九八八年）、一四九－六四頁］.

———, 1979, *A Theory of the Good and the Right*, Clarendon Press.

———, 1992a, *Morality, Utilitarianism, and Rights*, Cambridge University Press.

———, 1992b, "The Morality and Rationality of Suicide," in Brandt, 1992a, 315-35.

———, 1992c, "Public Policy and Life and Death Decisions Regarding Defective Newborns," in Brandt, 1992a, 354-69.

Brauer, S., 2009, "Age Rationing and Prudential Lifespan Account in Norman Daniels' Just Health," *Journal of Medical Ethics*, 35, 27-31.

Brillhart, Barbara, Hazel Jay and Mary Ellen Wyers, 1990, "Attitudes Toward People with Disabilities," *Rehabilitation Nursing*, 15(2), 80-2&5

Brock, Dan, 1992, "Voluntary Active Euthanasia," *Hastings Center Report* 22, 10-22（reprinted in Brock, 1993a, 202-32）.

———, 1993a, *Life and Death*, Cambridge University Press.

———, 1993b, "Forgoing Life-Sustaining Food and Water: Is It Killing?" in Brock, 1993a, 184-201.

———, 2005, "Preventing Genetically Transmitted Disabilities while Respecting Persons with Disabilities," in Wasserman, Bickenbach and Wachbroit eds., 2005, 67-100.

Buchanan, Allen, and Dan Brock, 1990, *Deciding for Others*, Cambridge University Press, 1990.

Callahan, Daniel, 1987, *Setting Limits: Medical Goals in an Aging Society*, Simon & Schuster［ダニエル・カラハン、一九九〇年、『老いの医療――延命主義医療に代わるもの』、山崎淳訳、早川書房］.

———, 2000, "Our Burden upon Others: A Response to John Hardwig," in Hardwig, 2000a, 139-45.

Cameron, Paul et al., 1973, "The Life Satisfaction of Nonnormal Persons," *Journal of Consulting and Clinical Psychology*, 41（2）, 207-14.

Caplan, Arthur L., and Daniel H. Coelho eds., 1998, *The Ethics of Organ Transplants: The Current Debates*, Prometheus Books.

Cavanagh, J.T.O, et al., 2003, "Psychological Autopsy Studies of Suicide: A Systematic Review," *Psychological Medicine*, 33, 395-405.

Cherny, Nathan I., Lukas Radbruch, and The Board of the European Association for Palliative Care (EAPC), 2009, "European Association for Palliative Care (EAPC) Recommended Framework for the Use of Sedation in Palliative Care," *Palliative Medicine*, 23 (7), 581-93.

Childress, J.F., 1982, *Who Should Decide? Paternalism in Health Care*, Oxford University Press.

Cohen-Almagor, Raphael, 2010, *Euthanasia in the Netherlands: The Policy and Practice of Mercy Killing*, Kluwer Academic Publishers.

Coleman, Diane, 2002, "Not Dead Yet," in Kathleen Foley and Herbert Mendin eds., *The Case Against Assisted Suicide: For the Right to End-of-Life Care*, Johns Hopkins University Press, 213-37.

Coyle N. et al., 1990,"Character of Terminal Illness in the Advanced Cancer Patient: Pain and Other Symptoms During the Last Four Weeks of Life," *Journal of Pain and Symptom Management*, 5(2), 83-93.

Daniels, Norman, 1983, "Justice between Age Groups: Am I My Parents' Keeper?" *The Milbank Memorial Fund Quarterly, Health and Policy*, 61 (3), 489-522.

———, 1985, *Just Health Care*, Cambridge University Press.

———, 1987, *Am I My Parents' Keeper? An Essay on Justice between the Young and the Old*, Oxford University Press.

———, 2008a, *Just Health: Meeting Health Needs Fairly*, Cambridge University Press.

———, 2008b, "Justice Between Adjacent Generations: Further Thoughts," *The Journal of Political Philosophy*, 16 (4), 475-94.

Daniels, Norman and James Sabin, 2004, *Setting Limits Fairly: Learning to Share Resources for Health: Second Edition*, Oxford University Press.

Deluty, Robert H., 1988, "Physical Illness, Psychiatric Illness, and the Acceptability of Suicide," *Omega*, 19, 79-91.

Dickinson Heather, et al., 2007, "Self-Reported Quality of Life of 8-12-Year-Old Children with Cerebral Palsy: A Cross-Sectional European Study," *Lancet*, 369, 2171-8.

Donagan, Alan, 1977, *The Theory of Morality*, University of Chicago Press.

Drane, J.F., 1985, "The Many Faces of Competency," *Hastings Center Report*, 15 (2), 17-21.

Dworkin, Gerald, 1998, "Public Policy and Physician Assisted Suicide," in Dworkin, Frey and Bok, 1998, 64-80.

Dworkin, Gerald, R.G. Frey and Sissela Bok, 1998, *Euthanasia and Physician-Assisted Suicide*, Cambridge University Press.

Dworkin, Ronald, 1993, *Life's Dominion: An Argument about Abortion, Euthanasia and Individual Freedom*, Vintage Books［ロナルド・ドゥオーキン、一九九八年、『ライフズ・ドミニオン——中絶と尊厳死そして個人の自由』、水谷英夫・小島妙子訳、信山社］.

Dworkin, Ronald, Thomas Nagel, Robert Nozick, John Rawls, T.M. Scanlon, and Judith Thomson, 2008, "Assisted Suicide: The Philosophers' Brief," in B. Steinbock, A. London and J. Arras eds., *Ethical Issues in Modern Medicine: Contemporary Readings in Bioethics: Seventh Edition*, McGraw-Hill, 488-96.

Eisenberg, M.G. and C.C. Saltz, 1991, "Quality of Life Among Aging Spinal Cord Injured Persons: Long Term Rehabilitation Outcomes," *Paraplegia*, 29, 514-20.

Emanuel, J. Ezekiel, 1995, *The Ends of Human Life*, Oxford University Press.

Emanuel, J. Ezekiel et al., 1996, "Euthanasia and Physician-Assisted Suicide: Attitudes and Experiences of Oncology Patients, Oncologists, and the Public," *Lancet*, 347 (29), 1805-10.

Emanuel, J. Ezekiel, Diane L. Fairclough and Linda L. Emanuael, 2000, "Attitudes and Desires Related to Euthanasia and Physician-Assisted Suicide Among Terminally Ill Patients and Their Caregivers," *Journal of American Medical*

Association, 284 (19), 2460-8.

Faden, Ruth R and Tom L. Beauchamp, 1986, *A History and Theory of Informed Consent*, Oxford University Press. [R・フェイドン、T・ビーチャム、一九九四年、『インフォームド・コンセント』、酒井忠昭・秦洋一訳、みすず書房]

Feinberg, Joel, 1984, *Harm to Others*, Oxford University Press.

Feldman, Fred, 1992, "The Morality and Rationality of Suicide," in Feldman, *Confrontations with the Reaper*, Oxford University Press, 210-24.

Fellinghauer, Bernd, et al., 2012, "Explaining the Disability Paradox: A Cross-Sectional Analysis of the Swiss General Population," *BMC Public Health*, 12(655), 1-9.

Fine, Michelle and Adrienne Asch, 1988, "Disability beyond Stigma: Social Interaction, Discrimination, and Activism," *Journal of Social Issues*, 44(1), 3-21.

Foot, Philippa, 1994, "Killing and Letting Die," in Steinbock and Norcross eds., 1994, 280-9.

————, 2002, "The Problem of Abortion and Doctrine of Double Effect," in Philippa Foot, *Virtue and Vices and Other Essays in Moral Philosophy*, Clarendon Press, 2002, 19-32.

Frey, R.G., 1998, "The Fear of a Slippery Slope," in Dworkin, Frey, and Bok eds., 1998, 43-63.

Fuhrer, Marcus J., 1994, "Subjective Well-Being: Implications for Medical Rehabilitation Outcomes and Models of Disablement," *American Journal of Physical Medicine & Rehabilitation*, 73, 358-64.

————, 2000, "Subjectifying Quality of Life as a Medical Rehabilitation Outcome," *Disability and Rehabilitation*, 22(11), 481-9.

Ganzini, Linda, Elizabeth R. Goy and Steven K. Dobscha, 2008, "Prevalence of Depression and Anxiety in Patients Requesting Physicians' Aid in Dying: Cross Sectional Survey," *British Medical Journal*, 337, 1-5.

Garrison, Marsha and Carl E. Schneider, 2015, *The Law of Bioethics: Individual Autonomy and Social Regulation: Third Edition*, West Academic Publication.

Gert, Bernard,Charles M. Culver and K.Danner Clouser, 2006, *Bioethics: A Systematic Approach: Second Edition*, Oxford University Press.

Gill, Carol J., 1999, "The False Autonomy of Forced Choice: Rationalizing Suicide for Persons with Disabilities" in James Werth Jr. ed., *Contemporary Perspectives on Rational Suicide*, Routledge, 171-80.

Glover, Jonathan, 1977, *Causing Death and Saving Lives*, Penguin.

Gorsuch, Neil M., 2009, *The Future of Assisted Suicide and Euthanasia*, Princeton University Press.

Griffiths, John, Alex Bood and Heleen Weyers, 1998, *Euthanasia and Law in the Netherlands*, Amsterdam University Press.

Griffiths, John, Heleen Weyers and Maurice Adams, 2008, *Euthanasia and Law in Europe*, Hart Publishing.

Grisso, Thomas, and Paul S. Appelbaum, 1998, *Assessing Competence to Treatment: A Guide for Physicians and Other Health Professionals*, Oxford University Press［トマス・グリッソ、ポール・S・アッペルボーム、二〇〇〇年、『治療に同意する能力を測定する——医療・看護・介護・福祉のためのガイドライン』、北村總子・北村俊則訳、日本評論社］.

Hardwig, John, 2000a, *Is There a Duty to Die?* Routledge.

———, 2000b, "What About the Family?: The Role of Family Interests in Medical Decision Making," in Hardwig, 2000a, 29-43.

——, 2000c, "Is There a Duty to Die?" in Hardwig, 2000a, 119-36.

Hare, R. M., 1981, *Moral Thinking: Its Levels, Methods, and Point*, Clarendon Press［R・M・ヘア、一九九四年、『道徳的に考えること――レベル・方法・要点』、内井惣七・山内友三郎訳、勁草書房］.

——, 2009, "A Utilitarian Approach," in Helga Kuhse and Peter Singer eds., *A Companion to Bioethics: Second Edition*, Wiley Blackwell, 2009, 85-90.

Harman, Gilbert, 1998, "Moral Relativism," in Gilbert Harman and Judith Jarvis Thomson, *Moral Relativism and Moral Objectivity*, Blackwell, 1998, 1-64.

Harris, John, 1981, "Ethical Problems in the Management of Some Severely Handicapped Children," *Journal of Medical Ethics*, 7, 117-24.

——, 1985, *The Value of Life*, Routledge.

Hastings Center, 1987, *Guidelines on the Termination of Life-Sustaining Treatment and the Care of the Dying*, Indiana University Press.

Hendin, Herbert, 1997, *Seduced by Death: Doctors, Patients, and Assisted Suicide: Revised and Updated*, Norton&Company.

Hensel, E., et al., 2002, "Subjective Judgements of Quality of Life: A Comparison Study between People with Intellectual Disability and Those without Disability," *Journal of Intellectual Disability Research*, 46(2), 95-107.

Hill Jr., Thomas, 1991, "Self-Regarding Suicide," in Thomas Hill Jr., *Autonomy and Self-Respect*, Cambridge University Press, 85-103.

——, 2006, "Kantian Normative Ethics," in David Copp ed., *Oxford Handbook of Ethical Theory*, Oxford University Press, 480-516.

Jecker, Nancy S., 2013, "Justice between Age Groups: An Objection to the Prudential Lifespan Approach," *The American Journal of Bioethics*, 13 (8), 3-15.

Jones, Jennifer M. et al., 2003, "Symptomatic Distress, Hopelessness, and the Desire for Hastened Death in Hospitalized Cancer Patients," *Journal of Psychosomatic Research*, 55, 411-8.

Kamisar, Yale, 1969, "Euthanasia Legislation: Some Nonreligious Objections," in A.B. Downing ed., *Euthanasia and the Right to Death: The Case for Voluntary Euthanasia*, Peter Owen, 1969, 85-133.

Kamm, Frances, 1993, *Morality, Mortality, Volume 1*, Oxford University Press.

———, 1996, *Morality, Mortality, Volume 2*, Oxford University Press.

———, 1998, "Physician-Assisted Suicide, Euthanasia, and Intending Death," in Battin, Rhodes and Silvers eds., 1998, 28-62.

———, 1999, "Physician-Assisted Suicide, the Doctrine of Double Effect, and the Ground of Value," *Ethics*, 109 (1), 586-605.

Keenan, James, 1996, "The Concept of Sanctity of Life and Its Use in Contemporary Bioethical Discussion," in Kurt Bayertz ed., *Sanctity of Life and Human Dignity*, Kluwer Academic Publisher, 1-18.

Keown, John, 2002, *Euthanasia, Ethics and Public Policy: An Argument against Legalization*, Cambridge University Press.

———, 2015, "'Palliative Sedaition,' Ethics and the Law: An Overview of the 'Sanctity of Life,' 'Best Interests,' and 'Autonomy'," in Taboada ed., 2015, 91-109.

Keyserlingk, Edward, 1983, "Sanctity of Life and Quality of Life: Are They Compatible? " Law Reform Commission of Canada [エドワード・カイザーリンク、一九八八年、「生命の尊厳と生命の質は両立可能か」、黒崎政男訳、加藤・飯田編(一九八八年)、三一一八頁].

Kouwenhoven, Pauline SC., et al., 2015, "Opinions about Euthanasia and Advanced Dementia: A Qualitative Study among Dutch Physicians and Members of the General Public," *BMC Medical Ethics*, 16(7), 1-6.

Kuhse, Helaga and Peter Singer, 1985, *Should the Baby Live?* Oxford University Press.

————, 2002, "Should All Seriously Disabled Infants Live?" in Singer, 2002a, 233-45.

Lamb, David, 1998, *Down the Slippery Slope: Arguing in Applied Ethics*, Routledge.

Lifton, Robert Jay, 1986, *The Nazi Doctors: Medical Killing and Psychology of Genocide*, Basic Books.

Lintern, Tracey C. et al., 2001, "Quality of Life (QoL) in Severely Disabled Multiple Sclerosis Patients: Comparison of Three QoL Measures Using Multidimensional Scaling," *Quality of Life Research*, 10(4), 371-8.

Lorber, John, 1975, "Ethical Problems in the Management of Myelomeningocele and Hydrocephalus," *Journal of Royal College of Physicians*, 10 (1), 47-60.

Maeda I. et al., 2016, "Effects of Continuous Deep Sedation on Survival in Patients with Advanced Cancer," *Lancet Oncology*, 17, 115-122.

Majnemer, Annette, et al., 2007, "Determinants of Life Quality in School-Age Children with Cerebral Palsy," *Journal of Pediatrics*, 151(5), 470-5&475.e1-3.

Mappes, Thomas A. and David DeGrazia, 2006, *Biomedical Ethics: Sixth Edition*: McGraw-Hill.

Mappes, Thomas A. and James S. Zembaty, 1994, "Patient Choices, Family Interests, and Physician Obligations," *Kennedy Institute of Ethics Journal*, 4 (1), 27-46.

Marquis, Don, 1998a, "Why Abortion is Immoral," in Pence ed., 1998, 183-200.

————, 1998b, "The Weakness of the Case for Legalizing PAS," in Battin, Rhodes and Silvers eds., 1998, 267-78.

Martin, Rober M., 2001, "Suicide and Self-Sacrifice," in Woodward ed., 2001, 270-88.

Maynard, Britany, 2014, "My Right to Death with Dignity," CNN Opinion, Nov.2, http://edition.cnn.com/2014/10/07/opinion/maynard-assisted-suicide-cancer-dignity/（二〇一八年八月時点閲覧可）.

Mayo, David and Martin Gunderson, 2002, "Vitalism Revitalized: Vulnerable Populations, Prejudice, and Physician-Assisted Death," *Hastings Center Report*, 32, no.4, 14-21.

McKerlie, Dennis, 2002, "Justice Between the Young and the Old," *Philosophy & Public Affairs*, 30（2）, 152-77.

McMahan, Jeff, 2002, *The Ethics of Killing: Problems at the Margins of Life*, Oxford University Press.

Menzel, Paul T., 1990, *Strong Medicine: The Ethical Rationing of Health Care*, Oxford University Press.

――――, 1993, "Justification and Implications of Age-Influenced Rationing," in Winslow and Walters eds., 1993, 3-24.

Michel, Vickie, 2006, "Suicide by Persons with Disabilities Disguised as the Refusal of Life-Sustaining Treatment," in Mappes and DeGrazia eds., 2006, 335-40.

Miyashita, Mitsunori et al,. 2007, "Barriers to Providing Palliative Care and Priorities for Future Actions to Advance Palliative Care in Japan: A Nationwide Expert Opinion Survey," *Journal of Palliative Medicine*, 10（2）, 390-9.

Motto, Jerome, 1998, "The Right to Suicide," in Pence ed., 1998, 67-72.

Nagel, Thomas, 1979, "Death," in Thoams Nagel, *Mortal Questions*, Cambridge University Press, 1-10［トマス・ネーゲル、一九八九年、「死」、トマス・ネーゲル、『コウモリであるとはどのようなことか』、永井均訳、勁草書房、一―一六頁］.

New York State Task Force on Life and the Law, 1994, *When Death is Sought: Assisted Suicide and Euthanasia in Medical Context*, New York, The New York State Task Force on Life and the Law.

Not Dead Yet and American Disabled for Attendant Programs Today（ADAPT）, 1997, "Amici Curiae Brief of Not Dead Yet and American Disabled for Attendant Programs Today in Support of Petitioners, Vacco v. Quill, 521 U.S. 793," http://kwing.christiansonnet.org/sourcebook/_reports/euthanasia_rep_USsupreme.htm（二〇一八年八月時点閲覧可）.

Nozick, Robert, 1974, *Anarchy, State, and Utopia*, Basic Books［ロバート・ノージック、一九九五年、島津格訳、『アナーキー・国家・ユートピア――国家の正当性とその限界』、木鐸社］.

O'Connor, Sandra Day, 2006, "Concurring Opinion in Washington v. Glucksberg," in Mappes and DeGrazia eds., 2006, 413-4.

Ouellette, Alicia, 2011, *Bioethics and Disability, Toward a Disability Conscious Bioethics*, Cambridge University Press［アリシア・ウーレット、二〇一四年、安藤泰至・児玉真美訳、『生命倫理と障害学の対話――障害者を排除しない生命倫理へ』、生活書院］.

Pellegrino, E.D. and D.C. Thomasma, 1988, *For the Patient's Good*, Oxford University Press.

Pence, Gregory E., 2015, *Medical Ethics: Accounts of Ground-Breaking Cases: Seventh Edition*, McGraw-Hill［グレゴリー・E・ペンス、二〇〇〇年、宮坂道夫・長岡成夫訳、『医療倫理――よりよい決定のための事例分析（1）（2）』、みすず書房（＊Third Editionの邦訳）］.

Pence, Gregory E. ed., 1998, *Classic Works in Medical Ethics: Core Contemporary Readings*, McGraw-Hill.

Polsky, Daniel, et al., 2001, "A Comparison of Scoring Weights for the EuroQol Derived from Patients and the General Public," *Health Economics*, 10(1), 27-37.

Posner, Richard A., 1995, *Aging and Old Age*, University of Chicago Press.

Quill, Timothy E. and Franklin G. Miller eds., 2014, *Palliative Care and Ethics*, Oxford University Press.

Quinn, Warren, 1993a, *Morality and Action*, Cambridge University Press.

——, 1993b, "Action, Intentions, and Consequences: The Doctrine of Doing and Allowing," in Quinn, 1993a, 149-74.

——, 1993c, "Actions, Intentions, and Consequences: The Doctrine of Double Effect," in Quinn, 1993a, 175-93.

Rachels, James, 1975, "Active and Passive Euthanasia", *The New England Journal of Medicine* 292 (2) [ジェイムズ・レイチェルス、一九九八年、「積極的安楽死と消極的安楽死」、小野谷加奈恵、加藤・飯田編（一九八八年）、一一三―一二一頁].

——, 1986, *The End of Life : Euthanasia and Morality*, Oxford University Press [J・レイチェルズ、一九九一年、『生命の終わり――安楽死と道徳』、加茂直樹監訳、晃洋書房].

——, 1993, "Euthanasia," in Tom Regan ed., *Matters of Life and Death: New Introductory Essays in Moral Philosophy: Third Edition*, McGraw-Hill, 30-68.

Rakowski, Eric, 2004, "Reverence for Life and the Limits of State Power," in Justine Burley ed., *Dworkin and his Critics: with Replies by Dworkin*, Blackwell, 241-63.

Ramsey, Paul, 1978, *Ethics at the Edges of Life*, Yale University Press.

Roth, Loren H., Alan Meisel and Charles W. Lindz, 1977, "Tests of Competency to Consent to Treatment," *American Journal of Psychiatry*, 134 (3), 279-84.

Sackett, David L. and George W. Torrance, 1978, "The Utility of Different Health States as Perceived by the General Public," *Journal of Chronic Diseases*, 31, 697-704.

Schefczyk, M, 2009, "The Multiple Self Objection to the Prudential Lifespan Account," *Journal of Medical Ethics*, 35 (1), 2009, 32-5.

Shakespeare, Tom, 2006, *Disability Rights and Wrongs*, Routledge.

Shikako-Thomas, K. et al., 2009, "Quality of Life from the Perspective of Adolescents with Cerebral Palsy: 'I Just Think I'm a Normal Kid, I Just Happen to have a Disability'," *Quality of Life Research*, 18 (7), 825-32.

Silvers, Anita, 1998, "Protecting the Innocents from Physician-Assisted Suicide: Disability Discrimination and the Duty to Protect Otherwise Vulnerable Groups," in Battin, Rhodes and Silvers eds., 1998, 133-48.

Singer, Peter, 1994, *Rethinking Life and Death: The Collapse of Our Traditional Ethics*, St. Martin's Griffin [ピーター・シンガー、一九九八年、『生と死の倫理——伝統的倫理の崩壊』、樫則章訳、昭和堂].

———, 2011, *Practical Ethics: Third Edition*, Cambridge University Press [ピーター・シンガー、一九九九年、『実践の倫理 新版』、山内友三郎・塚崎智監訳、昭和堂（＊Second Editionの邦訳）].

———, 2002a, *Unsanctifying Human Life: Essays on Ethics*, edited by Helga Kuhse, Blackwell [ピーター・シンガー、二〇〇七年、『人命の脱神聖化』、浅井篤・村上弥生・山内友三郎監訳、晃洋書房].

———, 2002b, "Unsanctifying Human Life," in Singer, 2002a, 85-107 [ピーター・シンガー、二〇〇七年、「人間の生命の脱神格化」、大西香代子訳、ピーター・シンガー、『人命の脱神聖化』、浅井篤・村上弥生・山内友三郎監訳、晃洋書房、八五－一〇七頁].

Skotko, B.G., Levine S.P. and Goldstein R., 2011, "Self-Perceptions from People with Down Syndrome," *American Journal of Medical Genetics Part A*, 155, 2360-9.

Smart, Ninian, 1971, *The Religious Experience of Mankind*, London.

Steinbock, B. and A. Norcross eds., 1994, *Killing and Letting Die: Second Edition*, Fordham University Press.

Sumner, L.W., 2011, *Assisted Death*, Oxford University Press.

Taboada, Paul ed., 2015, *Sedation at the End of Life: An Interdisciplinary Approach*, Springer.

———— , 2015, "Sedation at the End of Life: Clinical Realities, Trends and Current Debate" in Taboada ed., 2015, 1-14.

Timothy E. Quill, Bernard Lo and Dan W. Brock, 2008, "Palliative Options of Last Resort: A Comparison of Voluntarily Stopping Eating and Drinking, Terminal Sedation, Physician-Assisted Suicide, and Voluntary Active Euthanasia" in Dieter Birnbacher and Edgar Dahl eds., *Giving Death a Helping Hand: Physician-Assisted Suicide and Public Policy*, Springer, 49-64.

Tooley, Michael, 1994, "An Irrelevant Consideration: Killing Versus Letting Die," Steinbock and Norcross eds., 1994, 103-11.

Ubel, Peter A., 1999, *Pricing Life*, MIT Press.

———— , George Loewenstein and Christopher Jepson, 2003, "Whose Quality of Life? A Commentary Exploring Discrepancies between Health State Evaluations of Patients and the General Public," *Quality of Life Research*, 12(6), 599-607.

United States President's Commission for the Study of Ethical Problems in Medicine and Biomedical and Behavioral Research, 1982, *Making Health Care Decisions: A Report on the Ethical and Legal Implications for Informed Consent in the Patient-Practitioner Relationship Volume One: Report*, October.

van der Lee, Marije, 2012, "Depression, Euthanasia, and Assisted Suicide," in Stuart J. Youngner and Gerrit K. Kimsma eds. *Physician-Assisted Death in Perspective: Assessing the Dutch Experience*, Cambridge University Press, 277-87.

van der Lee, Marije L. et al., 2005, "Euthanasia and Depression: A Prospective Cohort Study Among Terminally Ill Cancer Patients," *Journal of Clinical Oncology*, 23（27）, 6607-12.

van der Maas, P.J. et al., 1996, "Euthanasia, Physician Assisted Suicide, and Other Medical Practices Involving the End of Life in the Netherlands, 1990-1995," *New England Journal of Medicine*, 335（22）, 1699-705.

Veatch, Robert A., 1981, *Theory of Medical Ethics*, Basic Books.

————, 1993, "How Age Should Matter: Justice as the Basis for Limiting Care to the Elderly," in Winslow and Walters eds., 1993, 211-29.

————, 1999, "The Conscience Clause" in Stuart J. Younger, Robert M. Arnold and Renie Schapiro eds., *The Definition of Death: Contemporary Controversies*, Johns Hopkins University Press, 137-60.

————, 2012, *The Basics of Bioethics: Third Edition*, Pearson.

Velleman, David, 1992, "Against the Right to Die," *Journal of Medicine and Philosophy*, 17, 665-82.

————, 1999, "A Right of Self-Termination?" *Ethics*, 109 (1), 606-28.

Wacher, David P., Dennis C. Harper, W. Jack Powell and Alfred Healy, 1983, "Life Outcomes and Satisfaction Ratings of Multihandicapped Adults," *Developmental Medicine and Child Neurology*, 25, 625-31.

Walton, Douglas, 1992, *Slippery Slope Arguments*, Oxford University Press.

Wasserman, David, Jerome Bickenbach and Robert Wachbroit eds., 2005, *Quality of Life and Human Difference*, Cambridge University Press.

Weinberg, N., 1988, "Another Perspective: Attitudes of People of Disabilities," in H.E. Yuker ed., *Attitudes Toward Persons with Disabilities*, Springer, 141-53.

Weisbard, Alan J. and Mark Siegler, 1998, "On Killing Patients with Kindness: An Appeal for Caution," in Pence ed., 1998, 27-34.

Werth Jr., James, 1996, *Rational Suicide?* Talor&Francis.

Werth Jr., James and Becky J. Liddle, 1994, "Psychotherapists' attitudes toward suicide," *Psychotherapy Theory Research &*

Practice, 31 (3), 440-8.

Wilke, J.C., 1998, *Assisted Suicide and Euthanasia: Past and Present*, Hayes Publications.

Wilkinson, T.M., 2001, “Parental Consent and the Use of Dead Children’s Bodies,” *Kennedy Institute of Ethics Journal*, 11, 337-58.

Winslow, Gerald R., and James W. Walters eds., 1993, *Facing Limits: Ethics and Health Care for the Elderly*, Westview Press.

Wong, David B., 2006, *Natural Moralities: A Defense of Pluralistic Relativism*, Oxford University Press.

Woodward, P.A. ed., 2001, *The Doctrine of Double Effect: Philosophers Debate a Controversial Moral Principle*, University of Nortre Dame Press.

World Health Organization, “WHO Definition of Palliative Care,” http://www.who.int/cancer/palliative/definition/en/（二〇一八年八月時点閲覧可）.

――――, 1996, “Cancer Pain Relief: With a Guide to Opioid Availability: Second Edition,” http://apps.who.int/iris/bitstream/handle/10665/37896/9241544821.pdf?sequence=1&isAllowed=y（二〇一八年八月時点閲覧可）.

Young, Robert, 2007, *Medically Assisted Death*, Cambridge University Press.

Youngner, Stuart, 1996, “Who Defines Futility,” in Tom L. Beauchamp and Robert Veatch, eds., *Ethical Issues in Death and Dying: Second Edition*, Prentice Hall, 353-6.

――――, 1998, “Competence to Refuse Life-Sustaining Treatment,” in Maurice D. Steinberg and Stuart Youngner eds., *End-of-Life Decisions: A Psychosocial Perspective*, American Psychiatric Press, 19-54.

会田薫子、二〇一一年、『延命医療と臨床現場――人工呼吸器と胃ろうの医療倫理学』、東京大学出版会。

青木志帆、二〇一二年、「尊厳死法案の問題点――法律家の立場から」、『シノドス』、http://synodos.jp/society/1477（二〇一八年八月時点閲覧可）。

井形昭弘、二〇一二年、「法律案に反対する団体の意見に対する（社）日本尊厳死協会の見解」、立岩・有馬編、二〇一二年、六六－七〇頁。

位田隆一、二〇〇五年、「医療を規律するソフト・ローの意義」、樋口範雄・土屋祐子編、『生命倫理と法』、弘文堂、二〇〇五年、七〇－九八頁。

朝日新聞、二〇〇四年一一月三日、「母「承諾の下だった」　難病の長男殺害、初公判／神奈川」、神奈川、三一頁。

――――、二〇〇六年三月二六日、「病院「医師が延命中止」　富山・呼吸器外し、死亡は7人　「倫理上問題」」、一頁。

――――、二〇一〇年一一月四日、「安らかに簡素に逝きたい　死生観、朝日新聞社世論調査」、九頁。

――――、二〇一四年四月一六日、「尊厳死法案 人生の最後をどう生きるか」、一四頁。

――――、二〇一四年一〇月三一日、「余命半年「11月1日に死にます」　米の女性、尊厳死宣言の動画」、一三頁。

――――、二〇一四年一一月四日、「米女性、予告通り安楽死　がん、余命半年宣告」、三一頁。

――――、二〇一六年五月一〇日、「認知症でも安楽死選べるように」、一二頁。

――――、二〇一六年七月二六日、「障害者刺され19人死亡　相模原の施設、26人負傷　出頭した26歳元職員を逮捕」、夕刊、一頁。

朝日新聞グローブ、二〇一六年五月一日、「認知症と安楽死」、六頁、http://globe.asahi.com/feature/memo/2016042800016.

html（二〇一七年八月時点閲覧可）。

有馬斉、二〇〇六年、「利益のボーダーライン――大脳機能の不可逆的な喪失と代理決定」、『生命倫理』（日本生命倫理学会編）、一六（一）、七六―八三頁。

――、二〇〇九年、「安楽死を択ぶ自由と差別について」、『生存学』（立命館大学生存学研究センター編）、一、生活書院、二三一―四一頁。

――、二〇一〇年、「中立な国家と個人の死ぬ権利」、『生存学』（立命館大学生存学研究センター編）、二、生活書院、三二八―四五頁。

――、二〇一二年、「功利主義による安楽死正当化論」、立岩・有馬編、二〇一二年、八九―一七二頁。

――、二〇一三年 a、「道徳用語の外延の曖昧さは実在論の擁護に役立つか――ボイド道徳実在論批判」、『倫理学研究』（関西倫理学会）、四三、一六〇―七一頁。

――、二〇一三年 b、「リプロダクティブ・ヘルス／ライツ」、浅見昇吾・盛永審一郎編、『教養としての応用倫理学』、丸善出版、九八―九頁。

――、二〇一三年 c、「治療方針の決定における家族の役割とは」、『THE LUNG Perspective』（メディカルレビュー）、二一（四）、七〇（三八二）―七三（三八五）頁。

――、二〇一四年、「臓器移植」、伏木・霜田・樫編、二〇一四年、九六―一〇七頁。

――、二〇一五年 a、「尊厳死の合法化は社会的弱者にとって脅威か」、『Synodos』、http://synodos.jp/welfare/11862（二〇一八年八月時点閲覧可）。

――、二〇一五年 b、「自殺幇助は人格の尊厳を冒すか――ディヴィッド・ヴェレマン自殺批判の検討」、『倫理学年報』（日本倫理学会編）、六四、二三三―四七頁。

――――、二〇一五―二〇一六年、「高騰する国の医療は安楽死・尊厳死の合法化を正当化するか」、『地域ケアリング』（北隆館）、連載、二〇一五年、一七（一二）、六〇―一頁；一七（一三）、六二―三頁；二〇一六年、一八（一）、六〇―一頁；一八（二）、四〇―一頁；一八（三）、四六―八頁；一八（四）、七二―六頁；一八（五）、四八―五一頁（全八回）。

――――、二〇一六年 a、「終末期医療の倫理に関する事例と概念的区別――安楽死か、尊厳死か、自殺幇助か」、『医療白書 2016―2017年版』（日本医療企画）、一八〇―九三頁。

――――、二〇一六年 b、「医療技術の進展と生命の価値――機能障害者の生活満足度調査から見えること」、『月刊公明』（公明党機関誌委員会）、一三二、二六―三一頁。

――――、二〇一七年、「自殺念慮、判断力評価、父権主義」、『社会と倫理』（南山大学社会倫理研究所編）、三二、七七―九三頁。

安楽死法制化を阻止する会、二〇一二年、「「安楽死法制化を阻止する会」の声明」、立岩・有馬編、二〇一二年、四一―二頁。

上田敏、二〇〇五年、『ＩＣＦの理解と活用――人が「生きること」「生きることの困難（障害）」をどうとらえるか』、きょうされん／萌文社。

大谷いづみ、二〇〇八年、「生権力と死をめぐる言説」、島薗進・竹内整一編、『死生学１――死生学とは何か』、東京大学出版会、五三―七三頁。

甲斐克則、二〇〇三年、『安楽死と刑法』、成文堂。

甲斐克則編、二〇一三年、『終末期医療と医事法』、信山社。

甲斐克則編訳、二〇一五年、『海外の安楽死・自殺幇助と法』、慶應義塾大学出版会。

香川知晶、二〇〇六年、『死ぬ権利――カレン・クインラン事件と生命倫理の転回』、勁草書房。

加藤悦子（湯原悦子）、二〇一〇年、『介護殺人――司法福祉の視点から（新装版）』、クレス出版。

加藤尚武・飯田亘之編、一九八八年、『バイオエシックスの基礎――欧米の「生命倫理」論』、東海大学出版会。

柏木哲夫、二〇〇九年、「日本における緩和医療」、『治療学』、四三（四）、一二五（四七三）―一二八（四七六）頁。

河野啓・村田ひろ子、二〇一五年、「日本人は〝命〟をどう捉えているか――「生命倫理に関する意識」調査から」、『放送研究と調査』、NHK放送文化研究所、四、二〇―五三頁。

カント、I、一九九八年、『道徳形而上学の基礎づけ』、宇都宮芳明訳、以文社。

久坂部羊、二〇〇五年、「解説 久坂葉子の光芒」、久坂葉子、『幾度目かの最期』、講談社、二七五―八四頁。

厚生労働省、二〇〇三年、「終末期医療に関する調査等検討会報告書――今後の終末期医療の在り方について 平成16年7月」、http://www.mhlw.go.jp/shingi/2004/07/s0723-8.html#mokuji（二〇一八年八月時点閲覧可）。

――、二〇一八年、「人生の最終段階における医療・ケアの決定プロセスに関するガイドライン」、https://www.mhlw.go.jp/file/04-Houdouhappyou-10802000-Iseikyoku-Shidouka/0000197701.pdf（二〇一八年八月時点閲覧可）。

厚生労働省自殺対策推進室、二〇一八年、「自殺対策関係予算――平成29年度予算案について」、https://www.mhlw.go.jp/file/06-Seisakujouhou-12200000-Shakaiengokyokushougaihokenfukushibu/0000164228.pdf、二〇一八年一二月時点閲覧可。

児玉聡、二〇一四年、「尊厳死法案」をめぐる議論の論点整理――「国民的議論」活性化の一助として」、『シノドス』、http://synodos.jp/society/7971（二〇一八年八月時点閲覧可）。

小西郁生、二〇一五年、「平成27年度厚生労働省科学研究費補助金分担研究報告書 出生前診断における遺伝カウンセリングの自死体制及び支援体制にかんする研究【第3分科会】相談者および当事者の支援体制にかかわる制度設計」。

蔵田伸雄、「カント倫理学と生命倫理――「人間の尊厳」という価値」、牧野英二編、『新・カント読本』、法政大学出版局、二〇一八年、二六七―七八頁。

坂本徳仁、二〇〇九年、「三途の川の船賃くらいケチんなくたっていいんじゃない？――高齢者医療と終末期医療の経済分析」、『生存学』（立命館大学生存学研究センター編）、一、生活書院、四二―五四頁。

清水哲郎、一九九七年、『医療現場に臨む哲学』、勁草書房。

鍾宜錚、二〇一三年、「台湾における終末期医療の議論と「自然死」の法制化――終末期退院の慣行から安寧緩和医療法へ」、『生命倫理』（日本生命倫理学会編）、二三（一）、一一五―一二四頁。

人工呼吸器をつけた子の親の会、二〇一二年、「改めて尊厳死の法制化に強く反対します」、立岩・有馬編、二〇一二年、七五―七頁。

神馬幸一、二〇一七年、「消極的臨死介助（延命措置を諦めること）に関するスイスの議論状況」、『独協法学』、一〇二、二二七―六七頁。

全日本病院協会 終末期医療に関するガイドライン策定検討会、二〇〇九年、「終末期医療に関するガイドライン――よりよい終末期を迎えるために」、http://www.mhlw.go.jp/shingi/2009/12/dl/s1224-14f.pdf（二〇一八年八月時点閲覧可）。

瀧本禎之、二〇〇九年、「終末期医療領域のわが国のガイドラインのレビュー」、『緩和医療学』、一一（一）、三―一〇頁。

田代志門、二〇一六年、『死にゆく過程を生きる――終末期がん患者の経験の社会学』、世界思想社。

田中美穂、二〇一五年、「終末期医療を考える――終の選択、穏やかな死を探して：（2）諸外国の法制度の現状」、朝日新聞デジタル、一〇月一二日、http://www.asahi.com/apital/articles/SDI201511161593.html（二〇一八年八月時点閲覧可）。

田中美穂・児玉聡、二〇一七年、『終の選択――終末期医療を考える』、勁草書房。

立川談春、二〇〇五年、「文七元結」、『20年目の収穫祭』(Compact Disc)、夢空間。

立岩真也、二〇〇四年、『ALS――不動の身体と息する機械』、医学書院。

――――、二〇〇八年、『良い死』、筑摩書房。

立岩真也・有馬斉編、二〇一二年、『生と死の語り行い〈1〉――尊厳死法案・抵抗・生命倫理学』、生活書院。

『地域ケアリング』、二〇一五年六月、北隆館。

内閣府、二〇一二年、「平成24年度版高齢社会白書」、http://www8.cao.go.jp/kourei/whitepaper/w-2012/zenbun/pdf/2s3s_2_5.pdf(二〇一八年八月時点閲覧可)。

――――、二〇一六年、「平成27年度 第8回高齢者の生活と意識に関する国際比較調査結果」、http://www8.cao.go.jp/kourei/ishiki/h27/zentai/index.html(二〇一八年八月時点閲覧可)。

長尾和宏、二〇一五年、「多死社会における理想の看取り・終末期医療を考える」、『医療白書 2015－2016年版』(日本医療企画)、一四五－一五五頁。

二木立、二〇〇一年、『21世紀初頭の医療と介護――幻想の「抜本改革」を超えて』、勁草書房。

日本学術会議、二〇〇八年、「終末期医療のあり方について――亜急性型の終末期について」、http://www.scj.go.jp/ja/info/kohyo/pdf/kohyo-20-t51-2.pdf(二〇一八年八月時点閲覧可)。

日本緩和医療学会、二〇一〇年、『苦痛緩和のための鎮静に関するガイドライン 2010年度版』、金原出版。

日本経済新聞、二〇一三年一月二二日、「副総理『さっさと死ねるようにして』、終末期医療巡り、直後に撤回、野党は批判」、四頁。

日本神経学会、二〇〇二年、「ALS治療ガイドライン」、http://neurology-jp.org/guidelinem/pdf/als_04.pdf(二〇一八

年八月時点閲覧可）。

日本尊厳死協会、二〇一三年、『新・私が決める尊厳死――「不治かつ末期」の具体的提案』、中日新聞社。

日本脳性マヒ者協会「全国青い芝の会」、二〇一二年、「全国青い芝の会は「尊厳死法案提出」に反対し強く抗議します」、立岩・有馬編（二〇一二年）、五五－七頁。

日本ホスピス緩和ケア協会、二〇一七年 a、「ホスピス緩和ケアの歴史と定義」、http://www.hpcj.org/what/definition.html（二〇一七年八月時点閲覧可）。

――、二〇一七年 b、「緩和ケア病棟入院料届出受理施設・病床数の年度推移」、http://www.hpcj.org/what/pcu_sii.html（二〇一七年八月時点閲覧可）。

橋本操、二〇一二年、「尊厳死法制化を考える議員連盟の件で」、立岩・有馬編、二〇一二年、五二－四頁。

伏木信次・霜田求・樫則章編、二〇一三年、『生命倫理と医療倫理 改訂三版』、金芳堂。

文藝春秋編集部、二〇一七年、「安楽死は是か非か」、『文藝春秋』、三月号、二三八－五七頁。

毎日新聞、二〇一四年一一月四日、「米国：「尊厳死」宣言の女性死亡　ネットに「家族、友達よ　さようなら」　予告の日に薬服用　オレゴン州」、東京版、二六頁。

――、二〇一七年七月五日、「「安楽死拡大」が波紋 医師会は反対」、東京版、八頁。

前田正一、二〇一三年、「終末期医療における患者の意思と医療方針の決定」、甲斐克則編、二〇一三年、三－二八頁。

町野朔他編著、一九九七年、『安楽死・尊厳死・末期医療』、信山社。

ミル、J・S、二〇一〇年、「功利主義」、J・S・ミル、『功利主義論集』、川名雄一郎・山本圭一郎訳、京都大学出版会。

宮川俊行、一九七九年、『安楽死の論理と倫理』、東京大学出版会。

森田達也、二〇〇七年、「末期医療の倫理的な要素を含む問題点への対応に関する研究、緩和医療のグランドビジョン作成に関する研究」、厚生労働科学研究費補助金がん臨床研究事業、『緩和ケアのガイドライン作成に関するシステム構築に関する研究』（主任研究者、下山直人）、II－五（二四－九頁＋資料一－七九頁）。

森田達也、前田一石、二〇一六年、「死亡直前の持続的深い鎮静は生命予後に影響しない――傾向スコアを用いた解析」、『緩和ケア』、二六（二）、一四六－五一頁。

盛永審一郎、二〇一六年、『終末期医療を考えるために――検証 オランダの安楽死から』、丸善出版。

盛永審一郎編、二〇一二年、「死の良さとは何か――オランダ・ベルギー・ルクセンブルクの安楽死法」、富山大学大学院医学薬学研究部医学基礎学域哲学研究部。

盛永審一郎監修、二〇一六年、『安楽死法――ベネルクス3国の比較と資料』、東信堂。

湯原悦子、二〇一三年、「介護うつ――認知症介護における介護者支援のための課題」、『老年社会科学』（日本老年社会科学会）、三四（四）、五二五－三〇頁。

読売新聞、二〇〇二年四月二〇日、「患者に弛緩剤「安楽死」 98年、意思確認せず 県警、殺人容疑視野に／川崎」、東京版、一頁。

――――、二〇〇二年七月六日、東京版、三二頁。

――――、二〇一五年一一月四日、「「尊厳死」宣言 薬飲み実行 米 脳腫瘍の29歳女性」、東京、三八頁。

『理想』、二〇一四年、理想社、No.六九二。

Berlinger, Nancy、Bruce Jennings、Susan M. Wolf、二〇一六年、『ヘイスティング・センター ガイドライン――生命維持治療と終末期ケアに関する方針決定』、前田正一監訳、金芳堂［Nancy Berlinger, Bruce Jennings, Susan M. Wolf, 2013, *The Hastings Center Guidelines for Decisions on Life-Sustaining Treatments and Care Near the End of Life: Revised and Expanded Second Edition*, Oxford University Press］。

付記

i. 増刷（第三刷）を機に多少の加筆、修正を行った。その一部は、初刷後に以下の雑誌に掲載された本書の書評にある指摘を踏まえたものである。『週刊読書人』（第二二九〇号）、『図書新聞』（第三四〇四号）、南山大学紀要『社会と倫理』（第三四号）、立命館大学紀要『生存学研究』（第四号の特集）、関西大学倫理学研究会編『倫理学論究』（予定）。書評執筆の労をとってくださった香川知晶、鶴田尚美、安部彰、江口聡、久保田進一、堀田義太郎、由井秀樹、品川哲彦の各氏に感謝する。

ii. 序論の［c］項では、安楽死を積極的と消極的と間接的の三つに類型化した東海大学安楽死事件判決を参照した。その際とくに、医師が致死薬を処方するのみで投与までは行わないケース（いわゆる医師による自殺幇助）と、持続的で深い鎮静についても、この三類型でいえばどこに位置づけられるかを示した。ただし、この点については、一般的な整理のしかたと異なるように思われるかもしれない。

まず、いわゆる医師による自殺幇助を積極的安楽死の一部とした点からいえば、積極的安楽死を「苦痛から免れさせるため意図的積極的に死を招く処置をとる」（町野他編、一九九七年、二七頁）こととした右の判決を見るかぎり、まちがっているとまでは思われないものの、当の判決はあくまで致死薬を投与までするケースの是非について論じたものであり、致死薬の処方には言及していない。

また、同じ判決文によると、間接的安楽死とは、「苦痛の除去・緩和を目的とした行為を、副次的効果として生命を短縮する可能性があるにもかかわらず行う」ことである（同右）。判決当時、緩和ケアの分野で生命短縮的な効果が懸念されていたのは、主としてモルフィネ等の鎮痛剤の多量投与だった。しかし今日では、同様の効果がよく話題になるのは、鎮痛剤よりむしろ鎮静剤のほうである。［c］項で持続的で深い鎮静までこの範疇に含めたのはこのためだが、この点もやはり、間接的安楽死ということばが過去に比較的よく使用されていたときの一般的な理解とは異なると思われるかもしれない。

もちろん、本書であえてこのように整理したのは、患者の生命短縮につながりうる医療者のふるまいのすべてを、すくなくともいちど、作為性の有るなしと、死が意図されているかどうかの二点に注目して大きく分類しておくことが有益と考えたからである。尚、積極的安楽死、間接的安楽死、自殺幇助といった表現を用いることの適切さにかんする筆者の最終的な見解は、本文の［f］項に示した。

iii.

増刷（第四刷）を機にさらに誤記を正した。誤記を指摘してくださった佐々木友治さんに感謝する。

【か】

【さ】

【た】

【な】

【は】

【ま】

【や】

【ら】

人名索引

【あ】

【か】

【さ】

【た】

【な】

【は】

【ま】

【や】

【ら】

【わ】